U0218512

权威·前沿·原创

皮书系列为
"十二五""十三五""十四五"时期国家重点出版物出版专项规划项目

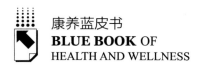

康养蓝皮书
BLUE BOOK OF
HEALTH AND WELLNESS

中国康养产业发展报告
（2017）

ANNUAL REPORT ON HEALTH AND WELLNESS INDUSTRY
OF CHINA (2017)

主　编／何　莽
副主编／杜　洁　沈　山　方　磊

社会科学文献出版社
SOCIAL SCIENCES ACADEMIC PRESS（CHINA）

图书在版编目（CIP）数据

中国康养产业发展报告. 2017 / 何莽主编. -- 北京：
社会科学文献出版社，2017.12（2024.3 重印）
（康养蓝皮书）
ISBN 978 - 7 - 5201 - 2080 - 7

Ⅰ.①中…　Ⅱ.①何…　Ⅲ.①医疗保健事业 - 产业发
展 - 研究报告 - 中国 - 2017　Ⅳ.①R199.2

中国版本图书馆 CIP 数据核字（2017）第 317943 号

康养蓝皮书
中国康养产业发展报告（2017）

主　　编/何　莽
副主编/杜　洁　沈　山　方　磊

出 版 人/冀祥德
项目统筹/任文武
责任编辑/连凌云
责任印制/王京美

出　　　版/社会科学文献出版社·城市和绿色发展分社（010）59367143
　　　　　　地址：北京市北三环中路甲29号院华龙大厦　邮编：100029
　　　　　　网址：www. ssap. com. cn
发　　　行/社会科学文献出版社（010）59367028
印　　　装/唐山玺诚印务有限公司

规　　　格/开　本：787mm × 1092mm　1/16
　　　　　　印　张：21.5　字　数：324 千字
版　　　次/2017 年 12 月第 1 版　2024 年 3 月第 5 次印刷
书　　　号/ISBN 978 - 7 - 5201 - 2080 - 7
定　　　价/88.00 元

皮书序列号/PSN B - 2017 - 685 - 1/1

读者服务电话：4008918866

康养蓝皮书编委会

主要编撰者简介

何　莽　中山大学旅游学院副教授，博士生导师。现任中山大学旅游学院院长助理，曾任中山大学旅游学院 EDP 中心主任，四川省兴文县县委常委、副县长（挂职），兼任广东省重大行政决策论证专家、广州市重大行政决策论证专家、广东省乡村规划技术指导专家、江门市旅游智库专家、江门市蓬江区政府顾问、四川省崇州市旅游产业发展顾问、四川省兴文县政府顾问等。主要研究方向为康养旅游与大数据、休闲与运动管理，主持和参加国家级研究课题 5 项，发表学术论文 20 余篇，主持过 10 余个旅游发展规划和企业管理咨询等社会服务项目。

摘　要

本书由总报告、专题篇、需求篇、供给篇、区域篇、案例篇和借鉴篇七个篇章组成。首先，本书对康养的概念进行了系统的剖析，并对中国康养产业的组织分类、产业结构、面临的问题、发展趋势等进行了分析；然后分别以六个篇章重点分析了我国康养产业发展的实践探索和模式选择、为老服务网站发展、康养人群分类及其需求市场、康养资源和产业分类、我国各区域的康养产业发展以及国际国内的示范性案例。

第一篇为总报告，首先系统地对康养的概念体系和产业组织进行了梳理，并提出康养的定义以及从多个维度对康养产业组织进行分类；然后从政策、市场、业态三个方面分析产业发展现状；最后对中国康养产业结构、行为与绩效、产业发展趋势进行分析并就此提出问题和对策。

第二篇为专题篇，重点从中国康养城市与社区发展以及中国为老服务网站两方面进行分析。该篇以国外的发展经验与中国康养城市发展探索为对比，提出中国城市康养社区发展模式并对我国现有的几种康养社区模式作了简介；在为老服务网站方面，先对我国为老服务网站的发展现状进行分析，然后从供给、设计、模式以及内容和形式四个方面提出对策建议。

第三篇为需求篇，就康养人群的分类进行市场需求分析，并重点探讨了其中的老年人康养市场和中国亚健康人群康养市场。该篇基于人的健康状况、年龄阶段和"身心"对象将康养人群划分为不同类型，并根据不同类型的康养群体梳理出不同的康养产品；对老年人和亚健康人群康养市场的发展现状和趋势进行了深入的探讨分析。

第四篇为供给篇，基于资源依托将康养产品分为森林康养、温泉康养、海洋康养和阳光（气候）康养四大类，并归纳出三类康养制造业和三类康

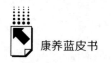

养服务业；重点研究分析了与中医药资源、森林资源以及旅游相关的康养产业，对其发展现状以及未来趋势进行了分析。

第五篇为区域篇，分析了我国东北三省、东部地区、中部地区以及西部地区的康养产业发展现状，重点研究了各区域康养产业的发展特点、资源及相关条件优势，对其探索成果作了简介，并分别对各区内所有省份的康养产业发展现状及特点作了简要叙述。

第六篇为案例篇，主要选取国内近年康养产业发展较为成熟的海南省、攀枝花市、秦皇岛市以及通化市为案例，对这些省、市的康养产业体系、资源体系、康养产品以及项目体系进行分析，并有针对性地分析了各省市康养产业在发展中存在的问题及应对策略。

第七篇为借鉴篇，主要选取国际上康养产业发展较为成熟的德国作为参考借鉴案例，并对德国特色自然资源与康养旅游结合的模式、现状，以及各类健康养生特色项目进行了梳理和分析，为国内康养产业发展提供示范和借鉴。

关键词：康养产业　产业融合　老年人群

序

近十年来，伴随着经济发展、消费升级与观念转变，人们从对物质生活的追求逐渐转向对品质生活的追求，但人口老龄化带来的养老难、城市化后快节奏生活导致的亚健康等问题影响着人们生活品质的提升，与老龄化、亚健康等问题相对应，有助于实现高品质生活的康养旅游越来越受重视。而旅游可视为一类康养活动，康养也是旅游活动的重要组成部分。因此，从旅游的视角开展康养产业研究，既符合时代需要，又是一个新颖、可行的研究路径。

但由于康养产业涵盖范围广、产业关联性强，做康养产业研究需要同时具备包括旅游在内的诸多学科的理论知识和丰富的行业经验。现实情况却是，大多数学者不具备多学科视野和行业实战经验，对康养的解读仅限于单一领域的常识性描述，没有建立一套完整的概念体系和分析方法，不利于康养领域及康养旅游学术研究，相关成果对产业发展的指导作用有限。

何莽副教授在进入中山大学旅游学院之前，曾在深圳特区发展集团直属的运动休闲类企业担任高管，进入旅游学院后主要从事运动、休闲、康养旅游等相应领域的教学与研究工作；去年在兴文县挂任县委常委、副县长期间，又有了从事基层康养旅游工作的实战经验，曾多次与我交流如何从旅游视角切入康养研究。可以说，在国内从事康养旅游的学者中，同时具有企业、政府和高校工作经历者屈指可数，何莽副教授是为数不多兼具政、学、商三界背景的学者，由他来负责主编的国内首本康养蓝皮书《中国康养产业发展报告（2017）》，实际能在某种程度上提高该产业报告的价值。

从该报告内容来看，也恰好展现了主编融合三界的功力。如从理论层面将康养概念界定为"结合外部环境以改善人的身体和心智并使其不断趋于最佳状态的行为活动"，从生命长度、生命丰度和生命自由度对康养行为进

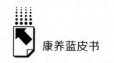

行划分，从康养目的、业态、资源等方面对产业进行分类等，皆具有一定的创新性；从实践层面对我国康养产业发展现状进行梳理，以及对康养产业未来发展趋势作出预测，具有较强的时效性和行业指导性。概括起来，该报告具有以下特点。

（1）视野开阔。作为国内首本康养蓝皮书，《中国康养产业发展报告（2017）》强调与国际康养研究的接轨与对话，其中对国外案例、行业标准、发展理念、经验模式等的介绍评析，体现了该报告的国际化视野。

（2）及时有效。目前国内还未出现系统研究康养产业的著作，该报告中对康养概念的解读，对行业发展最新现状的梳理，对国内外最新案例的介绍以及前瞻性的趋势分析，对迅猛发展的康养产业具有较高的、及时有效的咨询价值。

（3）实战指导。康养蓝皮书编委会成员，既有高校和科研机构相关专业研究背景，也有地方康养产业发展实操经验，该报告集合各位编者的理论研究成果和实战经验精华，对区域康养产业发展具有实践层面的指导性。

（4）可读性强。考虑到读者的广泛性，该报告尽量采取平实语言对相关概念和理论进行大众化解读，并在分析中穿插了大量案例，有助于政府、投资者和消费者获得对康养产业的整体认知。

最后，不论是从"健康中国"的国家战略，还是从康养需求爆发式增长和产业形态多元化扩张的时代背景来看，《中国康养产业发展报告（2017）》以及将连续出版的康养蓝皮书系列，不仅可以为政府推动康养产业发展提供政策参考与支撑，也能为企业投资康养产业提供咨询信息，同时为业界和大众提供康养产业的学术解读，这将有助于促进我国康养产业发展，有助于促进国民生活健康和全民休闲质量的提升。

因此，首本康养蓝皮书的面世，值得祝贺！

是为序。

保继刚

2017 年 12 月 11 日于中山大学

前　言

一年多前，本人作为中组部和团中央的第十六批博士服务团一员，在四川省兴文县挂任县委常委、副县长。四川博士服务团曾先后组织到眉山、内江、攀枝花等地调研，各地皆提到发展康养产业，我当时主要从旅游业的视角对康养旅游开发进行分析，提出一些观点，受到了当地政府的重视。而来自国家发改委、科技部、农业部、国家食品药品监管总局、中国科学院等部委机关和其他高校的"挂友"，对康养产业则有着不同的见解，令人耳目一新。不同学科和工作背景的博士们就我国健康、养生、养老等话题交流越深入，思想碰撞就越多，分歧也就越大，让我发现从旅游学或某一学科来做康养产业研究皆有局限性，于是产生了集合挂友们的专业与职业优势，以编写康养蓝皮书、举办康养学术论坛、为政府和企业提供咨询等方式推动我国康养产业发展的想法。

挂职结束后，按照挂职期间与挂友们形成的共识，在牵头组建中山大学旅游学院康养旅游与大数据团队的基础上，联合挂友和各高校学者成立了康养蓝皮书编委会，全力投入《中国康养产业发展报告（2017）》的主编工作中，主要分三个阶段完成了此次编写。

第一阶段为2017年2～5月，主要着手成立编委会，构思蓝皮书内容框架及研究方法等，向国内权威皮书出版机构——社会科学文献出版社提交《皮书准入论证申请表》并获全票通过。编委会成员在做大量调研和原始资料收集工作基础上，全面开展资料整理工作。

第二阶段是2017年6～10月。6月中旬，编委会在广东省江门市召开了专家研讨会，根据当时调研进程和编写进度，对康养蓝皮书的内容框架、编委任务分工和编撰进度进行了深入交流，全面提升和优化了相应内容，并

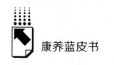

于 10 月初形成了各章节初稿，议定了成果推广方式。

第三阶段为 2017 年 11～12 月，主要以初稿内容提升、完善和校对为主。为进一步丰富首本康养蓝皮书研究成果，于 2017 年 10 月 31 日至 11 月 1 日召集了 50 余位全国康养研究领域的学者和业界专家，在中山大学南校区召开了十九大后第一个以"健康旅游与医养结合"为主题的中国康养产业学术研讨会。随后，康养蓝皮书编撰人员根据会议研讨成果，对首本康养蓝皮书内容进行了扩充、纠偏和完善。经过编委会、编撰人员和社会科学文献出版社编辑的反复讨论、修改、校稿，我国首本康养蓝皮书——《中国康养产业发展报告（2017）》于 12 月 7 日正式定稿。

《中国康养产业发展报告（2017）》由总报告、专题篇、需求篇、供给篇、区域篇、案例篇和借鉴篇七个篇章组成。

总报告《中国康养产业发展现状及趋势分析》在系统梳理相关概念和产业类型的基础上对康养进行了概念界定，根据康养产业的服务对象特征、生产要素类型以及相关度等对康养产业进行了组织分类；同时分析了中国康养产业发展现状、产业结构以及行为绩效；最后提出了中国康养产业发展面临的问题并预测未来发展趋势。

专题篇主要由两篇报告构成，分别介绍了国内外康养城市与社区的发展背景、行动计划、项目实践，以及为老服务网站的类型、内容和发展建议。需求篇首先从健康状况、年龄、身心三个维度对康养目标人群和市场进行了分类分析，其次介绍了中国老年人康养市场的需求情况、市场规模和资本投入情况，分析了亚健康人群的特征、康复需求和产业发展状况，对亚健康人群康养市场发展趋势作出预测。供给篇首先根据所依托的自然资源差异对康养产品进行了分类，对各类康养产品的供给市场、康养制造业市场和康养服务业市场供给进行了分析；对中医药在康养产业发展中的重要性进行了解读，还分析了康养旅游产业发展现状，阐述了康养旅游的成因和政策环境，对康养旅游产业的开发模式和发展趋势进行了分析预测；最后分析了国内森林康养产业的发展现状、机遇、问题及趋势。区域篇从地理区划角度分别对东北三省、东部地区、中部地区、西部地区的康养产业发展现状、优劣势、代表案例等进行了介绍，指出各地区康养产业发展存在的问题，并提出了相应的发展建议。案例篇选取了海南省、攀枝花市、秦皇岛市、通化市共4个康养产业起步较早、发展相对成熟的省份和城市，对这些案例地最新的康养产品、特色项目等进行了介绍分析。借鉴篇选取了德国作为参考借鉴案例，对德国在康养旅游方面的路径、模式和典型性项目产品等作了系统的梳理和介绍。

虽然编委会在编写本报告之初，已经预测到康养产业的快速发展及社会影响，但2017年各地政府和社会各界对康养产业的重视程度与投入仍出乎意料，以至于在本报告编写期间，许多数据、素材和观点就已过时或被刷新。因此，在本报告编写过程中，我们既深感压力之重，也深知能力不足，仓促之中完成的首本康养蓝皮书恐难达挂友和社会各界预期，也只能抛砖引玉，旨在引起社会各界对康养产业可持续发展的重视。期盼读者能对本报告予以批评指正，不吝赐教，康养蓝皮书全体编撰人员将在明年第二本康养蓝皮书《中国康养产业发展报告（2018）》中改进。

何　莽

2017 年 11 月

目 录

Ⅶ　借鉴篇

皮书数据库阅读**使用指南**

总 报 告

General Report

B.1

中国康养产业发展现状及趋势分析

何 莽[*]

摘 要： 经过数十年的发展，中国康养产业的政策体系逐步完善，市
场参与主体多元化，主导业态基本成型，与科技、互联网等
产业的融合创新得到快速发展。中国康养产业已经展现了其
强大的发展势头和潜力，但在发展中也暴露出许多问题，如
相关法规跟不上发展速度，基础设备和基建设施短缺，人才
资源匮乏等。康养产业在未来将得到长足发展，也将呈现以
下发展趋势：康养消费高端化；产业发展链条化；康养产品
不断创新；社会资本影响增加；智慧康养引领市场。

关键词： 康养 康养产业 产业融合

---

* 何莽，中山大学旅游学院副教授，博士生导师。

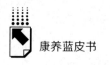

一　康养概念体系及产业组织分类

（一）康养的概念辨析

健康是全人类共同关注的话题，尤其是在社会经济水平大幅提高和人民生活富足之后，拥有健康的身体、心理以及生活方式已然成为人民追求的主要目标。改革开放以来，尤其是近十年来，中国的经济快速发展，并发展成为世界第二大经济体。而伴随社会经济飞速发展出现的系列关乎生命健康的问题日益凸显并有愈演愈烈之势，如亚健康、老龄化、食品安全、空气污染等。人民的诉求从提高物质生活水平转向提高生活品质，健康的身心和健康的生活方式成为现代人普遍且迫切的追求。

现代人追求的健康，不仅包括疾病防治和身体物理机能方面的健康，还包括心理健康和思想健康，即身心合一的健康。人们希望通过医疗技术服务、旅游度假或康体休闲活动等达到治疗、防衰、强体、养心等各种健康目标。在广泛的健康需求驱动下，生命医学、基因测序、民族医药、中医药疗养、养生旅游、大健康服务等众多与健康相关的概念获得了市场和资本的关注。随着相关概念和认识的进一步发展，以及学界对健康问题研究的深入与发散，"康养"这一概念出现的频率越来越高，并逐渐被部分学者接受和使用。

实际上"康养"不是一个新词，但以往出现在著作或研究中大多以零星的阐述和单一理解出现。如学者刘丽勤2004年在其关于森林公园开发的研究中，就使用了"康养"一词。后来"康养"的概念一直被应用于旅游研究领域，但对"康养"的解读都限于常识性理解，未得到系统分析并建立概念体系，这也使得目前没有一个明确且被广泛接受的"康养"概念。从已有研究来看，国内有关"康养"概念的界定主要存在两种解读。

在学术界，学者普遍将"康养"解读为"健康"和"养生"的集合："康"指"健康"，"养"意指"养生"，用"健康"和"养生"的概念来理解康养的内容。如在李后强等所著《生态康养论》一书中，结合健康和养生的含义，将康养定义为：在特定的外部环境中，通过一系列行为活动和内在修养实现个人身体和精神上的最佳状态。同时，李后强等结合社会学、心理学以及医学等相关理论，从康养的目的出发，将康养需求等划分成不同的结构圈层。

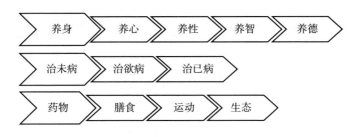

图1　康养分层图

资料来源：李后强等著《生态康养论》。

而在业界，则倾向于将"养"理解成"养老"，目前对"康养"的主要理解是"健康＋养老"，认为"康养"是"健康"与"养老"的总称。这种理解归因于产业发展的现实影响：中国社会加速老龄化为养老产业大发展奠定了群体基础，养老产业被视为快速崛起的产业而受到房地产企业、旅游集团和社会资本的广泛关注；另外，相对于养生，养老的产业属性和范围指向性更加明确，市场发展也更加规范。因此，由康养引出的康养产业，即健康和养老产业，以及与健康和养老相关的周边产业，如医疗、体育、旅游、教育、科技、信息、农业等。

对比来看，不论是学界的"健康＋养生"观，还是业界的"健康＋养老"观，都把握了健康这条主线，"康"是目的，养老或养生是载体、是手段；两种观念都是基于自身研究和发展需要，关注康养的核心概念和衍生区域，并最终都扩展到了医疗、康复、保健、旅游、体育、文创、金融、科技等诸多领域。

1.健康的概念

在形容人的状态时，健康一般指人的肉体、精神及社会关系三个方面都

处于一种良好状态。因此它主要包含三个维度：一是身体机能良好，发育正常，各个器官、生理系统的功能完善，无疾病或潜在威胁，劳动能力正常；二是精神状态良好，也就是我们常说的心理健康，在心理健康时，个体的生命具有活力，能够很好地适应社会环境，内心积极向上并能有效发挥其潜力和社会功能[①]；三是社会健康，即一个人的社会关系维持在一个良好状态，并能够实现自身的社会角色设定。

所以，健康不仅仅指我们以往按照传统观念所理解的"无病即健康"这种医学上的基本定义，还包含心理学、社会学和人类学等领域提出的对身心和社会关系等诸多方面要求达到的正常状态。

2. 养老的概念

养老概念一直贯穿在中华民族传统文化之中，与敬老一起构成了传统的孝道文化。古代对养老的理解大致分为四个层面：一是指对年老但是有才能或德高望重的人，按时提供食物和酒，同时以礼相敬，是古代的一种礼制；二是指通过保健调养来延缓衰老；三是指年老者闲居家中，休养晚年；四是指去抚养那些生活无法自理的老年人。因此，通俗理解，养老即是供养、赡养老人。

现代意义上的"养老"则是一个十分宽泛的概念：在内容上，除了传统的物质供养，还包含精神上的赡养以及老有所为的系列服务；在公共管理上，养老不仅是一种社会公德，同时也被列入国家基本方针政策中，并形成了一套完整的养（涉）老政策法规。概括起来，现代意义上的养老指的是针对老年人群的设施保障和系列服务。老年人所需要的物质保障、精神慰藉、照料看护、价值实现等生活支持和系列服务都在其列，是老龄工作的主要任务。

3. 养生的概念

健康与长寿自古以来都是人们所憧憬的，这些愿望最直观的反映就是人们对养生的追求。中国的养生文化源远流长，不论是隐逸文化、长生不老

---

① 刘华山：《心理健康概念与标准的再认识》，《心理科学》2001年第4期，第481页。

术、炼丹术等理念与道术，还是《黄帝内经》《易经》等养生古籍，都是古人追求养生的典型表现，也是传统养生文化的一种体现。

中国传统文化中关于养生思想的起源，一般出现在诸子百家学说以及各种历史典籍当中[①]，主要是指道家为延年益寿所采用的增强体质、预防疾病以及颐养生命的方式方法。老子的《道德经》中就提到"善摄生者"；《吕氏春秋·节丧》将养生描述为"知生也者，不以害生，养生之谓也"。可见，古时养生就有"摄生""道生""保生"等多种提法。从现代社会的观念看来，生，指生命、生活、生长；养，是保养、调养、补养。养生就是养护身体和心理以提升生命质量，是根据人的生命发展和自然发展的规律，采取能够养护身体、降低发病率，以达到延年益寿目的的所有手段。因此，养生活动可以是养精神、调饮食、练形体、适寒温以及其他多种形式。而且，养生应该是贯穿在孕、幼、少、壮、老整个生命阶段过程。

4. 康养的定义

全国老龄办站在老年人视角提出：康养要做的就是健康、养生和养老。健康即生理、心理和精神都处于良好状态；养生是以提升生命质量为目标，对身体和心理进行养护；养老则是针对老年人群的设施保障和系列服务。因此，这个观点认为康养产业的对象应以老年人为主，而主要内容是对生命的养护。但目前比较被认可的定义是从行为学角度出发，将康养看作一种行为活动，是维持身心健康状态的集合。从更一般的角度来看，"康"是目的，"养"是手段。在此基础上，本书将康养定义为：结合外部环境以改善人的身体和心智并使其不断趋于最佳状态的行为活动。

与一般意义的"健康"和"疗养"等概念相比，"康养"是一个更具包容性的概念，涵盖范围广阔，与之对应的康养行为也十分宽泛：康养既可以是一种持续性、系统性的行为活动，又可以是诸如休息、疗养、康复等具有短暂性、针对性、单一性的健康和医疗行为。延伸到更大范围，从生命的

---

① 唐宏贵：《中国传统养生思想的理论来源探究》，《武汉体育学院学报》2000年第4期，第60页。

角度出发，康养要兼顾生命的三个维度：一是生命长度，即寿命；二是生命丰度，即精神层面的丰富度；三是生命自由度，即国际上用以描述生命质量高低的指标体系。

可见，康养的核心功能在于尽量提高生命的长度、丰度和自由度。目前人们普遍认为康养服务的人群是老年人群体和亚健康群体，但是在生命长度、丰度和自由度这三个维度下，每个人都可以根据自己的状态在这个体系里找到特定的位置。也就是说，从孕幼到青少年再到中老年乃至各个年龄阶层的人群，都存在不同程度、不同类型的康养需求，从健康到亚健康再到病患甚至是需要临终关怀的群体，社会各个群体都有必要纳入康养的范围。

通常情况下，对于一个新兴产业，过于明确的限制性界定往往不利于产业发展和研究进步，只有以开放、包容的思想去作更深入的拓展，才能更好地促进一个新兴产业走向成熟。在康养研究起步阶段，有必要在内涵上减少不必要的限制，并赋予康养更多的涵义。因此，针对涵盖健康、养老、养生、医疗、旅游、体育、文化等诸多业态的康养，我们首先应扩大其内涵，纠正"康养＝健康＋养老"等狭隘认知，这对后续相关学术研究和康养产业发展至关重要。

（二）康养产业的组织分类

概括地说，康养产业就是为社会提供康养产品和服务的各相关产业部门组成业态的总和，涉及国民经济多个部门与行业。然而，根据养护对象、供给方式和市场需求不同，衍生出不同的康养产业类型和康养内容。以下本文即从康养目的、产业属性、资源差异等角度对康养产业进行了系统分类。

1. 基于养护对象生命长度的分类

从生命的长度来看，人的一生一般要经历孕、婴、幼、少、青、中、老等不同阶段，而在不同生命阶段，人们对康养产品的需求有较大区别。因此，如果依据生命周期对人群进行划分，则康养之于不同年龄群体会有不同的产业分类。

妇孕婴幼康养：妇孕婴幼康养是康养产业中新的分支，随着社会和家庭对妇孕婴幼群体重视程度的不断提升以及该群体消费转向多元化，妇孕婴幼的健康需求不再局限于医疗保健，更多母婴健康产品也持续涌现，如产前检测、产后恢复、胎儿早教、小儿推拿、妇幼膳食、益智玩具等其他围绕妇孕婴幼群体的康养产品。

青少年康养：是指为满足青少年群体康养需要的产业集合。因此，针对这一群体的康养供给更多地围绕教育、体育、旅游、美容、养生以及心理咨询等方面展开，如健身赛事、康复医疗、中医药疗养、亚健康防治、美体美容、心理诊疗等相关产品与服务。

中老年康养：由于业界始终将健康和养老视为康养产业的主要组成部分，且现阶段中国社会加速步入老龄化，因此中老年康养长久以来都集中或等同于养老产业。就现阶段该群体实际需求来看，中老年康养不仅包含养老产业，还包含医疗旅游、慢病管理、健康检测、营养膳食、老年文化等相关产业以及周边产业。

2. 基于养护对象生命丰度的分类

康养的基本目的之一是拓展生命的丰度，即实现从"物质"、"心灵"到"精神"等各个层面的健康养护。只有从身体养护开始，进阶到精神养护，才能实现生命丰富度的内向扩展。

基于养身的康养：养身即是对身体的养护，保证身体机能不断趋于最佳状态或者保持在最佳状态，是目前康养最基本的养护内容和目的。如保健、养生、运动、休闲、旅游等产品或服务，旨在对康养消费者身体进行养护或锻炼，满足康养消费者身体健康的需要。

基于养心的康养：养心即是对心理健康的关注和养护，使康养消费者获得心情放松愉悦、心理健康、内心积极向上的体验。因此，养心康养所涉及的产品或产业主要有心理咨询、文化影视、休闲度假等对人心理层面产生影响的服务或产品。

基于养神的康养：养神即是对人的思想、信仰、价值观念等精神层面的养护，旨在保证个人精神世界的健康和安逸。基于养神的康养业所具体涉及的内容主要有安神养神产品、宗教旅游、艺术鉴赏与收藏服务以及禅修服务等。

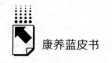

3.基于养护对象生命自由度的分类

基于个体健康状况，一般把人群分为健康、亚健康和病患三类。健康群体重保养，亚健康群体重疗养，病患群体则重医养。因此，从康养的本质来说，不同健康程度人群都有康养的需求。但目前我们关注更多的是亚健康人群，同时将患病人群归为医疗服务对象，而健康人群则尚无对应的康养概念。

健康状态的保养：健康人群的康养需求集中在对身心的保养上，即通过健康运动、体育锻炼，以及其他心理和精神方面的康养行为等保持身心的健康状态。基于健康人群的康养业主要集中在体育、健身、休闲、旅游以及文教和影视等行业。

亚健康状态的疗养：亚健康人群是目前康养产业最关注的人群之一，对应的康养业主要集中在卫生保健和康复理疗等行业。如养生、中医药保健、康复运动、心理咨询、休闲旅游等，都是亚健康人群疗养类康养产业的主要构成。

临床状态的医养：病患人群医养产业是目前康养产业最成熟的构成，所涉及行业主要集中在三个层面，一是医疗、医护等医疗服务业，二是生物、化学制药等药物制造加工业，三是医疗装备、器械等装备制造业。

4.基于关联产业属性的分类

根据康养产品和服务在生产过程中所投入生产要素类型的不同，将康养产业分为康养农业、康养制造业和康养服务业三大类别。作为新型的现代服务业，服务型产品是其主要构成。

康养农业：是指所提供的产品和服务主要以健康农产品、农业风光为基础和元素，或者是具有康养属性、为康养产业提供生产原料的林、牧、渔业等融合业态，如果蔬种植、农业观光、乡村休闲等。主要以农业生产为主，满足消费者有关生态康养产品和体验的需要。

康养制造业：泛指为康养产品和服务提供生产加工服务的产业。根据加工制造产品属性的不同，又可以分为康养药业与食品，如各类药物、保健品等；康养装备制造业，如医疗器械、辅助设备、养老设备等；康养智能制造业，如可穿戴医疗设备、移动检测设备等。

康养服务业：主要由健康服务业、养老服务业和养生服务业组成。健康服务业包括医疗卫生服务、康复医疗、护理服务等，养老服务业包括养老院服务、社区养老服务、养老金融、看护服务等，养生服务业包括美体美容、养生旅游、健康咨询等。

5. 基于康养资源类型的分类

康养产业是资源依赖性很强的产业，各类康养需求的实现必须结合优质的自然资源或产业资源。因此，根据自然资源的不同，可将康养产业分为不同的类型。

森林康养：是以空气清新、环境优美的森林自然资源为依托，包括森林游憩、度假、疗养、运动、教育、养生、养老以及森林食疗（补）等众多业态的集合。

气候康养：以地区或季节性宜人的自然气候（如阳光、温度、湿度等）条件为康养资源，在满足康养消费者对环境气候的需求下，同时配套各种养老、养生、度假等相关产品和服务，形成的综合性气候康养产业。

海洋康养：主要以海水、沙滩、海洋食物等海洋资源为依托，建设形成的海水和沙滩理疗、海上运动、海底科普旅游、海边度假庄园、海洋美食等产业。

温泉康养：大多数温泉本身具有保健和疗养功能，是传统康养旅游中最重要的资源。现代温泉康养除注重传统的温泉汤浴外已拓展到温泉度假、温泉庄园，以及结合中医药、养生理疗等其他资源和产业而形成的温泉小镇等。

中医药康养：以传统中医、中草药和中医疗法为核心资源形成的一系列业态集合。主要有中医养生馆、针灸推拿体验馆、中医药调理产品，以及结合太极文化和道家文化形成的修学、养生、体验旅游等。

6. 基于海拔空间的分类

基于地区海拔高度差异可以将康养产业分为高原康养、山地康养、丘陵康养和平原康养。

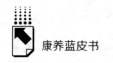

高原康养：基于空间特征的康养分类中，被关注最多的概念之一。高原独有的气候特点，使高原成为人们旅行的向往地；又因高原地区的自然和文化等往往保存得相对完整，因此形成了以旅游休闲、高原食品、宗教文化以及民族医药等为主的康养业态。

山地康养：山地康养活动针对户外运动爱好者以及静心养性者呈现一动一静的形态，主要有登山、攀岩、徒步、户外生存、山地赛车，以及户外瑜伽、山地度假、禅修活动等。

丘陵康养：丘陵康养主要集中在丘陵规模较大和景观较好的地方，由于丘陵特殊的景观和生态环境，其康养主要以农业种植、生态体验等为主。

平原康养：主要集中在农业发达地区，康养产品以绿色果蔬种植、保健食品加工为主。

康养学术研究和产业发展的兴起，源于人民对"美好生活"的追求以及由此带来的巨大康养市场需求，具有时代必然性；对相关概念进行辨析，界定康养的概念并进行讨论，在大康养的语境下赋予康养更多的涵义，有助于后续研究的进一步开展。曾经，我们对康养的追求聚焦于生命的长度，但目前开始转向拓展生命的丰度和自由度。生命的长度、丰度、自由度三位一体，是有机联系、循序渐进的关系。因此在产业发展初期，康养离不开"医"，医疗是康养的基础，"医养"结合是康养的基本要求。

康养产业的优势在于可实现资源的异地供给。与传统产业不同，例如制造业，产品从集中制造地到需求地，两端存在漫长的距离。旅游业和其他服务业同样需要贴近目标市场，首先考虑满足近距离的市场需求。然而，康养被认为是可以轻松实现远距离异地供给的产业。对于资源禀赋较好的地区，可通过良好的产业形态满足异地康养需求。比如现在康养旅游发展比较好的地方，当地资源禀赋好，但是当地康养需求是不足的，本地人没有多少康养消费的能力和动机，主要是满足了异地康养需求。这刚好契合了"绿水青山就是金山银山"这一理念，康养产业为许多欠发达地区带来了更多发展机会。

二 中国康养产业发展现状

(一)政策体系相对完善

较早有关康养产业的政策出现在养老和医疗领域:老年人及老龄事业历来是国家政策关注的重点,且一度被写入国家发展规划中;从1984年国家首次就医疗体制进行改革至今,经过数十年的发展逐渐形成了较为完善的医疗体系。政策的完善带来了医疗、保健、医药、卫生等整个产业链的巨大变革,同时也加快了康养产业的市场化进程。

到2013年,为规范康养市场,国家有关健康和养老的政策及指导办法不断增多,从《养老机构管理办法》《养老机构设立许可办法》等到《关于促进健康服务业发展的若干意见》,一系列政策规划相继出台,在规范市场的同时,也为康养产业的发展带来了绝佳的政策环境。2014年和2015年是政策密集发布期,养老服务标准、养老信息化、医养结合、养老金融等相关性规范政策集中出台,有关康养产业的政策体系已经基本建立起来。

2015年后国家对人民健康问题高度重视,相继出台了关于养老和健康服务的支持性、引导性政策。2016年,康养产业被多个地方省市列入"十三五"规划之中,并编制了详细的发展战略及指导性政策意见。在细分产业上,森林康养被纳入《全国林业"十三五"发展规划》,康养旅游也迎来了首个规范性文件——《国家康养旅游示范基地标准》。至此,从中央到地方,从大康养领域到健康、养老、森林康养和康养旅游等,有了完善的政策体系支撑。

2017年10月18日,习近平总书记在十九大报告中进一步提出"积极应对人口老龄化,构建养老、孝老、敬老政策体系和社会环境,推进医养结合,加快老龄事业和产业发展",在已有政策体系的基础上为康养产业的大发展指明了方向。

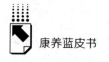
（二）市场参与主体多元

康养产业已从一开始以政府公共服务为主的医疗和养老产业逐渐演变为集养老、医疗、旅游、金融、保险、制造等于一体的系统性行业。从 2016 年开始，国企通过收购兼并、成立专业公司部门或与现有成熟民营康养企业合作等诸多方式进入康养产业。如在北京社区居家养老的改革工作中，北京市政府先是发布养老服务标识，并要求在全市范围内的养老企业中推行使用；随后，组建养老驿站管理集团，配套养老助餐、中医药服务、养老保险等，为社区提供全方位、系统性的养老服务；最后，在不同城区实行差异化的养老服务模式，同样实现社区养老服务的连锁化运营，形成全市养老设施品牌。

未受社会广泛关注前，康养产业主要是以政府运作为主的公共健康和养老服务模式出现，以及以民营企业为主的公寓型模式等，产业结构单一、公益性导向突出但又无法实现社会普惠性。而规模较大的规范性康养服务往往掌握在一些大型房企手中，而房企意不在此且按地产开发的思路做康养，康养也无法实现体系化发展。政策导向性公共康养服务无法满足日益增长和多元的康养需求，倒逼政策准入的放开以及政策鼓励多元市场主体参与，各类民企和社会资本开始进入康养市场并扮演重要角色。

从 2014 年地产、医疗、保险、制药等的介入，到 2015 年旅游、康护、互联网、体育等的一呼百应，康养产业目前呈现出集医疗器械、生物医药、旅游休闲、生态农业、装备制造、现代服务等于一体的产业集群化发展趋势。而最早进入养老产业的社会资本中，以地产与保险等大资本为主体，依然是目前康养产业的重点内容，所占份额较大。新兴产业如人工智能、互联网医疗、可穿戴设备等，虽然规模较小，但不断丰富、延伸着康养产业链，不断拓宽康养产业的边界。

随着相关鼓励性政策的不断推出和社会资本的持续涌入，民企对康养产业的投资从一开始以地产、保险、康复、医疗为主的点状布局，拓展到器械、互联网、智能穿戴等健康和养老全产业链上。大型国企及民营实力集团加入后，积极对生态农业、装备制造、现代服务三大产业展开康养业态布局。未来康养产业的发展将更加多元，产业体系也将更加完善。

（三）主导业态基本成型

养老地产相对成熟。养老地产的发展大致经过了四个阶段：首先是普通型养老院，针对老年人给予一般的供养服务；其次是医护型养老院，针对生活不能自理的老人提供医疗养护服务；第三个阶段为老年公寓，即推出居家养老和社区服务相融合的住宅，这是目前国内养老地产的主要模式；最后一个阶段是老年社区，社区以老年人群体为主，同时也鼓励他们和亲人、子女等住在一起，但社区的配套和服务主要围绕老年人需求展开。可以看出，养老地产的发展逐渐从敬老院、福利院等社会福利服务转向以市场化运作为主的商品服务。目前全国已有80多家房地产企业涉足养老业务，更有包括中石化、首钢等在内的共23家全国百强企业跨界进入养老产业，多元化企业的进入不仅给养老地产带来了更多资本和技术，同时也改变了市场结构与格局。加之传统单一的养老院、养护院形式逐渐被淘汰，重地产轻养老模式的弊病日益彰显，地产企业开始寻求新的发展模式以实现转型。

表1　养老地产的三种发展模式

模式	单一养老模式	结合养老模式	复合养老模式
开发理念	专门的养老院或老年公寓，不属于房地产开发项目，由专业养老机构负责运营	主打养老概念，但以休闲物业的模式为主，兼顾适老化建筑的设计和功能配套	休闲社区＋养老功能，以大型综合休闲社区设计为主，同时融合养老养生概念设计
经营模式	采取会员制经营方式，主要客户为纯养老群体	地产为主，养老为辅，通过住宅销售来平衡养老服务投资	集休闲、度假、养生等于一体的投资管理形式
建设内容	大量适老化配套设施，如床位、医疗保健设施设备	主要是为老年人提供一个活动的场所，无专业养老运营机构提供服务	建设专门的养老公寓，同时配备专业护理服务和疗养服务，养老地产部分持有、部分销售
经典案例	北京汇晨老年公寓、上海亲和源老年公寓	北京东方太阳城、北京怡海花园	绿地21城、香港平远国际城

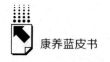

康养金融持续发力。康养金融是指围绕康养需求进行的金融活动，包括养老金服务和康养消费服务两个方面。康养产业涉及范围广、投资回报周期长，离不开大资金支持和金融的媒介融通作用，因此金融对康养产业发展有着非常重要的作用。近年来国家出台的康养相关政策均有鼓励商业保险公司来提供养老健康保险产品和服务的内容。如《国务院关于促进健康服务业发展的若干意见》，以及保险业发展方面的《国务院关于加快发展现代保险服务业的若干意见》，都将康养产业作为当下保险行业发展的一个新的发展空间，鼓励并支持保险机构进入康养产业，为保险与康养的结合创造了很好的政策环境。相关企业也抢抓政策机遇，积极涉足康养金融，先后出现了泰康人寿的"泰康之家"养老社区、中国太平的"梧桐人家"国际健康颐养社区、中国人寿的"国寿嘉园"品牌以及平安保险的"合悦"品牌等，众多保险企业逐渐把重心从一开始的养老服务运营转向康养保险产品设计等方面。

康复医疗强力支撑。康养医学是现代医学"预防、临床治疗、康复"三位一体的重要组成部分，也就是对人体的功能障碍进行预防、诊断、评估、治疗、训练和处理。我国的康复行业仍处于起步阶段，但是近几年发展迅速，目前行业年复合增长率高于18%，预计到2022年我国康复市场规模将超过1000亿元；另一方面，我国的医疗卫生总费用占GDP的比重从2009年的5%增长到了2015年的6%。随着我国GDP继续保持高位增长、社会大众对医疗保健需求不断提高、医疗产品使用范围不断扩大，我国医疗卫生总费用占GDP的比重将继续增长，进而将拓宽康复产业的市场空间。《国民经济和社会发展统计公报》显示，2014年全国居民人均可支配收入20167元，比上年增长10%，城镇居民人均可支配收入28844元，比上年增长9%，收入水平的提升将进一步促进居民对高品质生活的追求，必将激发潜在康复需求。

智能医疗设备渐成规模。随着移动互联网技术在可穿戴设备中的应用以及医疗技术的迅速发展，智能医疗设备和可穿戴健康设备推陈出新，如新型可穿戴医用设备、智能护理机器人、移动医疗装备等。尤其是可穿戴健康设备迎合了当下的消费风向，通过对个人生活和运动进行跟踪并提供数据，从而达到实时监测个人身体健康状况并进行统计和反馈的目的，因此受市场热捧。此外，用于康复医疗的各类医疗机器人，因具有较强的便利性和实用性，近几年也保持了快速发展。据中国产业网统计，2014年全球手术机器人和康复机器人市场规模分别为32亿、2.2亿美元，到2021年将分别增长到200亿、32亿美元，年均复合增速分别达30%、47%，是增速最快的医疗设备细分领域。

康养旅游渐成气候。康养旅游是康养产业中极具潜力的部分，在国际上一般被称为健康旅游，目前世界上已有超过100个国家和地区在推动康养旅游发展。2013年，全球康养旅游产业的规模约为0.44万亿美元。而到2017年年底，康养旅游产业预计将产生0.68万亿美元的收入，将占到世界旅游总收入的16%[①]。与传统旅游相比，康养旅游游客有着消费更高、停留时间更长的特点，并且能更有效地带动相关产业要素发展。因此，康养旅游产业链所产生的经济带动效益，将远远大于其他传统旅游产业及医疗产业的带动效应。近年来，国家相关政策明确提出"十三五"期间要促进旅游与健康医疗融合发展，鼓励各地方充分发挥地方自然资源、人文资源以及医疗产业设备资源等优势，结合自身特色建设出一批优质的健康医疗旅游示范基地；同时运用好中医药、温泉、气候、海洋等众多资源，积极建设综合性康养旅游基地。

生态农业发展强劲。随着社会对健康及食品安全的关注以及旅游业的快速发展，以康养为核心概念，以绿色食品、乡村休闲、田园养生等为基础的生态农业发展势头强劲。这类康养产品往往能够给消费者带来回归自然、享受生命、修身养性、度假休闲等诸多良好体验，获得了广大康养消费者的青睐。同时，"康养+农业"可发挥精准扶贫功能，不仅能带动农民增收脱贫，还能改善地方基建设施，因此获得了国家的大力支持和政策扶持，各地

---

① 《2013年全球医疗健康旅游产业经济研究报告发布》，中国投资咨询网，http://www.ocn.com.cn/hongguan/201506/ccnng24084145.shtml。

也在不断推出适合地方发展的"康养+农业"模式。如"中国康养胜地"攀枝花大力推进集约化生产和"一三产融合"发展模式，全力打造高端、特色生态观光农业，做精做特产品。攀枝花的"康养+农业"策略有效推动了农业增效、农民增收、农村增绿。2016年，全市农民人均可支配收入居全省第二位，城乡收入差距缩小到2.3∶1，较全国平均水平低了38个百分点。

（四）与多产业融合创新

与科技融合创新。近年来智慧养老、医疗信息、智能健康设备等创新型企业不断出现，这些企业将康养与新技术融合，实现了康养产品的智能化和信息化，推动了互联网和人工智能等技术在康养领域的应用。伴随着互联网和移动数据技术的快速发展，移动医疗健康的市场规模也不断扩大。中国产业网数据显示，2016年中国移动医疗健康市场规模达74亿元，到2018年将达到184亿元①。虽然在挂号、轻问诊等诸多领域，中国移动医疗健康市场已经形成了垄断的局面，资本活跃度有所降低，但在其他诸多新型的领域，如诊疗服务平台、医药电商、健康管理等仍然大有可为。

医养结合发展。因在十九大报告中被提及，"医养结合"一时间成为热词。为应对国内医疗与养老相互独立的问题，国家提出设立康养产业发展试验区的建议，以应对现阶段的老龄化、未富先老所带来的半失能老人的治疗和看护问题。医养结合发展已有成功案例——2016年建成的泰盛健瑞仕国际康复中心。作为国内首家将国际化康复理念和中国本土文化相结合的医养康复中心，其在设备上采用国际一流康复医疗设备，在空间的设计上以调动病人自主康复的意识为理念，如在茶座、阅览室、楼梯、活动室与病房内等，为康复需求者构建了一套系统而有效的康复标准。目前全国已经确定了90个国家级医养结合试点城市，预计到2018年，将有一半以上的养老机构

---

① 《2016年中国移动医疗健康市场规模预测及行业发展趋势》，中国产业信息网，http：//www.chyxx.com/industry/201607/430934.html。

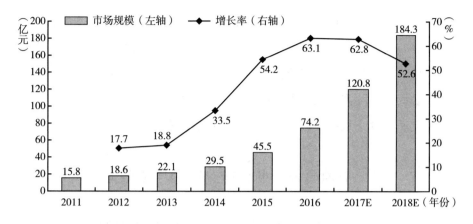

图2　2011～2018年中国移动医疗健康市场规模及预测

资料来源：国家统计局。

能以不同的养老形式为入住的老年人提供医养服务，80%以上的医疗机构将开设老年人绿色通道，为老人提供优先挂号、优先问诊等人性化服务，以此来逐步实现"医养结合"的建设目标。

投资模式多样。国家鼓励并扶持社会资本参与康养产业投资建设，主要方式有优惠补贴、国开行贷款、PPP形式、省级养老产业基金等。据统计，截至2016年9月底，全国共有264个养老PPP项目，在这264个PPP项目中，10亿元以上的项目达43项之多，而1亿元以下的项目也有66项①。目前，大部分养老项目仍处于识别或准备阶段，但根据预测的项目周期，从2018年开始将有一批养老PPP项目开始落地运营。到那时，相关康养服务机构，特别是中大型养老机构的投资将会进入快车道。

与互联网融合发展。面对不同的康养需求，企业通过互联网思维、技术创新为人们提供更多可选择、体验更好的产品。而"医养结合"型的养老模式即可以通过互联网和大数据技术，实现账户信息的互联互通，对老人在养老机构、不同医院的就医记录等内容进行统一归档并永久保存，实现医疗

---

① 《中国健康养老产业发展报告（产业篇、企业篇）》，搜狐网，http：//www.sohu.com/a/125063313_464403。

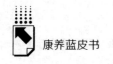
资源和个体特征的最佳匹配。在传统方式越来越难满足社会康养需求的形势下，康养企业提供商积极拥抱互联网，创新产品服务形式，实现最佳供给。另外，以"互联网＋"思维推动养老事业发展，一方面能促使公募机构提供更贴合民众实际需求的养老金产品，另一方面也会加深和扩大养老资产管理服务创新力度，最终使居民享受到最佳的养老服务。

三 中国康养产业结构、行为与绩效分析

健康、养生和养老构成了康养的核心，但由于现阶段的产业归属和统计往往将养生归为健康的子类，因此健康和养生通常又被统称为健康产业。而随着"大健康"概念的提出，很多地方做经济统计和产业结构划分时，也倾向于将养老归入大健康产业之列。但养老的本质是老年人的生活管理，与健康产业在概念和内容上不形成完全的包含关系，养老产业也已形成独立的核算体系。因此，以下从健康和养老两大产业近几年的发展情况，梳理中国康养产业的结构和绩效情况。

表2 2009～2016年中国健康产业和养老产业市场总量

单位：万亿元

年份	2009	2010	2011	2012	2013	2014	2015	2016
健康产业	1.21	1.51	1.95	2.22	2.7	3.09	3.37	3.76
养老产业	0.34	0.42	0.64	0.77	1.04	1.41	1.64	1.85
合计	1.55	1.93	2.59	2.99	3.74	4.50	5.01	5.61

资料来源：国家统计局。

健康、养老和养生产业可以进一步细分为健康养老、保健品、医疗产业、医药产业、医疗器械、体育运动、健身产业等许多领域。自2013年以来国家有关养老、医疗、旅游、体育等指导性政策文件陆续发布，康养产业以及相关细分产业发展迎来了重大战略机遇。在国务院《关于促进健康服务业发展的若干意见》中，更是明确说明，到2020年，我国健康服务业的

总规模要达到 8 万亿元以上。2009 年以来，诸如体育产业、医疗产业、智能装备等的市场规模和消费者数量都有显著提升，市场价值越来越大，共同推动着康养产业的发展。

表 3 2009～2016 年中国康养产业结构

单位：亿元

年份	医疗产业	医药产业	保健品产业	健康管理服务	养老产业	健身产业	体育产业
2009	1717	9539	450	432	3399	691	—
2010	2133	11849	609	518	4199	818	—
2011	2746	15255	856	622	6444	968	—
2012	3246	17083	1131	746	7709	1068	9500
2013	3913	20593	1579	896	10382	1176	11000
2014	4432	23326	2055	1075	14100	1272	13574
2015	4850	25842	2361	1290	16442	1361	17107
2016	5322	28062	2644	1520	18525	1457	21380

资料来源：国家统计局。

受地区经济和人口差异影响，新兴产业在发展过程中都会表现出较大的地域差异。特别是像康养这样的新兴现代服务业，其发展对地方的经济水平非常敏感，如人口规模、消费水平、基建设施等。总体来讲，按目前各区域经济发展水平差异情况以及区域体检市场规模大小等指标，可将康养产业市场划分为三类区域。

一类为北京、上海、广州、深圳等一线城市。此类城市人口基数大，消费水平高，需求多样，且对康养产品的价格不敏感。同时由于经济发达的缘故，社会福利也普遍高于其他城市，诸如养老、医疗等带有公共福利性部分的产业规模要显著高于其他地区，同时医药、保健、健康运动等相关产业能与康养协同发展。

二类为一线城市外的省会城市、计划单列市等二线城市。与一线城市相比，二类区域的特点主要为：康养需求量不大，需求层次较低；对应的是康养产品和服务技术水平、服务层次较低，专业程度一般，市场

成熟度低。虽然康养服务业在二类区域起步较晚，但行业发展迅速、潜力大。

三类区域为除一、二线城市外的其他城市和地区。受经济水平影响，三类区域的市场尚不成熟，结构失衡，很多仅限于一般性医疗、卫生等健康医疗产业，诸如体育、健身、康养旅游、养老等尚不具备产业规模；居民的康养意识不强、需求不足。但是此类区域的优势在于资源良好、可塑性强。

从中国不同地区康养产业发展情况来看，东部地区拥有丰富的自然资源，城市密集，经济、交通、人口等基础条件优越，康养需求水平和消费层次相对较高，产业发展起步早，因而产业体系较为完整、成熟，康养产业消费集中度较高；中部地区自然资源等基础好，但康养产业定位不够明确，以资源导向型为主，产业内容块状分割较为严重，产业链尚未形成；西部地区拥有较好的康养资源，但由于交通、经济等因素制约，除四川外大多数省份仍未充分开发，对康养相关产业定位模糊、发展较慢。

四　中国康养产业面临的问题与对策

中国康养产业已经展现了其强大的发展势头和潜力，然而快速发展过程中也暴露出诸多问题，如相关法规跟不上产业发展速度，基础设备和基建设施短缺，人才资源匮乏等。

（一）政策法规相对滞后

虽然最近几年国家和地方政府都出台了促进健康、养老和养生发展的指导意见和政策法规，产业的顶层设计也基本完成，但这并不代表政策法规体系已经健全且具有较强的指导性与适用性。而细分产业的具体管理办法和措施，仍有待进一步完善。如在中医药健康产业方面，有关中药、理疗等的科学性、规范性和管理没有统一标准，致使中医药产业发展大受掣肘。缺乏相应的政策支持，中药的二次开发实施缓慢，相关工艺、标准以及临床应用范围也难以优化。另外，目前有关康养产业政策法规的推出往往落后于产业发展的速度，未能发挥政策预见性和行业指导性作用。如国家卫计委等部门出台的关于"医养融合"的指导意见中，大多数是宏观层面上的指导，具体的实施方案与措施较为欠缺。

中国康养产业的发展还停留在探索期，资本投入的积极性在很大程度上受法规和政策扶持影响。这种扶持不仅需要政府前期直接投入，更需要政府通过政策法规体系来规范市场，以及指导和鼓励社会资本参与。如果在土地、税收等方面提供足够的优惠以鼓励社会资本进入，及时制定官方标准和制度来规范市场行为和竞争等，消除可能存在的体制机制障碍，才能够积极推动康养产业发展。

（二）基础设施供应不足

康养产业对资源和基础设施的要求高、投入性大、建设周期长，基础设施配备情况决定了康养产业发展的宽度和深度。从目前来看，中国的康养产业发展受基础设施供应的制约影响较大。医疗设施方面，根据国家卫计委 2012 年的数据，中国仅有 322 家康复医院，其中城市 206 家、农村116 家，这意味着全国 600 多个城市中多半没有康复专科医院。而康复医学床位数（包含康复专科医院、综合性医院康复医学科）占医疗机构总床位数的比重仅为 1.8%，康复科的床位数存在很大缺口。根据原卫生部的规定要求，所有二级以上综合医院必须设立康复科及相应的康复工程室，并配置标准化的康复器械，约 1 万家综合医院须新建康复科。但由于部委改革进度被拖后，截至 2014 年，实际拥有康复科的综合医院 3288 家，而中国二级以上医院有 8973 个，与原要求相比，只有不到一半的二级以上医院设立了康复科。

养老方面，未备先老，已是各地养老工作的常态。中国养老服务产业起步较晚，养老服务体系远远落后于发达国家，主要体现在以下方面：老年福利机构设施设备简陋，服务内容单调，目前仍处于单一的社会救助式、收容性养老服务阶段；养老院床位不足，多层次养老服务体系不够完善；老年服

务市场发展处于不平衡状态，公办养老机构床位紧张，而民办机构床位则有所闲置。中国社会科学院劳动与社会保障研究中心发布的《中国社会保障发展报告》指出，现行社区养老模式存在基础设施不完善、政府资金投入不足、服务项目供给不足、专业人才短缺、管理责任不明确，以及老年人社会参与的组织及机制不健全等问题①。当前，中国各类养老机构达4万多家，而这其中真正具备专业医疗服务能力的医院只占20%。从养老床位的角度预测，根据国际通行的养老标准，5%的老年人需要进入机构养老，因此中国至少需要800多万张养老床位。而2013年年底，中国共有养老床位500万张，每千名老人拥有床位25张，不仅低于发达国家5%~7%的比例，甚至还低于一些发展中国家2%~3%的水平②。

养老机构和设施供给的缺乏，使得本应在养老产业中处于中枢位置的养老机构难以发挥整合行业上下游的作用，极大地限制了国内养老产业的发展。因此，为解决基础设施供应不足的问题，政府层面首先应加大康养产业公共性基础设施建设的投入力度，提高康复医疗、养老院等机构的数量及质量，缓解当前的养老压力。其次，应鼓励企业积极开发形式多样的适老医养服务和产品，以缓解公立机构资源紧张的问题。第三，应出台相关政策鼓励和扶持多样化、创新性的健康、养老模式，整合现有闲置社会康养资源；第四，通过"互联网＋"模式，充分应用物联网、移动互联网、大数据、云计算、人工智能等促进医养产业的技术进步、效率提升及商业模式的变革，以更好地满足康养消费需求。

（三）产业结构不够健全

康养产业在促进养老、医疗康复、养生等相关产业发展的同时，也显著地带动了上下游及周边产业的发展。但目前中国康养产业发展由于面临着政策碎片化、发展模式粗放、人才资源短缺等因素制约，远未形成一个健康、

---

① 《中国社会保障发展报告（2014）》，社会科学文献出版社，2014。
② 《养老院为何一床难求？》，Micro Reading，http：//www.chinadaily.com.cn/micro-reading/dzh/2015-06-26/content_13891415.html。

完整的产业体系。主要表现在以下几个方面。

产业布局不均衡。在资源的配置和利用上存在不足，未遵循市场规律，表现为一定程度上的计划经济方式，大型、优质的康养产业资源集中在公立机构，尤其是集中在城市中心的大型医疗机构中，而民营机构因为诸多条件限制，康养机构小而分散，产品种类较少，专业化程度较低。这种结构的不均衡又进一步导致优质资源供不应求、一般性资源闲置等问题。

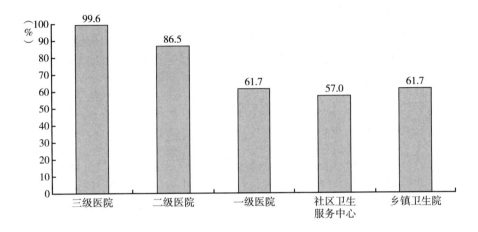

图3　中国各类医疗机构病床使用情况

产业集中度不高。康养产业是关联性很强的产业，其发展首先应该考虑资源整合和优化。目前，康养产业内部资源并没有得到充分共享和利用，医疗卫生、居家养老服务、残疾人社区康复、养老保障等资源不同程度处于分散割裂状态，医养融合、异地养老的制度保障不到位，难以实现资源共享。同时，相关产业资源并没有很好地融入康养产业的发展当中，如一些科研实力较强的企业和具有渠道优势的企业等，未利用自己的核心竞争力对相关业务进行整合。

产业链整合不够。比如在养老方面，当前养老机构提供的产品服务，大多集中在老年人的生活护理方面，比较单一。在老年疗养、老年理财、老年教育等高层次养老需求方面提供的服务较少，专门为老年人提供个性化、一站式服务的企业或机构几乎没有。养老产业各个环节并没有紧扣起来，产业

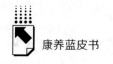

链较为松散，上下游产业间未有机衔接，形成联动效应。康养产业发展的高级形态，是联合医疗、金融、地产、物流、体育、旅游、制造等众多产业形成的大康养产业联盟。

（四）康养专业人才匮乏

专业人才是康养产业发展的核心驱动力，现阶段康养产业人才缺乏是制约康养产业发展的主要因素。参照国际平均水准，我国的康养从业人员和技术人员，如康复医师、治疗师、社区综合康复人员等远不能满足现实需求，各行业服务人员匮乏。尤其是康复医疗人才数量完全无法与庞大的康复医疗服务需求人数相匹配。

虽然较多健康养老政策中有关于康养专业人才培养的指导意见，但是均无法落到实处。要解决目前人才短缺问题，首先应制定相应的人才培养管理制度和从业标准，提高康养从业人员的素质和技能，然后再对应进行高等教育和职业教育，并提供系列激励政策，刺激人才参与。如按照规定，在参加养老护理职业培训和职业技能鉴定的从业人员中，对符合条件人员给予一定补贴或更好的就业机会等，改善相关从业人员的工作条件和薪资待遇；参考医疗机构和福利机构，制定一个与这些单位相同或者相仿的执业资格和注册考核制度，以进一步提升专业技术人员的技能水平；对专业技能要求较低的养老机构和社区，可以通过招纳、培训农村转移劳动力和城镇就业困难人员等，满足普通的康养服务要求。

五　中国康养产业发展趋势

康养产业关乎经济增长和国民福祉，也顺应中国经济转型升级需要和绿色发展理念，因而受到政府高度重视和大力扶持。随着中国成为经济强国、居民收入水平和消费能力不断提高，以及亚健康、老龄化等问题给产业发展带来的巨大需求，康养产业在未来将得到长足发展，也将呈现以下发展趋势。

（一）康养消费高端化

未来，社会对康养的需求呈现持续性增长态势这一点毋庸置疑。根据WHO的一项全球性调查结果，全世界真正健康者只占总人口的 5%，有 20% 的人处于各种各样的患病状态，约 75% 的人处于亚健康状态。这表明中国 13 亿多人口中至少有 10 亿人有不同程度的健康问题。巨大的亚健康人群预示着中国有着广阔的康养市场；随着人们越来越关心健康问题以及健康观念意识的加强，健康消费在人均可支配收入中所占的比重越来越大，医疗消费支出也随着不断增加的收入而高速增长；在城镇居民医疗保健类支出方面，2011～2014 年年均增长率超过 10%，比居民消费性支出的增速还要高，且近年来一直呈上升趋势。

根据国家统计局最新发布的数据，2016 年中国 60 周岁及以上人口23086 万人，占总人口的 16.7%；65 周岁及以上人口 15003 万人，占总人口的 10.8%。据世界卫生组织预测，到 2050 年中国将有 35% 的人口超过 60岁，65 岁以上人口将达到 3.32 亿人，占人口总数的 25.6%，成为世界上老龄化最严重的国家。亚健康和老龄人群更容易受到健康问题困扰，对于健康服务的需求也更大。据机构估算，中国养老产业规模到 2020 年和 2030 年将分别达到 8 万亿元和 22 万亿元，对 GDP 的拉动分别达 6% 和 8%。

2015 年中国人均 GDP 已超 6000 美元，正式进入中等偏上收入国家行列。人均收入的提升也将带来消费需求层次的升级，未来人们对于康养的需求将趋于高端化、定制化和个性化。巨大的康养市场需求以及消费升级趋势，将促使中国康养产业进入快速发展的黄金时期。

（二）产业发展链条化

虽然目前中国康养产业发展的一大问题是产业宽度和深度不够、产业链没有得到有效延伸和辐射，但随着政策、资本、科技等诸多要素的持续注入与完善，康养产业将走向链条化发展并与周边产业形成有效互动。

从目前的趋势来看，康养产业的发展已经不再局限于医疗、养老等单一

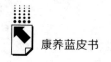

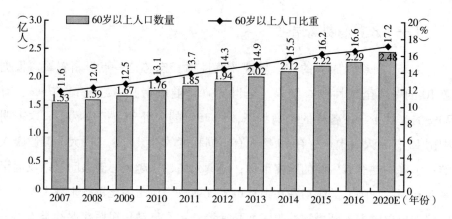

图4　2007～2020年中国60岁以上人口数量及比重

资料来源：国家统计局。

产业板块，开始向体育、旅游、金融等细分领域纵深发展，并逐渐形成一体化的服务模式。如在产业规划设计方面，以四川为例，目前四川已规划建成体育文化旅游板块、中医健康养生旅游板块、少数民族医药生态旅游板块、中药资源科考旅游板块等四大板块及对应的文化康养精品线路产品，通过康养与旅游的融合，活化地方医药文化康养资源，同时促进相关产业的融合发展。

　　同时"医养一体化"模式已被各地政府写进"十三五"规划中，并开始推广。这一模式既满足养老需要，又最大限度提供医疗服务，是未来养老模式的发展新方向。此外，随着高科技被充分应用到康养产业当中，利用互联网、云计算、大数据以及可穿戴设备等构建平台，以O2O方式提供健康管理服务，通过线上信息化与线下硬件设施建设的集合等模式，将进一步延伸、丰富康养产业链。

（三）康养产品不断创新

　　庞大的人群基数和需求与现有公共资源及健康养老资源短缺之间的矛盾关系，势必带来康养产业不断变革和新康养产品及模式的出现。这种模式的变化将首先产生在养老产业中。随着老年人口数量以及养老服务需求的日益增长，现有养老院、疗养院、老年公寓等资源已难以满足市场需求，就地养老模式开始兴起并被社会接受，居家和社区健康服务开始流行。

从市场主体来看，民营社区型诊所也具备提供居家康养服务的能力，而且服务对象也不局限于老年群体。社区诊所进入社区居家护理领域不仅可以解决养老资源紧张问题，还可以使这些日常闲置的社区诊所得到充分利用。目前，广东省正在制定促进社会办医政策，以促进优质医疗资源的流动，为基层医疗服务的拓展提供出路。除就地养老外，医疗资源与养老资源相结合的"医养结合"模式也将得到普及。未来医养结合将在现有的医疗卫生机构、养老机构以及社区等多方面实现突破，以不同途径、不同模式，面向社区在全国建成一个覆盖城乡、规模适宜的医疗服务网络，以提升为老年人乃至整体社区居民提供医疗服务的能力与水平。

此外，"精准医疗""森林康养""康养小镇""移动医疗"等都是在新时期、新的市场需求下衍生的康养产品。随着国家政策对产业发展的导向，更多社会资本将进入康养产业中，除了大型国企和社会资本外，一些创新型的小公司将更受市场欢迎。这些创新型小微企业对市场的敏锐度高，反应速度快，在解决市场需求问题时比大公司更有创新能力，同时还可以帮助解决大公司不能解决的问题，能够积极尝试与创新出与康养相关的新模式、新技术、新产品。可以预见，康养产业的发展将迎来新的活力，更多创新型康养产品和服务将不断出现并升级。

（四）社会资本影响增加

越来越多的社会资本开始进入康养产业。康养服务领域对于社会资本的放开，催生了投资热潮。2016 年以来，康养产业不乏药企等传统行业企业进入，新兴行业企业如阿里巴巴、腾讯、百度等也纷纷抓住这一时机，在康养领域"跨界"投资民营医院等，并获得了市场和机构的广泛关注。

2016 年国家出台《关于全面放开养老服务市场提升养老服务质量的若干意见》，明确降低了康养产业的准入门槛，这进一步刺激了社会资本进入养老和健康产业的动能。未来，社会资本对康养产业发展的影响力将进一步扩大。

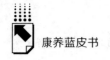
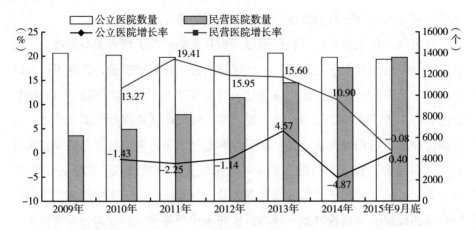

图5　2009～2015年9月底公立医院、民营医院数量变化情况

资料来源：根据公开资料整理所得。

（五）智慧康养引领市场

"互联网＋"概念与模式已给诸多传统行业带来了深刻变革。从2013年开始，政府一直在鼓励、引导和促进养老信息系统建设，"互联网＋"概念被引入康养产业领域，基于"互联网＋养老"的O2O产品涌现市场。资本的逐利性和康养行业的长期性之间存在天然矛盾，决定了社会资本、民营企业在发展初期会更加注重平台和终端产品类轻资产运营，资本更倾向于选择投资互联网平台的智慧康养项目，以快速增加端口流量，占领细分市场。

以医疗服务业为例，随着支持社会资本参与医疗体制改革和参与投资医疗行业等相关政策的出台，大量民间资本进入医疗产业，尤其是网络医疗服务模块。2015年，网络医疗服务成为医疗产业新热点，消费者人数和交易额猛增。同年，中国首家互联网医院在浙江乌镇开业，乌镇互联网医院可以在全国范围内提供以复诊为核心的在线诊疗服务。患者在线下完成检查，获得初步诊断结果之后，便可通过乌镇互联网医院请来自全国的专家进行咨询和复诊。互联网医院一方面给予了患者确诊、复诊充分的便利性，使患者足不出户就可享受优质医疗资源；另一方面极大地盘活了线下资源，消除了区域间医疗条件差异，提高了医疗资源利用率和配置合理性。

专 题 篇

Thematic Reports

B.2

中国康养城市与社区发展
实践探索及模式选择

杜洁　韩秋*

摘　要：　中国康养城市理论的发展经历了从"卫生城市"到健康城市
再到康养城市的理念转变，由最初的以预防疾病为目的到目
前以康体休闲、养生养老、营养保健等为目的，康养的理念
越来越被人们所接受。目前中国康养城市的发展实践主要集
中在中西部经济相对欠发达地区，从国家级康养产业试验区、
国家康养旅游示范基地到康养城市，进行了积极的探索实践，
还处在资源型与休闲体验型相结合的发展阶段。中国城市康
养社区的发展实践主要集中在"互联网＋健康养老"和"娱

---

* 杜洁，全国中老年网副总编兼主编，主要研究方向为老年社会学，曾组织全国孝行天下主题
系列活动；韩秋，江苏师范大学硕士研究生，主要研究方向为康养产业。

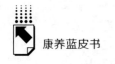

乐养老社区"方面，典型的模式有养老养生＋健康管理、持续健康退休社区、会员制康养社区、护理型康养社区、学院式康养社区等。

关键词： 康养城市　康养产业试验区　养老社区

一　国外康养城市与社区发展行动计划与实践

（一）世界卫生组织欧洲健康城市促进计划

国外"康养城市"的概念最早形成于20世纪80年代。1984年，世界卫生组织（World Health Organization，WHO）在加拿大多伦多召开的工作会议上，首次提出"健康城市"的理念。1986年，WHO欧洲区域办公室决定启动"城市健康促进计划"，实施区域性的"健康城市项目"（Healthy Cities Project，HCP），这是在"新公共卫生运动"、《渥太华宪章》和"人人享有健康"等健康运动和战略思想的基础上产生的，也是WHO面对21世纪城市化给城市居民健康带来的挑战而倡导的全球行动。它鼓励地方政府通过政治承诺，制度变革，能力建设，基于伙伴关系的规划和创新项目等参与健康事业的发展，重点围绕健康与贫困地区的不平等现象、弱势群体的需求、参与式治理以及健康的社会、经济和环境决定因素等四方面内容促进公民的健康和福祉。目前，欧洲健康城市网络已有近100个城市成员，WHO欧洲区域30个国家级健康城市网络已有1400多个城镇加入健康城市项目。

表1　世界卫生组织欧洲健康城市工程发展阶段

阶段划分	阶段特征	具体时间	核心内容
第一阶段	起步阶段	1987～1992年	引入城市健康发展的新理念和新途径（即健康城市模式）
第二阶段	组织阶段	1993～1997年	着重于健康公共政策的制定和实施，以及综合性的城市健康规划

续表

阶段划分	阶段特征	具体时间	核心内容
第三阶段	行动阶段	1998～2002 年	制定具有广泛合作基础的政策和健康发展规划,涉及卫生、贫困与健康方面的不平等,社会排斥和弱势群体的需求;注重健康公平、社会可持续发展和社区发展与重建;建立健康监测系统
第四阶段	健康关注阶段	2003～2008 年	将健康理念融入城市规划过程中,从而为实施健康城市规划提供制度保证;核心主题是健康老龄化、健康城市系统规划、健康影响评估、身体活动和积极的生活
第五阶段	融合发展阶段	2009～2013 年	强调健康城市规划的重点是总体规划、交通规划和社区规划;关注三个核心主题——构建包容性、关爱性和支持性的环境,健康生活方式,健康的城市环境与设计
第六阶段	人本理念阶段	2014～2018 年	强调在地方一级政府实施"健康 2020"计划,目标是改善人人健康,减少健康不平等和改善卫生领导和参与治理

(二)欧美国家的健康城市行动计划与实践

在欧洲以外,加拿大多伦多市首先响应 WHO 的健康城市建设行动战略,1987 年正式启动多伦多"健康城市计划"。1986～1988 年,该市成立了"健康多伦多 2000"委员会,1989 年又成立了健康政策委员会和健康城市办公室,对多伦多健康城市计划进行协调和督导,开展妇女社区经济发展网络联盟、清洁空气联盟、绿色旅游联盟等项目。随后,健康城市运动便从加拿大传入美国并波及欧洲大陆,而后在日本、新加坡、澳大利亚和新西兰等国家掀起了热潮,逐渐形成全球各城市的国际性运动。2005年,加拿大通过了"泛加拿大健康生活战略"(Pan - Canadian Healthy Living Strategy,PCHLS),PCHLS 提供了一个概念,即通过慢性疾病预防和健康促进以应对诸如缺乏身体锻炼和不健康饮食等危险因素,让所有的加拿大居民未来都有获得良好健康状况的能力。2010 年,PCHLS 框架从健康、社会、环境和经济四方面入手,包括了促进心理健康等新领域,并且在健康促进项目中提出了"精神康养",涵盖心理和情感两方面,具体内容包括享受生活、以积极的方式应对压力等。之后又颁布了《关于预防和

促进的宣言》（*The Declaration on Prevention and Promotion*），宣言中提到健康促进和疾病预防是国家卫生系统可持续发展的必要条件，目的是改善居民的健康状况和缩小健康差距，并且建立可以促进康养的物质、社会和经济条件。加拿大卫生部认为，疾病预防和健康促进可以降低医疗费用，提高生活质量。为此，加拿大卫生部与省、地方政府，其他联邦部门和机构，非政府组织，其他国家以及私营部门合作，以科学研究作为依据，研究加拿大医疗保健系统的改善方式，并确保其对城市未来可持续发展的重要作用。通过与加拿大居民进行疾病预防信息的沟通，以确定如何最佳地满足其长期医疗保健需求。此外，加拿大还具有完备的康养产业体系，包括食物和营养（健康饮食、健康和营养调查、食品安全标准等）、药物和保健品（健康相关产品的检查和检测、药品或医疗器械等的生产许可认证）、疾病和身体状况（常见疾病的治疗和预防）、健康生活（健康的环境因素、健康的饮食习惯和积极的生活方式）、土著居民的健康（家庭和社区保健计划、卫生服务和护理、疾病预防和管理）、医疗保健系统和服务（医疗卡、初级卫生保健、医院和持续护理、药品资助和保险）、健康研发和数据（健康监测、健康的决定因素）等内容。安大略省也提出了类似的康养计划，包括卫生保健、健康生活、医疗保险、疾病和身体状况。安大略正确饮食计划（Eat Right Ontario）旨在通过健康饮食改善市民的生活方式（例如饮食、体重、疾病预防、老年人营养、学校健康）。此外还设置了相应的网站以定期更新关于饮食建议、营养和养生等的文章。安大略省还提出了医疗保险计划（The Ontario Health Insurance Plan，OHIP），以支付居民所需要的健康服务。

美国研究学会（American Institutes for Research，AIR）最近发起了一项关于"贯穿人一生的康养计划"（Health and Wellness Across the Lifespan）的主题研究，内容涵盖 14 个方面，主要有老龄化、慢性病和传染病防治、残疾与康复治疗、健康促进和疾病预防、医疗卫生系统改善、心理健康、精神创伤护理等方面。通过促进、预防、干预、护理和恢复的方式来关注人们生活、学习、工作以及享受四方面的身体、心理、社会和情感上的整体健康和幸福感,建立更好、更有效、更以人为本的新型保健模式,促进人们的健康状况和生活行为方式的改善。

瑞典实行分散式的医疗卫生体系,在瑞典,中央政府、省议会和自治市政府共同承担健康和医疗护理责任。中央政府的作用是制定原则和指导方针以及建立卫生和医疗保健的政治议程,省议会主要为其居民提供资金以及高质量的健康和医疗保健服务,致力于提高全部人口的身体素质。而自治市政府则负责照顾老年人和残疾人。瑞典的省议会约90%的工作集中在医疗卫生领域,主要包括公共卫生、初级护理、医药保健、康复或中级护理、长期护理、姑息治疗、心理健康护理、补充和替代医学、牙科保健、针对特定人群的卫生服务等项目。

(三)欧美城市社区的健康行动计划与项目

城市化带来了新的人口健康问题和环境挑战,导致城乡间居民健康的不公平性,因此,必须改善日常生活条件,完善社区的基础设施以改善居民的健康状况。美国许多城市致力于建立健康的基础设施以改善社区健康,其中以"科罗拉多健康社区倡议"(The Colorado Healthy Communities Initiative,CHCI)最为典型,提倡每个参与 CHCI 计划的社区创建一个具有包容性、合作性的公共论坛,通过创建社区健康档案来收集居民的健康指数以解决居民的健康问题,据此决定社区未来的发展方向和改善社区居民的生活质量。

北亚当斯市的"2030远景"(The Vision 2030)计划中也提出改善现有的公园和娱乐设施,例如体育设施等,包括改进市政步道系统,通过温莎湖步道、Noel Field 堤岸和卡斯卡底步道的改善计划提供更多的户外康乐设施,增加户外设施的可达性,改善社区康养环境。

哥伦布健康场所(CHP)计划,认为社区设计中步行和骑行的基础设施的改变可以改善人们生活的环境,且积极的交通方式(包括增加自行车数量,拓宽或添加人行道,并提供人行道连接)可以增加居民身体活动的时间,降低居民患肥胖症的概率,并且广泛的社区设计可以使居民的出行更加便利和安全,减少对健康的负面影响。

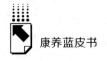

在丹麦，将有关空间规划中的健康影响因素纳入战略性环境评估，从市政计划和地方性计划这两级空间规划入手，认为交通运输量的增多是影响丹麦城市健康状况的主要因素，健康影响因素包括积极和消极两方面，积极的影响因素主要是更好地获得骑行和步行的安全性，负面影响因素主要是城市交通拥挤导致噪声和空气污染指数上升。营造良好的步行环境，包括提供安全的人行道和自行车道可对公共健康产生重要的有益影响。城市的规划和设计要根据健康、安全和福祉三方面重视居民出行模式的改变，以增加市民的身体运动，提高健康水平。利用健康生活和积极设计记分卡来评估和衡量社区设计标准中土地利用规划方面与健康相关的建成环境要素，因此，规划人员可以使用此工具来评估目前的土地利用规划，将与健康相关的设计原则纳入土地利用规划中，并确定未来土地利用规划的改进领域。

可见，国外的康养城市与社区发展行动计划更为注重个人行为与生活方式的改变，同时关注与健康密切相关的环境和社会因素。政府、社区组织等为了改善不同社区、家庭及个人的健康状态，维持生理、心理和社会之间的平衡，增加其环境适应能力，针对社区、家庭、学校、工作场所等对不同健康状况有不同的康养计划，目标人群针对性较强，对国民健康状况的关注范围也不断加大。其次，对公共卫生领域涉及的方面较多，如慢性病的防治、环境支持、食品与药物安全等。并且，国外的康养战略实施中增加了健康监测、医疗产品的安全许可等项目，表明政府从预防到治疗的各个环节都对影响健康的因素进行关注，使得对健康促进目标的检测与评估更加科学、及时与准确。

二 中国康养城市理论与建设实践

（一）从健康城市走向康养城市的发展理念

中国的康养城市建设最早要追溯到1989年国家"卫生城市"项目的启

动。随后为了巩固和提高创建国家卫生城市工作成果，爱国卫生运动的内涵和外延不断丰富和扩展，健康城市运动在中国逐渐兴起，并且更广泛地关注影响健康的多种因素。1994年，WHO与中国卫生部合作，将北京市东城区和上海市嘉定区确定为"中国健康城市项目试点区"，1998年又加入重庆市渝中区、海口市、保定市、大连市；随后又相继加入苏州市、日照市、吴江市等城市。特别是在2003年春夏之交的"非典"暴发之后，中国的健康城市建设进入新的发展阶段，诸多城市为了进一步改善城市环境质量，提高居民健康和生活质量，自觉地开展卫生城市的创建工作，中国的城市建设已经进入"健康城市"阶段。

表2　中国从健康城市向康养城市发展演变

城市理念	发展阶段	关注重点	应用发展与实践领域
卫生城市	萌芽阶段（1989~1994年）	改善城市的基础设施和现实环境	爱国卫生运动
卫生城市	试点阶段（1994~2003年）	改善城市环境、提高市民综合素质和生活质量	北京：健康教育、污水处理和绿化等；上海：以垃圾处理为主，包括环境卫生、疾病预防、健康服务等
健康城市	全面发展阶段（2003~2008年）	健全促进全民健康的社会支持系统，构建激励全社会参与健康城市建设的永续行动机制	上海：健康城市三年行动计划（2003~2005年）；"五个一"社会宣传活动
健康城市	巩固阶段（2008~2013年）	以影响健康的各种社会经济环境和人口因素为主的全国和地方行动计划；建立健康评价体系	"健康中国2020"战略；针对重点人群、重大疾病及可控健康危险因素提出了21项行动计划
康养城市	深化阶段（2013年至今）	注重运动健身、休闲度假、养生养老等功能；促进身体健康、精神愉快	泰州医药城、河北以岭健康城、黑龙江五大连池、湖南灰汤温泉、贵州赤水

随着国内学者对健康产业和健康城市的深入研究，人口老龄化以及收入不断上升带来的对健康产品和健康服务的需求，健康观念不断转变，由最初的以预防疾病为目的到目前以康体休闲、养生养老、营养保健等

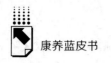

为目的，康养的理念越来越被人们所接受。"十二五"以来，尤其是2013年以后，中国出台了一系列关于养老服务业、健康服务业的指导性文件，形成了国家对康养产业的顶层设计，为康养产业提供了良好的政策环境。至此，康养产业已经上升到国家战略层面，被社会和市场广泛认同。

表3　"十二五"以来中国颁布的国家康养产业政策与地方配套规划举例

类型	颁布时间	名称
国家政策	2010.05.07	《国务院关于鼓励和引导民间投资健康发展的若干意见》(国发〔2010〕13号)
	2013.09.06	《国务院关于加快发展养老服务业的若干意见》(国发〔2013〕35号)
	2013.09.28	《国务院关于促进健康服务业发展的若干意见》(国发〔2013〕40号)
	2014.09.12	《国家发展改革委等十部门关于加快推进健康与养老服务工程建设的通知》(发改投资〔2014〕2091号)
	2016.10.25	国务院印发《"健康中国2030"规划纲要》
	2016.12.27	国务院印发《"十三五"卫生与健康规划》
	2017.05.17	《国家卫生计生委关于促进健康旅游发展的指导意见》(国卫规划发〔2017〕30号)
地方配套政策或相关规划	2013.10.12	《北京市人民政府关于加快推进养老服务业发展的若干意见》(京政发〔2013〕32号)
	2014.01.20	四川省攀枝花市《中国阳光康养旅游城市发展规划(2012~2020年)》
	2015.02.26	贵州省人民政府印发《关于支持健康养生产业发展若干政策措施的意见》《贵州省健康养生产业发展规划(2015~2020年)》(黔府发〔2015〕8号)
	2015.11.20	《四川省养老与健康服务业发展规划(2015~2020年)》(川办发〔2015〕96号)
技术标准或建设服务规范	2010.11.17	民政部《社区老年人日间照料中心建设标准》(建标143-2010)
	2010.11.17	住房和城乡建设部、国家发展和改革委员会《老年养护院建设标准》(建标144-2010)
	2013.10.18	中国老龄产业协会和中国标准化研究院发布《老龄宜居社区(基地)标准》和《养老基地连锁服务标准》
	2016.01.05	国家旅游局《国家康养旅游示范基地》标准(LB/T051-2016)
	2016.03.01	《旅行社老年旅游服务规范》等

（二）从康养产业试验区走向康养城市的建设实践

1. 国家级康养产业试验区规划与建设实践

为了探索康养产业发展道路，积累产业发展经验，在国家康养产业试验区规划中，攀枝花和秦皇岛凭借得天独厚的资源禀赋，形成了"一南一北"两个国家级康养试验区。此外，攀枝花市率先提出打造"阳光康养旅游城市"的区域发展战略，即凭借攀枝花市的光热资源、适宜的气候、物产和生态资源为依托，以促进旅游参与者身体健康、精神愉快为目的，建设以休闲、度假、运动、健身、养生、养老功能为核心，以优美绚丽的城市环境和配套完善的服务设施为保障的创新型、生态型、健康型旅游城市。2014年12月，首届中国阳光康养产业发展论坛在攀枝花召开，围绕"养老养生与经济转型"主题，侧重康养产业与城市经济转型、城市环境与康养、医养融合、康养政策等，将康养产业作为攀枝花资源型城市转型的突破口，提出创建"中国阳光康养产业发展试验区"，攀枝花也因此成为中国康养产业的兴起之地。四川省还凭借丰富的森林资源发展森林康养产业，加快了国有林业的转型，为四川省康养产业发展奠定了基础。2016年，第二届康养产业论坛在河北秦皇岛召开，立足秦皇岛生态＋岸线资源，以"绿色秦皇岛，生命健康城"为主题，发展高端医疗服务、健康养生度假、新型生物工程、医疗装备制造等产业，鼓励社会资本融入健康产业的发展中，创建国家级生命健康产业创新示范区。

2. 国家康养旅游示范基地（城市）的建设实践

中国其他城市也在积极创建康养旅游城市或康养城市。2016年1月，国家旅游局颁布了《国家康养旅游示范基地》（LB/T051－2016）行业标准，并于同年9月将江苏泰州中国医药城、河北以岭健康城、黑龙江五大连池、湖南灰汤温泉、贵州赤水列为中国康养旅游示范基地。泰州市凭借文化、生态、美食等基础康养旅游资源形成了"水城慢生活"体验方式，并且在2015年3月《泰州市旅游业跃升发展三年行动计划》中明确提出发展康养旅游，把泰州建设成为长江经济带上集医、药、养、游于一体的大健康

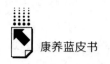

旅游集聚示范城市。为进一步推动康养旅游业健康、快速发展，泰州市提出了"旅游＋大健康"产业的发展格局，制订了中医药健康旅游发展专项规划，将医疗诊断、中医药保健、养生养老相结合，大力开发养生养老、温泉度假、文化体验等新兴业态，推出一批中医药健康旅游示范产品，构建"养生、养老、养心、养颜"一体的大健康旅游产品体系。姜堰区以老龄人、亚健康群体和海内外休闲观光游客为目标人群，以发展科学医疗、生态疗养、高端养老、中医养生、康复保健、旅游体验、教育培训等为重点，于2017年4月成为国家级健康医疗旅游示范基地的入选城市。河北以岭健康城依托以岭药业丰富的中医药文化，涵盖以岭健康电商、以岭药品连锁、健康商城、健康管理中心、健康文化旅游、养生酒店等六大健康业态，针对健康人群的健康养生、亚健康人群的健康调理、慢性病人群的健康调治，结合现代与传统养生方法，形成独具特色的"医、药、健、养、游"健康产业发展新模式，创立了"理论支撑、临床治疗、科研实验、产业组织、教学示范"五位一体的运营模式，建立起以中医络病理论创新为指导的新药研发创新技术体系，实现由医疗产业向制药产业再到健康产业的战略布局。

四川省广元市中国生态康养旅游名市建设。2016年12月，中共广元市委颁布《关于推进绿色发展实现绿色崛起建设中国生态康养旅游名市的决定》，启动建设中国生态康养旅游名市工作。以全域旅游为统领，以生态康养为特色，推动生态、文化、康养、旅游深度融合发展，打造"绿色广元、康养之都"品牌，加快推进绿色发展、实现绿色崛起、建成中国生态康养旅游名市。这也是中国康养城市建设实践中，从单一品牌战略（如阳光康养、温泉康养）走向综合化生态康养品牌战略的一个范例。

贵州省的康养贵州大健康战略与健康养生产业规划。贵州省政府在2015年出台了《贵州省健康养生产业发展规划（2015～2020年)》，把健康养生产业作为以大健康为目标的医药养生产业的重要组成部分，依托独特的气候资源、纯净的山水文化、优良的空气质量、生态绿色保健食品等资源优势，着力发展休闲养生、滋补养生、康体养生、温泉养生四大健康养生业态，并且采取PPP等多元模式吸引社会资本到贵州建设医疗、健身、康复、养老、体育等基础设施；建立健康养生产业示范基地认证制度，建设"健康云"平台等措施。

目前，中国的康养城市发展实践主要集中在中西部经济相对欠发达地区，地方政府把发展康养产业作为扶贫的重要手段，且目前康养城市的发展还处在资源型与休闲体验型相结合的发展阶段，这些区域生态环境原始性相对较好，拥有发展康养产业丰富而独特的资源禀赋，借助气候、森林、温泉、医药医疗资源等旅游资源，凭借预防疾病、休闲养生、康复保健等活动，以改善居民的生活行为方式、提高居民的生活质量和满足不同年龄层次的健康需求为目标，相关服务功能较多元化和生活化，侧重于营造优美和谐的自然环境和人居环境。

三 中国城市康养社区发展模式与建设实践

（一）"互联网＋健康养老"，开启智慧康养的新模式

随着社会发展和人们生活水平的提高，单纯的养老服务已经满足不了市场的需求，老年人对医生的依赖和需求更高，养老需求呈现高、精、准的发展态势。加快互联网与健康养老产业的融合创新发展，在"互联网＋"时代背景下，大健康、大数据的巨浪推动着新型康养模式的变革。通过在城市社区布局、布点日间照料中心，采用"医＋养＋护"的模式，在个体居家养老基础上，探索社区养老新模式。健康管理系统通过与医生的互动配合，将血压、血糖、心电、脉搏、血氧、体温等测量的人体参数，通过移动终端传输到服务器，利用云技术存储、分析、查询，为医护人员评估用户健康状况、预测早期疾病提供依据。同时，还可以为城市养老社区提供家庭医生、远程医疗、健康监护、康复护理、急症救援、绿色通道等全方位医疗服务，以及生活全面照料、专业化的介护等组织化的健康颐养服务。通过系统对老年人生活的数据采集、整理、运用及反馈，将力争形成有价值的数据，应用于国内新建康养社区和现有康养社区的标准化建设与适老化改造，为国内康

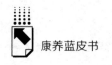
养产业的"互联网＋健康养老"提供模式示范。

"互联网＋健康养老"行动从智能化健康产品、全时在线健康服务和智慧系统化养老服务三个方向出发，开启智慧康养的新模式。

一是推动智能健康产品的发展与创新。随着应用技术的不断智能化和小型化，可穿戴设备品种多样，市场发展潜力无限。要鼓励互联网技术与传统穿戴产品的融合创新，特别是基于移动互联网生活化应用的创新，积极引导社会资本进入，激发创意。要加强融合型新产品相关标准的建设，在确保产品安全可靠的同时，加快可穿戴健康设备市场的普及度。

二是壮大全时在线健康服务产业的发展。鼓励医院和体检中心等各类健康服务机构搭建个人健康服务管理的公共平台，集合医疗病历、用药记录、体征检测、医疗化验等个人健康信息管理。鼓励第三方网络平台开展全时在线健康测评服务，面向广大亚健康人群提供慢病医治、健康预防等方面的咨询建议和服务。积极探索、有序推动个人健康信息资源的开放与共享，发挥数据创新潜能，培育大众创业的广阔空间。

三是发展智慧系统化养老服务新模式。构建城市社区养老服务 O2O 网络平台，以智慧化、信息化建设为抓手，以政府购买服务为推进，以培育社会组织为支撑，以老年人需求为引导，整合社会各类服务资源，为老年人提供包括日常照顾、家政服务、康复护理、紧急救援、精神慰藉、休闲娱乐、法律维权等综合性的服务项目，建立智能化、信息化的多元居家养老服务体系，构建没有围墙的养老社区养老院。鼓励养老服务机构利用智能腕带、智能药盒、智能仪及相关移动应用等智能化软硬件产品，提供出行定位、健康实时监控、日常用药提醒和突发事故报警等老人智能看护系统服务，提高机构养老设施和服务水平。

（二）娱乐养老社区：居家养老服务新模式

娱乐养老立足社区，用"四建"（建店、建团、建班、建档）标准化服务体系与产业化体系，从而实现让每一个老人都能在社区里安度晚年。未来要让中国 80% 的城市社区都有娱乐养老生活馆，让中国 80% 的城市老人都能过上娱乐养老生活。

其主要模式特征如下。

一是依托社区建店，为老人提供方便，给老人稳定的活动场所。与社区合作，在社区建立娱乐养老生活馆，让社区老人更便利地获得服务，让社区老人有去处，培养老人有固定的生活模式，实现老客户零流失。有固定的生活馆，解决信任问题，新客户转化率高。根据老年人精神文化需求设计娱乐养老生活馆服务功能区，如苏漫社区院线、书香老人阅览室、娱乐养老社区文化艺术中心、智慧健康管理室、银发餐桌、老年营养食品超市等。

二是组建老年互助联盟或社团，给老人建立朋友圈，实现老人基本自治，节省管理成本。为老人找到组织和固定玩伴，给有共同兴趣爱好的老人提供一个组织平台和参与展示的机会，增加顾客黏性。发挥老年人余热，将老年群体发展为"人力资本"。

三是弘扬老年精神关爱，大力开展老年兴趣活动，增加顾客基数，筛选核心会员。通过建班既能帮助老人陶冶情操，合理安排晚年生活时间，也是促进社会和谐的具体表现。兴趣活动是一项具有群体性、长期性和固定性的活动，老人参加活动，可以增加顾客基础，筛选核心会员。根据老年人的特殊需求，主要开展琴艺养生、书法养生兴趣班，通过培养老年人稳定的兴趣爱好，让老人修身养性，老有所学，陶冶情操，丰富晚年生活。

四是建立健康电子档案，推进老人健康可追溯性，深挖老人需求，以便"对症下药"。为生活馆的每位老人建立健康档案，及时登记更新身体状况、兴趣爱好、参加活动频率等个人基本情况。根据健康档案，为老人提供及时、合适的产品和服务。与社区卫生服务中心合作，将老人健康信息提供给社区卫生服务中心，为老人健康做出合理的指导建议，增加老人对生活馆的信任和依赖。为互助小组组员合理搭配提供依据，全面承包老人日常饮食搭配。

（三）中国康养社区典型模式与建设实践

1. 国寿康养社区：养老养生 + 健康管理

中国人寿（简称"国寿"）与美国 Merrill Garden 公司联合开发，定位

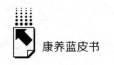
于复合型中高端养老养生社区的苏州阳澄湖半岛项目，推出的"养老养生+健康管理"模式，为保险业参与养老产业的一种新的商业运作模式。中国人寿提出"大资管、大健康、大养老"战略，明确把健康医疗产业投资、健康养老服务和保险结合起来，推动综合服务体系建设。

中国人寿在养老社区项目方面已筹划了多款对接产品，对接产品大致分为以下几类：一是可以通过直接购买取得入住资格，按时缴纳月度管理费和额外服务费等；二是客户入住时可缴纳一笔押金保证使用权，附加缴纳月度管理费和额外护理服务费；三是物业终身使用权交易模式，未来将面向具有特定消费行为习惯的客户群体开放。

2. 合众优年生活：持续健康退休社区

"优年生活"连锁型持续健康退休社区品牌隶属于合众优年（北京）投资有限公司。合众优年（北京）投资有限公司由中发实业集团、合众人寿保险股份有限公司投资设立，旗下运营有优年生活武汉社区、优年生活沈阳社区、优年生活南宁社区等。"优年生活"以关爱老龄事业为宗旨，引入美国养老社区 CCRC（Continuing Care Retirement Community，持续照料退休社区）的先进理念，以创新老年人晚年生活方式为重点，注重身心全方位关爱，为老年人提供全方面、多层次、个性化、高品质的养老服务，包括独立生活、协助照料、康复护理、阿尔茨海默症（认知症）照料等专业照护服务，实现"老有所养、老有所医、老有所为、老有所学、老有所乐"的目标。

社区类型包括 AAC 活跃长者社区（Active Adult Community）、生活 CCRC 持续照料退休社区（独立老人生活区、协助护理生活区、专业护士护理生活区、老年记忆康复生活区）；持续健康退休社区的特色服务包括生活照料、营养餐饮、健康管理、康复理疗和休闲娱乐。

3. 会员制康养社区：上海"亲和源"老年公寓

亲和源老年公寓是一个以会员制为主要形式，以实现健康、快乐的老年新生活为目标，融居家养老和机构养老优化为一体的与上海国际大都市相匹配的中、高档养老社区。坐落于上海南汇区康桥镇，占地8.4公顷，建筑面积十万平方米。这也是目前国内走在前列的养老产业项目。整个社区全部采用无障碍化设计＋"生活、快乐、健康"管家式的服务，不同于传统意义上的养老院，是一个不脱离社会、又独立又开放的老年生活社区。社区内含12幢多层电梯住宅楼，共计838套居室，可入住1600位老人。公寓内全装修全配置，橱柜床椅和家用电器俱全，有线电视＋宽带网络＋电话全部开通，冷暖水24小时供应。老人拎包可入住。亲和源同国内外多家知名品牌企业结成战略联盟关系，建立专业化养老服务平台——曙光医院亲和分院、上海老年大学、美格菲会所、索迪斯餐厅、爱玛客物业等。

社区沿街分布餐厅、老年度假酒店、健康会所、老年大学、医院等公共建筑物业，社区内部是居住型物业，与外部有一定距离，保证了私密性。社区内适老硬件配套完备，包括配餐中心、医院、颐养院、商业街、亲和学院、健康会所、老年度假酒店、MINI高尔夫球场、活动广场、门球场、舞蹈广场、茶室等功能活动区，生活、健康、快乐三大服务体系使得适老设施完善，满足了各年龄段老年人生活需要。

4. 护理型康养社区：凯健国际老年护理中心

在上海，沿龙吴路南下，行至浦西江畔，就坐落着国内首家外资养老机构——凯健国际老年护理中心，2012年建成，正在着力打造成为上海高档养老院典范。在凯健国际老年护理中心，不论是环境、硬件设施，还是居室户型和装修，全都做到了尽善尽美，在保证高档次的同时，更是精心营造了仿居家养老的氛围，配套的生活设施带来巨大的便利性，让老人住得安全又舒适。凯健国际老年护理中心还将医疗康复服务融入养老服务当中，不但拥有每日例行的由三甲医院专家医师进行的身体检查，还有专业的康复治疗师一对一为老人进行针对性的医疗服务，使老人得到专业而贴心的治疗。凯健国际老年护理中心由美国养老集团 Emeritus Senior Living 及美国知名的养老及医疗投资商 Columbia Pacific Management Co.（CPM）共同创建，致力于中国养老产业的开拓。为老人提供舒适的家庭式生活环境，同时兼顾老人对医疗护理及康复的需要，建立一个让家人放心、让老人舒心的康复护理机构。

5. 学院式康养社区：浙江省乌镇雅园

绿城集团独创的中国学院式颐乐养生养老模式。绿城集团与雅达国际共同开发打造乌镇国际健康生态产业园，并整合集团旗下各领域高端资源和跨界资源，打造一站式养生养老产业链，使产品进入细分化的错位经营领域。绿城乌镇雅园总面积约为60万平方米，采用的是新民国建筑风格，以原生态自然景观，加以江南园林式造林手法，诗情画意，师法自然。项目规划有单层别墅、多层公寓、小高层公寓等多种产品类型。该项目分为养生养老、健康医疗和休闲度假三大主题，包括欧洲品牌的医疗公园、护理养老中心、自助养老居住区绿城乌镇雅园，其间还设置了3.5万平方米的老年大学——绿城乌镇颐乐学院。该园集聚六大功能区块，是一座功能齐备、设施先进、模式丰富、规模庞大的复合休闲健康养老主题园区。

市场定位：第一类是中高端阶层的老年客户群体。他们的生活比较独立，物质基础较为丰厚，更多地追求精神上的享受和丰富多彩的晚年生活，如子女在海外的老年群体和独立居住的中老年群体。第二类是度假疗养兼投资的中青年客户群体，购买乌镇雅园一是可以让父母居住养老养生，二是可以兼顾自己的度假休闲生活，三是为自己将来养生养老居住做准备。第三类是追求健康生态、休闲居住的自由职业者，包括学者、画家、艺术家、自由职业者等，工作与生活可以随意切换，享受休闲养生生活。

服务体系：提供专业高效的医疗健康服务、舒适周到的居家生活服务、丰富多彩的交流活动服务、精致全面的文化教育服务。

模式核心：医养结合的产业模式和"颐乐学为"的养生养老模式。医养结合的产业模式，是绿城养生养老产业开发运营的价值重点。绿城乌镇雅园所在的乌镇国际健康生态产业园，是中国首个国家社保基金参与投资的综合性健康养老产业园区，是一个集颐乐学院、雅达国际康复医院、国际养老中心、养生居住区、特色商业区和五星级养生度假酒店于一体的复合型休闲健康养老主题产业园。完善的生活配套与医疗服务，更是形成了产业园"自循环"的居住价值。绿城乌镇雅园为每位业主建立了健康评估、健康指导、健康干预、健康监测等系统的健康档案，从预防检测到老年门诊、中医、西医等，实行一站式服务。绿城乌镇雅园集养老、医疗、金融保险机构资源优势于一体，实现了养生养老资源在产业园的最优化配置。颐乐学院是绿城中国学院式养生养老产业服务体系的一个崭新创举。中国学院式颐乐养生养老模式，真正实现了"老有所养，老有所乐"。颐：通过精心设计的健康管理、医疗护理、居家生活三重服务体系，建立一种全新的养生系统。让中老年人身心健康、青春焕发。乐：精心设计符合中老年人特点的文化娱乐活动，每天、每周、每月、每年层出不穷，让老年人快乐常在。学：用学校的组织形式，重新规划老年人的退休生活。使其在自主的学习中，获得充分的交流和愉悦。为：通过园区内外多种途径，帮助老年人发挥余热，重回社会，获得自我价值，赢得尊重，真正实现"老有所为"。

B.3
中国为老服务网站服务内容分析及发展建议

许肇然　胡安安[*]

摘　要： 随着老龄化的加速和信息化的发展，中国老年网民的规模不断增长，出现了越来越多专门为老年人提供服务的网站，但这些为老服务网站发展并不均衡，无法发挥丰富老年人精神生活的社会作用。本次调研从网站基本情况、网站服务内容、网站活动方式等方面系统分析了中国为老服务网站发展现状，探讨为老服务网站各类细节对网站浏览量的影响。调研发现，提供沟通交流类服务、结合线上服务和线下活动、提供移动端支持可以促进老年人更加积极地使用养老类网站，从服务内容供给、网站无障碍设计、商业模式发展、服务内容和形式改善等四个方面给出了具体的对策建议。

关键词： 互联网　老年服务　老龄化

一　为老服务网站发展现状概述

随着社会发展，人类的寿命越来越长，全球几乎所有国家的人口结构都

---

[*] 许肇然，复旦大学管理学院博士研究生，主要研究方向为老年人信息技术接受和电子商务；胡安安，中国浦东干部学院教学研究部讲师，复旦大学管理学博士，主要研究方向为企业信息化战略。

趋于老化。参照联合国相关标准，一个国家 60 岁及以上人口在总人口中所占比例超过 10%，或 65 岁及以上人口在总人口中所占比例超过 7%，便被称为"老年型"国家。中国由于生育率持续下降和人口平均预期寿命延长，老年人口数量和比例已经超过世界平均水平，进入老龄社会。从老龄人口规模看，2000 年中国 65 岁及以上人口为 8838 万人，占世界老龄人口的 21.4%，是全球老龄人口最多的国家，这一数字是位于第二的印度的 1.8 倍，是位于第三的美国的 2.5 倍。另外，中国老龄人口数量增长较快，在过去十年（2007～2016 年）间，国内老龄化速度逐年加快，60 岁及以上人口每年递增速度为 4.17%，接近全国人口递增速度（0.46%）的 10 倍。截至 2016 年底，中国 60 岁及以上人口为 2.31 亿人，占全国总人口的 16.70%，比 2007 年上升 5.09 个百分点，其中 65 岁及以上人口为 1.50 亿人，占全国总人口的 10.85%，比 2007 年上升 2.80 个百分点（如图 1 所示）。至 2050 年，中国老龄人口预计可达 4.83 亿人，从现在到 2050 年将是中国人口老龄化的快速上升时期，也是做好应对老龄化工作的一个关键时期。

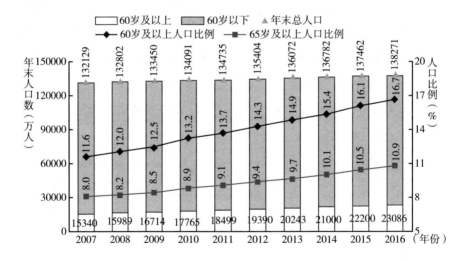

图 1　中国老龄化发展（2007～2016 年）

进入老年期以后，人面临着生理、心理和认知能力上的变化，各种衰老迹象会越来越明显。比如老年人管理平衡的机能构造衰退、行动能力降低，

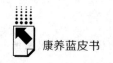
限制了他们的身体活动；年龄的增长还带来了视力和听力上的降低，影响了老年人的交流；此外反应力、知觉等认知能力的下降会导致老年人不便的行为和不良的情绪。除了这些生理、心理、认知能力上的变化，老年人的生活目标和生活方式也会出现改变，其中最大的影响来自退休后的生活。从工作状态到退休状态，往往标志着人们从成年期到老年期的转折，成年期大部分时间的生活框架将结束，因此老年人在这个阶段需要一个适应过程来重新构建他们的生活方式。在进入老年期以前，人们在家庭、学习场所、工作场所中参与社会活动，构建基本的社会关系，但进入老年期以后，人们会退出原有的工作场所，渐渐远离原有的社交圈。由于环境的变化和活动能力的限制，老年人的社交范围会回归到家庭中，但是很多家庭中子女往往不在身边，少量的社会交往活动远远不能满足老年人的实际需求，这增加了老年人的孤独感。随着中国老龄化进程的加快，老年人在这个调整适应阶段出现的心理、情感方面的问题已引起社会各界越来越多的关注，除了传统的"物质养老"，"精神养老"也要得到重视，通过促进老年人的社会参与，帮助老年人建立新的生活方式，丰富老年人的精神生活。在2016年3月全国两会上公布的"十三五"规划纲要中，进一步强调了老年人社会参与的重要性，纲要明确提出要"开展应对人口老龄化行动，加强顶层设计，构建以人口战略、生育政策、就业制度、养老服务、社保体系、健康保障、人才培养、环境支持、社会参与等为支撑的人口老龄化应对体系"。促进人口均衡发展，健全养老服务体系。

老年人积极参与社会，能解决因进入老年期后角色改变引发的情绪问题，使老年人在新的参与中获得新的角色，重新认识自我，更好地适应新的社会生活环境。社会参与活动包括经济、政治、文化教育、休闲娱乐等一系列活动，老年人积极参与这些活动，能有效预防和减轻抑郁、焦虑、偏执等消极变化，有利于提高健康水平和保持积极的心理状态，降低孤独感，提升生活满意度。当前中国老年人社会参与的范围较为固定，除家庭外仅有社区活动中心、老年大学等少量机构，这些固定的社会参与活动并不能满足他们的实际需求；在此背景下，将老年人的社会参与由线下扩展到线上是一种行之有效的解决方案。一方面，老年人浏览网络上积极、有益的信息可以丰富退休生活，愉悦心情，缓解生活中的负面情绪；另一方面，老年人还可以在互联网上找到适合自己的群体，扩大社会交往范围、提升归属感，与社会时刻保持联系。

在互联网不断普及的背景下，越来越多的老年人开始使用互联网，特别是一些低龄老人，他们退休前在工作中已经开始使用电脑、手机，具备了基本的网络使用能力，退休后仍会在互联网上进行信息搜索、通信、娱乐等方面的活动。根据中国互联网络信息中心（CNNIC）发布的数据（如图 2 所示），60 岁及以上的老龄网民的数量从 2007 年的 294 万人增长到 2016 年的 2900 多万人，年均递增 25.8%，接近中国整体网民规模增速 13.3% 的两倍。互联网在老龄网民中的渗透率同样快速增长，从 2007 年的 1.9% 增至 2016 年的 12.7%，即每 8 位老人当中就有 1 位在使用互联网。老龄网民占全体网民的比重也从 1.4% 增至 4.0%，网民的老龄化趋势日益显现。上述资料显示，中国老年人对使用互联网服务并不那么抗拒，他们开始越来越多地参与到网络活动中，相关经验的不断积累还能进一步强化他们积极使用网络的态度和意愿。

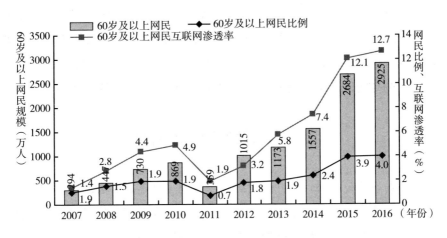

图 2　中国老龄网民规模及互联网渗透率（2007～2016 年）

在老年人使用互联网服务的发展过程中，仍存在认知能力衰退、技术过于复杂、使用成本高、缺乏信心、缺乏信任等各种障碍，其中一个重要的问

题是互联网服务不能满足老年人的需求。一方面，现有互联网服务主要是满足大众共性需求，并没有更多考虑老年人的特点，导致老年人个性化的网络需求无法得到满足。另一方面，与年轻人对使用网络有明确的需求（如方便联系、提高工作效率）不同，老年人普遍不清楚自己对互联网服务的需求到底是什么，绝大部分老年人都认为互联网很有用，但并不是所有人都会真正去用。在此背景下，专业的为老服务网站开始进入中国老年人的社会生活中。

一般面向大众的网站主要服务于较为年轻的网民群体，随着老年网民规模的迅速壮大，开始出现了专门为老年人提供服务的网站，即为老服务网站。这些网站为老年群体提供他们感兴趣的新闻和信息，提供网上生活服务，还有专门提供老年人网上交友的平台服务，组织老年网民培训和各种聚会活动。应该说，中国为老服务网站尝试从各个方面为老年群体提供互联网服务，丰富了已有的"积极老龄化"服务渠道，是实现"精神养老"的有力补充。

从整体上看，当前中国老年人网站发展并不均衡，有的网站访问人数众多，有的网站无人问津，还有部分网站已经停止更新和维护。同样是"为老服务"的专门网站，为什么会存在这种差距？本次调研从网站内容、网站设计、网站活动方式、网站支持等几个方面分析中国为老服务网站的现状，探讨这些因素对浏览量的影响，为老年人网站的建设和发展提供建议，为"供给侧结构性改革"背景下开展老年人积极养老的研究提供依据。

二　为老服务网站的分类

为老服务是政府部门、社会组织或个体为了满足老年人的物质和精神生活需求而提供特定产品和服务的活动总称。通过为老服务，可以有效整合各种有利于老年人生活的社会资源，促进社会系统的稳定运行。为老服务网站是承载为老服务的新型媒体，也是当前联结老年人与为老服务提供方的有效渠道之一。据不完全统计，目前中国为老服务网站数量超过50家，研究团队曾于2014年重点选取了46家为老服务网站研究其特征，并给出了相应的发展建议。研究者于 2016 年再次观察这些网站时，发现已有 12 家网站停止更新或网址不存在，即有 26.1% 的国内为老服务网站在两年内停止运营。在加入 2 家于 2015 年新创立的网站以后，本次调研以 36 家网站为研究样本，分析中国为老服务网站的特征。

中国为老服务网站的创立主体有三种：政府、媒体、企业，其数量占比如图 3 所示。首先，有 8 家为老服务服务网站由全国及各地的老龄办、老干部局所建立，占样本总量的 22.2%，主要提供与老年人相关的新闻、政策法规、科研成果等信息发布，比如全国老龄办主办的全国中老年网（www. cncaprc. cn）、浙江老龄办的东方老年网（www. zj60. com）。由于这些网站由政府机关主办，因此提供的信息较为权威，是老年网络信息发布的主要渠道。虽然各地的涉老政策、工作动态、社会新闻、养老机构和社区养老的示范点介绍等信息都与老年人的实际生活息息相关，但是上述网站普遍存在内容枯燥、版式死板的情况，迫切需要找到政府信息发布与老年人需求两者之间的结合点，以更好地吸引老年人的注意力。此外，部分政府机关和事业单位主办的为老服务网站开设了用户论坛，有些则选择与当地的主要论坛合作，为老年用户提供了双向沟通的在线渠道，以此加强与老年用户的连接性，这是一种促进网站良性发展的积极策略。

其次，有 4 家为老服务服务网站由传统媒体建立，占样本总量的 11.1%，如《快乐老人》的枫网（www. laoren. com）、《老年文摘》的中国老年网（www. cnelder. com）。这些网站是传统媒体在新媒体上的延伸，也以发布新闻和信息为主。作为媒体主办的网站，除了杂志文章、新闻、老年论坛等常规板块，其最大的优势是可以邀请老年人直接参与网站建设和编辑工作，比如成为"特邀通讯员"，在网站上刊载自己完成的稿件或摄影作品，而未来传统媒体如何拓展上述网站的深度，实现线上媒体与线下实体商业模式的整合，这是需要重点考虑的突破口。

最后，24 家为老服务网站由企业或民间组织建立，占样本总量的66.7%。这类网站提供的服务内容比较丰富，设计风格也更鲜明，网站的更新和维护都比较及时。除了一般的信息提供，企业类网站较多提供沟通交流

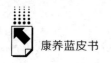

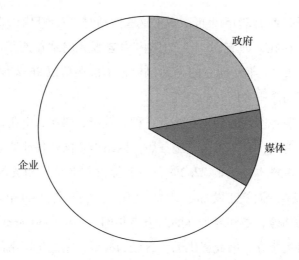

图3　为老服务网站创立主体

类服务，并有一些网站专门开展老年人博客和论坛服务，如夕阳红论坛（www. lnlt. cn）、老年人之家（www. lnrzj. com）等。老年人可以在这些网站上找到志同道合、有着同样怀旧情绪、具有同样时代特征的新伙伴。此外，还有一些为老年人提供专业服务的网站，比如金婚网（www. i60. cn）帮助老年人征婚交友，全国离退休人才网（www. ltxjob. com）为离退休人员返聘提供工作信息，养老网（www. yanglao. com. cn）提供养老机构信息的查询等。企业创办的为老服务网站由于其市场服务的性质，跟随市场变化较快，更容易推出创新服务，代表了国内为老服务网站发展的主要方向。

　　除了上述三类网站，还有三种老年主题网站，但不在本次调研讨论的范围内。首先是由老年人个人创办的、以自我展示为主的网站，如老顽童（www. oldurchin. com）、野夫（www. yefu. cn）等。这些网站的主创者是老年人，他们提供文章或其他作品展示，由专业公司或老年人的亲朋好友完成网站的设计和制作，类似于个人主页，其活跃程度主要受到主创者的积极性影响，并不以为老服务作为运行宗旨，因此调研不将其纳入研究样本。其次是老年产业相关网站，如养老用品的B2B网站，由于网站的服务对象是商家而不是老年用户，因此调研不将其纳入讨论的范围。第三是由大型网站建立的老年人分站，大多是提供健康信息的网站，如健康 120 旗下的老年人网站（http：//oldman. 7120. com/），该类网站的发展主要受到主网站发展的影响，自身不具备独立性，因此本次调研不包括该类网站。

三　为老服务网站的服务内容

一般对互联网服务内容的分类主要包括信息提供、通信交流、商业和娱乐等，但是这个分类方法可能存在交叉，如网络游戏等娱乐类服务中可能包含通信交流的功能。首先，从互联网的外在属性来看，互联网既是一种媒体，又是一种人与人之间交流的载体。作为媒体时，人们对相关网站进行的操作是一个"人—机"交互的过程，相关服务本次调研统称为"媒体类服务"；而作为人与人之间交流载体时，人的操作则是一个"人—机—人"交互的过程，相关服务本次调研统称为"交流类服务"。

其次，由于各网站都会包括媒体类服务，为了研究不同网站之间的差异性，再根据服务能满足使用者的何种需求进行进一步分类。老年人对互联网服务的需求分为工具类需求和社会情感类需求，前者注重使用的结果，后者注重使用的过程。在媒体类服务中，本次调研将主要用来满足工具类使用需求的服务称为"生活类服务"，主要用来满足情感类使用需求的服务称为"娱乐类服务"。而对于交流类服务，从服务提供方的角度比较难区分老年用户的使用目的，比如难以准确识别是为了帮助生活获取信息而进行交流、还是为了获得愉悦体验而进行交流。此外，并不是所有为老服务网站都具有交流类服务，不将交流类服务再次细分也不影响分析网站之间的差异性。因此，从可行性和必要性上，调研将"人—机—人"交互的服务统一归为交流类服务，而将"人—机"交互的媒体类服务分为生活类和娱乐类服务。

参照上述标准，调研人员整理了样本网站提供的所有服务，将这些服务内容进行分类，流程如下：首先判断在该服务中是否存在人与人之间的交互，如果存在则归为交流类服务，如果不存在则判断该服务关注结果还是过程，关注结果（工具类需求）的为生活类服务，关注过程（社会情感类需

求）的为娱乐类服务。最后得到的服务内容分类如表1所示，下面进行具体描述。

表1　为老服务网站服务内容

服务分类	主要内容
生活类服务	新闻报道、政策法规、健康养生知识、网络购物、护理养老服务、生活服务
娱乐类服务	影视、音乐、文学、游戏、书画摄影、历史旅游、老年人风采展示
交流类服务	论坛、博客、在线问答

（1）生活类服务

生活类服务是媒体类服务的一种，老年人使用生活类服务时注重使用的结果，即获得了有助于生活的信息和服务。一方面，老年人将互联网作为获取信息和知识的平台，为老服务网站主要关注与老年人生活相关的新闻报道和政策法规，而在知识的提供上也较多提供健康养生等老年人感兴趣的知识。另一方面，互联网服务有助于老年人的生活，为老服务网站为了满足老年人的生活需要，提供了购物、护理养老和生活服务等内容。虽然这些服务经常与经济商业活动相关，但现阶段大部分网站只是提供相关服务的信息，较少直接提供这些商业服务，比如不少网站提供护理服务人员的列表和联系方式，但是无法通过网站咨询或订购这些服务。从图4中可以看出，现阶段

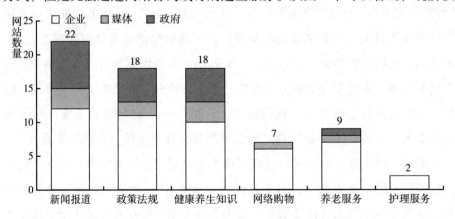

图4　为老服务网站生活类服务数量

网站提供较多的生活类服务还是新闻报道、政策法规和健康养生知识，与生活更为直接相关的养老服务、护理服务较少，且都是企业建立的网站提供该类信息，而政府主办的网站中只有辽宁省的北方老年网上有示范养老机构的信息介绍。

（2）娱乐类服务

娱乐类服务也是媒体类服务的一种，但老年人使用娱乐类服务时更注重使用的过程，希望在使用过程中获得愉悦的体验和情绪。不少为老服务网站提供一般娱乐类服务，包括影视、音乐、文学甚至网络游戏。网络游戏已经不只是年轻人的专利，适度的网络游戏能使老年人保持大脑的活力，延缓衰老，轻松简单的网页游戏也对丰富老年人生活起到了一定作用。除此之外，为老服务网站根据老年人的兴趣爱好提供相关的服务，通常包括书画摄影作品的展示、旅游历史信息和老年人风采展示等。从图5中可以看到，娱乐类服务中提供旅游历史信息的网站较多，而其他娱乐类服务涉及较少，且企业主办的为老服务网站较少提供影视、音乐、文学等类服务，可能由于专业的娱乐网站已经较多，为老服务网站没有必要重复提供这些服务。

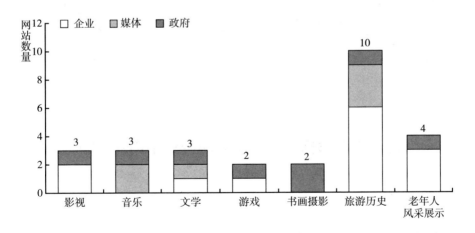

图5 为老服务网站娱乐类服务数量

（3）交流类服务

为老服务网站的交流类服务是指能使老年用户在网上与人沟通交流，进

行"人—机—人"交互的服务，主要包括论坛、博客、在线问答三种形式，且一般由企业主办的网站都会提供该类服务（见图6），而政府和媒体主办的网站则以信息发布为主，较少提供交流类服务。老年人会在论坛或博客里回忆过往经历，分享自己的人生感悟和经验，交流保健养生心得，切磋书画摄影的技巧等，这样老年用户更容易在其中找寻兴趣相同的伙伴团体。此外，线上的交流服务会延伸到线下，网站会组织线下活动，如可爱老人网的用户会借助论坛自行组织聚会，会员可以通过网上报名，网站实时显示已经报名的人数，并提供活动交流板块供用户展开相关讨论。

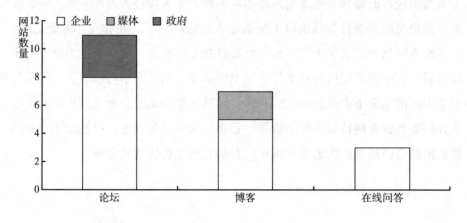

图6　为老服务网站交流类服务数量

四　为老服务网站的服务内容对使用的影响

（一）影响因素

目前国内为老服务网站的发展并不均衡，有的网站访问人数较多，有的网站无人问津，还有部分网站已经停止更新和维护。同样是为老服务的网站，为什么会存在上述差异？本次调研基于已有网站样本，尝试分析为老服务网站提供的服务内容对老年用户使用的影响，为进一步研究提供依据，为网站建设和发展提供科学建议。

首先，在服务内容维度上，网站提供生活类、娱乐类、交流类服务都可能满足老年人的需求，促进老年用户的使用，据此提出假设1~3。

H1：为老服务网站生活类服务能促进老年人的使用。

H2：为老服务网站娱乐类服务能促进老年人的使用。

H3：为老服务网站交流类服务能促进老年人的使用。

其次，老年人网站的服务可能会涉及商业活动。通常在进行网上购物或买卖股票等涉及转账的交易活动时，老年人还是会选择面向大众的大型专业网站，因此现阶段为老服务网站提供的商业活动服务主要以信息查询为主，包括旅游报团、老年公寓、养老机构、家政服务、维修服务等信息。一些网站虽然也有针对老年人的网上商城，但实际的购买过程要链接到天猫或淘宝等专业网站进行，比较典型的例子是老年人之家。在当前老年人对网上交易较为谨慎的情况下，为老服务网站只提供商业活动信息，涉及转账的交易活动在专业网站上进行，这种方式更容易被老年用户接受。此外，为老服务网站提供的商业活动信息较之一般网站更符合老年人的需求，如旅游团的信息推荐以慢节奏、低强度的疗养为主，这种模式可以节省老年人检索信息的时间和精力，形成良性循环，可能会促进老年人的持续使用，据此提出假设4。

H4：为老服务网站提供的服务涉及商业活动能促进老年人的使用。

第三，为老服务网站提供的服务常常与线下活动相关，最为常见的方式是组织老年人聚会、郊游、培训等，这些活动在线上发布信息、组织报名，在线下开展实际活动。有些活动由网站组织，并在线上发布活动通知与活动新闻，如枫网定期举办老年人网络知识讲座，用户还可以在网站上看到活动的后续报道；另一些活动由用户发起，活动参与者可以借助网站平台进行在线交互与展示，如可爱老人网的用户会借助论坛自行组织聚会并展开相关讨论。由于老年人更容易适应线下实际发生的活动，对同时提供线上与线下服务的网站接受度较高，因此与线下活动相关程度高的网站服务有可能促进老年人的使用，据此提出假设5。

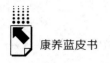

H5：为老服务网站提供的服务与线下活动相关能促进老年人的使用。

最后，随着手机等移动客户端的普及，为老服务网站也开始向移动互联网模式发展，推出基于社交网络的移动端服务。一些网站建立了微信公众号，如老小孩、乐龄网；另一些网站则在登录方式上进行创新，可以选择用微信客户端登录，如可爱老人网。上述基于移动客户端的为老网站服务为老年使用者提供了便利，有可能促进老年用户的使用，据此提出假设6。

H6：为老服务网站可以使用移动客户端登录能促进老年人的使用。

（二）研究方法

本次调研聚焦于为老服务网站服务内容、涉及商业活动、与线下相关、具有移动客户端等因素能否促进老年人的使用，各因素的测量如表2所示。对于因变量，调研使用第三方测评机构 Alexa 的排名结果来测量。Alexa 综合排名由"百万用户点击数"和"每个用户浏览页数"两项数据综合评定，被公认为权威的网站访问量评价指标。由于 Alexa 只记录前 1000 万排名的网站，而为老服务网站的用户是老年人，在整体网民中的规模偏低，因此这类网站的浏览量普遍较低，很多网站没有排名。因此，本次调研将具有 Alexa 排名的网站（即排名 1000 万名以前）视作浏览量较大、老年用户会持续使用的网站，没有 Alexa 排名（即 1000 万名以后）的网站视作浏览量较小、老年用户不会使用的网站。由于调研中自变量和因变量都是类别变量，因此采用列联表分析。

表2　为老服务网站服务内容和特征的测量

变量	测量
生活类服务	网站提供生活类服务编码为1,否则为0。
娱乐类服务	网站提供娱乐类服务编码为1,否则为0。
交流类服务	网站提供交流类服务编码为1,否则为0。
商业活动	网站提供网络购物、旅游订购、养老护理服务、生活服务或付费会员编码为1,否则为0。

变量	测量
线下相关	网站提供线下活动组织编码为1,否则为0。
移动客户端	网站提供手机客户端版本,或能使用手机登录电脑页面,编码为1,否则为0。
网站浏览量	网站有 Alexa 流量排名编码为1,否则为0。

列联表是两个或两个以上的类别变量交叉形成的频数分布表,可以通过卡方检验分析两两变量间是否存在一定的相关性。首先,对同一样本,将其两个分类变量分别作为行变量和列变量,归纳成交叉排列的统计表,行变量用r表示,ri表示第i个类别,列变量用c表示,cj表示第j个类别,每种组合的观察频数用fij表示,n为总样本数,列联表的结构如表3所示。其中,行百分比为每一个观察频数除以行总计数(fij/ri),列百分比为每一个观察频数除以列总计数(fij/ci)。

表3 列联表结构

		列 cj			总计
		j = 1	j = 2	...	
行 ri	i = 1	f11	f12		r1
	i = 2	f21	f22		r2
	...				
总计		c1	c2	...	n

为了检测行变量和列变量的相关程度,需要进行卡方检验。首先建立原假设为行变量和列变量独立,然后计算检验卡方统计量:

$$x^2 = \sum_{i=1}^{r} \sum_{j=1}^{c} \frac{(f_{ij} - e_{ij})^2}{e_{ij}}$$

其中,f_{ij}为列联表中第i行第j列的实际频数,e_{ij}为第i行第j列的期望频数,计算公式为:

$$e_{ij} = \frac{r_i}{n} + \frac{c_j}{n}$$

该检验统计量服从自由度为（i-1）（j-1）的卡方分布，在确定显著性水平 α 后可以确定卡方临界值。当卡方值大于临界值时，实际分布和期望分布的差距显著，拒绝原假设，即行变量和列变量不独立，存在显著相关性；反之，如果卡方值小于临界值，则不能拒绝原假设，即行变量和列变量独立。

（三）数据分析

本次调研使用列联表分析验证假设 1 到假设 6，因变量的均值为 0.31，即有 31% 的为老服务网站具有 Alexa 排名，卡方检验结果如表 4 所示。

表 4　为老服务网站特征对用户使用的影响

变量	均值	卡方值	自由度	显著性水平	假设验证结果
生活类服务	0.81	6.841	1	0.009 **	H1 不成立
娱乐类服务	0.50	1.178	1	0.278	H2 不成立
交流类服务	0.47	4.134	1	0.042 *	H3 成立
商业活动	0.39	1.634	1	0.201	H4 不成立
线下相关	0.56	8.018	1	0.005 **	H5 成立
移动终端	0.17	9.452	1	0.002 **	H6 成立

注：* $p < 0.05$，** $p < 0.01$。

1. 生活类服务

如表 5 所示，在不提供生活类服务的网站中，浏览量大的网站比例达到 71.4%（5/7），而在提供生活类服务的网站中，浏览量大的网站比例仅为 20.7%（6/29），不提供生活类服务的网站浏览量较大，列联表分析的结果与假设 1 的假设相反，虽然卡方检验结果显著度为 0.009，但假设 1 仍然不成立。进一步分析该数据结果，自变量均值为 0.81，即有 81% 的为老服务网站提供生活类服务，仅有 7 家网站不提供生活类服务，其中 5 家是高浏览量的网站；但是这 5 家网站除了具有"不提供生活类服务"的特征，还同时具有"提供交流类服务"的特征，列联表分析并不能证明是哪个特征影响了浏览量，对于交流类服务的检验结果将在下文中进一步分析。

表5　生活类服务内容对网站浏览量的影响作用

| | | | 网站浏览量 | | 总计 |
			小	大	
生活类服务	无	数量	2	5	7
		百分比(%)	28.6	71.4	100.0
	有	数量	23	6	29
		百分比(%)	79.3	20.7	100.0
总计		数量	25	11	36
		百分比(%)	69.4	30.6	100.0

2. 娱乐类服务

有50%的网站提供娱乐类服务，但是否有娱乐类服务与网站浏览量相互独立，卡方检验结果显著度为0.278，网站是否有娱乐类服务不影响老年用户是否使用该网站，假设2不成立。

3. 交流类服务

有47%的网站提供交流类服务，如表6所示，在不提供交流类服务的网站中，浏览量大的网站比例仅为15.8%（3/19），而在提供交流类服务的网站中，浏览量大的网站比例达到47.1%（8/17），提供交流类服务的网站浏览量较大，卡方检验结果显著度为0.042，假设3成立。

表6　交流类服务内容对网站浏览量的影响作用

| | | | 网站浏览量 | | 总计 |
			小	大	
交流类服务	无	数量	16	3	19
		百分比(%)	84.2	15.8	100.0
	有	数量	9	8	17
		百分比(%)	52.9	47.1	100.0
总计		数量	25	11	36
		百分比(%)	69.4	30.6	100.0

4. 商业活动

39%的网站提供商业活动信息，但与网站浏览量相互独立，卡方检验结

果显著度为0.201，表明为老服务网站服务是否涉及商业活动不影响用户使用该网站，假设4不成立。

5.线下相关

56%的网站提供线下相关的活动，并与网站浏览量相关，卡方检验结果显著度为0.005。如表7所示，在没有线下相关活动的网站中，浏览量大的网站比例仅为6.3%（1/16），而有线下相关活动的网站中，浏览量大的网站比例达到50.0%（10/20），表明开展线下相关活动会增加网站的浏览量，假设5成立。

表7　线下相关内容对网站浏览量的影响作用

			网站浏览量		总计
			小	大	
线下相关	否	数量	15	1	16
		百分比(%)	93.8	6.3	100.0
	是	数量	10	10	20
		百分比(%)	50.0	50.0	100.0
总计		数量	25	11	36
		百分比(%)	69.4	30.6	100.0

6.移动客户端

仅有6家网站提供手机版页面或能通过微信登录，其中5家有Alexa排名，属于浏览量大的网站。卡方检验结果表明移动终端和浏览量大小相关，假设6成立。但需要指出的是，由于为老服务网站推出手机版的时间普遍较短，前次调研于2014年对网站进行分析时没有任何一家网站有移动终端相关服务，因此数据分析结果更多体现了比较热门的为老服务网站会推出移动终端的服务，以此来维护老年使用者的热度，这符合当下互联网移动化的发展趋势。

五　发展建议

随着社会老龄化的发展，为老服务网站需要切实根据老年群体的特征提供服务，在网站的设计上不能将老年人与其他群体的网络使用特点一概而论，要研究老年人的需求和偏好。本次调研分析了中国为老服务网站的基本情况，关注服务内容对浏览量的影响，研究结果可以作为下一步研究的基础，也在实践上为开发老年人的网络服务内容提供了方向。

（一）为老服务网站提供的服务内容要更加符合老年用户的需求

一般的互联网网站是为了满足大众的需求，但是针对老年人的专门互联网服务需要根据他们的生理、心理情况进行设计，满足他们的个性需求。中国为老服务网站多为综合门户，涉及内容广泛，往往同时提供信息获取、沟通交流、商业、娱乐等多种互联网服务。但在众多服务中，需要注意的是网站主题建设工作，不仅要提供信息，更应重点对满足老年人情感需求的内容做深度设计和处理。互联网服务能使老年用户与同辈好友、子女孙辈方便地进行沟通交流，还能提供各类网络娱乐活动，达到愉悦老年人身心的效果。未来为老服务网站应该注重这两类服务，寻找最符合老年人情感需求的服务方式，比如网络游戏设计可以配合老年人回味童年、回忆过往的心理需求等。

基于互联网的为老服务不应局限于为老服务网站，随着各地智慧城市的深入建设，在智慧医疗和智慧社区中出现了许多新型"互联网为老服务"。比如在智慧医疗服务中，建立老年人健康管理平台，随时监控老年人身体状况的各项指标，实现及时了解、及时预警、及时防控。在智慧社区的建设中，可以通过信息化手段将社区服务、物业管理融入老年人生活，老年人可以在家中用数字化智能手段享受电子购物、家政维修、自动缴费等快捷服务。

（二）应根据老年人的生理、心理特点设计无障碍网站

所谓无障碍网站是指任何人使用任意一种网页浏览技术都能访问站点，完整地理解网站提供的信息，并可以与网页进行交互。从网站现状来看，中国为老服务网站设计仍存在较多的问题，很多为老服务网站与一般综合门户

网站一样，字体小、内容多、信息密度大，并不利于老年用户的浏览。

老年人的生理变化使得他们在操作网页时存在一些障碍，比如视觉上难以分辨相近的颜色，肌肉的退化会影响操作较小的按钮，因此网页设计应提供适当大小和颜色的字体、按钮，重要信息要突出，难以理解的信息最好图文并茂，文字内容尽量简化，加大网页配色对比度，应用对比色等。此外，老年人由于认知能力的变化会对复杂的操作步骤有抵触情绪，因此网站的交互设计要尽量降低复杂程度，网站导航结构应该清晰明了、步骤明确，注意链接的维护工作。一些老年网站提供的链接在点击之后无法显示网页，这会对老年使用者造成负担，产生挫折感，严重影响其使用效果。上海市老年学学会老年信息科技专业委员会和老小孩网站（www.oldkids.cn）根据老年浏览对象的特征和网站经验，推出了《老年无障碍网页/网站建设规范》，涵盖了"针对老年人的通用策略"、"针对身体机能有障碍老年人的策略"和"技术与服务策略"三个方面的内容，对网页的颜色、格式、字体、内容编排等方面设定了十五条规范，可以作为老年人专门网站进行无障碍设计的重要参考。

（三）为老服务网站要注重商业模式和可持续发展

为老服务网站，特别是综合门户网站是以老年人需求为核心，有效整合多个为老服务主体资源的服务平台。为了更好地保障为老服务网站的可持续发展，应注重网站商业模式的创建工作。根据服务范围和服务程度，可以将平台服务分为基本服务、专业服务和增值服务。基本服务包括常见的信息查询与发布、信息交流等服务，网站用基本服务吸引用户，满足一般老年用户的需求，用户无需支付额外的费用，甚至无需在网站上注册就能享受到基本服务。在基本服务的基础上，专业服务为老年用户提供专业程度更高、更个性化的解决方案，用户往往需要向服务提供方支付一定的费用，比如通过网站进行医院挂号、事项代办等。增值服务进一步扩展了服务程度与范围，从多种角度为用户提供与现有服务相关联的新服务，实现网站自身的扩张与创新，比如网站与老年社区智慧医疗建设联动，不仅提供老年人日常身体指标的实时监控，更通过网络视频和线上互动等途径实现"足不出户享受家庭医生诊疗"的付费定制化服务。随着为老服务网站的不断发展，只有实现上述三种服务类型的有机结合，才能保证老年互联网服务平台的运营与可持续发展，更好地为老龄化社会服务。

（四）提供更符合老年人需求的互联网服务

首先，对于生活类服务，中国为老服务网站的生活类服务以提供新闻报道、政策法规、健康养生知识为主，并包含一些直接有助于生活的服务，如网络购物、养老服务、护理服务等信息的提供。这些涉老信息的提供以政府主办网站较为权威，而企业主办的网站更为关注网站主题建设工作，信息发布仅作为辅助性的功能。数据分析没有发现生活类服务对用户使用的促进作用，可能因为大部分为老服务网站都有信息发布的功能，但缺乏直接有助于老年人生活的服务，特别是一些涉及商业活动的服务（如家政服务的预约），对老年用户的吸引力不大。为老服务网站可以同大型商业网站合作，进一步开发适合老年人生活需求的服务内容，提升网站的使用量。

其次，对于娱乐类服务，为老服务网站较少提供在线影视、音乐、文学服务，更多提供与老年人兴趣爱好相关的服务，如旅游及历史信息、书画摄影作品和老年人风采展示等。从数据分析的结果来看，娱乐类服务并不影响老年用户的使用量，这表明现阶段网站提供的娱乐类服务尚不够丰富，无法起到提升使用量的效果。为老服务网站可以从帮助老年人获得愉悦心情和体验的角度入手，开发与设计相应的服务内容。

第三，对于交流类服务，目前为老服务网站提供的服务以论坛、博客、在线问答三种形式为主，大部分由企业主办的网站都提供该类服务，政府和媒体网站则较少提供。数据分析结果表明交流类服务可以促进老年用户对网站的使用，帮助老年人在网上与志同道合的伙伴进行交流，提升他们的愉悦感。与生活类服务相比，现阶段为老服务网站的交流类服务仅处于起步阶段，提供服务的网站数量尚不足半数，造成这一现状的原因有两个：一

是老年人普遍对在线沟通存有一定的抗拒心理，较难主动接受；二是已有网站也疏于针对老年人的沟通需求进行分析，无法推出真正"解渴"的沟通服务。

最后，除了服务内容，调研的数据分析还发现网站服务与线下活动相关也能促进老年人的使用。线下活动包括组织聚会、摄影外拍、展会参观等，老年人通过网站获得活动信息，进行报名并参与活动，这种运营模式既丰富了网站服务内容，也丰富了老年人的生活，大大提高了为老服务网站的使用量。一方面老年人更能适应线下的活动，线下的交往活动会带动互联网上组织的活动，另一方面互联网的使用也会成为线下交往的契机和重要讨论话题，提供线下活动的网站更容易形成"口碑"，促进老年人的使用。在实践中，如何让老年人较快接受和习惯使用互联网服务是各个老年网站面临的核心问题，网站可以通过"线上服务结合线下活动"的模式促进用户使用，并在这个过程中寻求政府、社区和商业机构的支持。

参考文献

胡洪曙、鲁元平：《收入不平等、健康与老年人主观幸福感——来自中国老龄化背景下的经验证据》，《中国软科学》2012 年第 11 期，第 41～56 页。

杨风雷、陈甸：《社会参与、老年健康与老年人力资源开发》，《劳动保障世界（理论版）》2012 年第 1 期，第 12 页。

B. Lee, Y. Chen, and L. Hewitt. Age Differences in Constraints Encountered by Seniors in Their Use of Computers and the Internet [J]. Computers in Human Behavior, 2011, 27 (3): 1231 – 1237.

刘满成：《老年人采纳为老服务网站影响因素研究》，经济科学出版社，2013。

许肇然、胡安安、黄丽华：《中国为老服务网站发展现状与对策研究》，《电子政务》2015 年第 2 期，第 91～100 页。

U. Pfeil. Online Social Support for Older People [J]. Acm Sigaccess Accessibility & Computing, 2007 (88): 3 – 8.

张笛：《从老年群体消费特点探析老年网站创新》，《湖南大众传媒职业技术学院学报》2013 年第 3 期，第 68～71 页。

皋琴、丹尼尔、饶培伦、陈翠玲:《老年人在线社交平台开发的调查研究》,《中国老年学杂志》2011 年第 2 期,第 303~307 页。

郑志刚、陆杰华:《基于技术接受模型的老年人门户设计与实现》,《计算机应用研究》2013 年第 9 期,第 2718~2721 页。

B. Xie. Using the Internet for Offline Relationship Formation [J]. Social Science Computer Review, 2007, 25 (3): 396 – 404.

需 求 篇

Demand Reports

B.4
基于康养人群分类的康养市场需求分析

何瀚林　黄凯伦*

摘　要： 由于各个群体都存在不同程度、不同类型的康养需求，因此，本报告从康养的需求端出发，基于生命的长度，将康养人群划分为妇孕婴幼群体、青少年群体、中青年群体和中老年群体；基于生命的丰度，将康养需求划分为注重身体健康的养身需求、注重生命健康的养生需求和注重心灵健康的养心需求；基于生命的自由度，将康养人群分为亚健康人群、病患人群和健康人群；并对应梳理出各个不同康养人群不同类型的康养需要，以及与之对应的产业内容。

关键词： 康养人群　康养需求　健康服务

---

* 何瀚林，仲恺农业工程学院讲师，主要研究方向为会展经济与管理、康养旅游；黄凯伦，中山大学旅游学院硕士研究生。

一 基于健康状况的分类与市场需求

（一）亚健康人群的保健需求

我们将身、心处于健康与疾病之间低质量状态的人群称为"亚健康人群"。20世纪80年代就有研究发现，人的身心状态不是只有健康和患病两个维度，存在大量身心状态不健康，但也没达到患病程度的"中间人群"。20世纪90年代，国内学者针对这一人群，系统提出了"亚健康"的概念。进入21世纪，亚健康问题进一步凸显，被认为是全人类需要共同应对的三大健康问题之一。根据统计分析，世界范围内，真正健康的人群仅占总人口的5%，患病人群占比为20%，剩下的大部分人均处于健康与患病之间的状态，国际上称之为第三状态，在中国一般被称为"亚健康状态"。

就中国目前的情况来看，亚健康已是各行业从业者的通病。相关调查数据显示，中国内地的都市职业者群体中高达76%的人都属于亚健康人群，其中约60%的都是过劳人群。此外，《2015～2020年中国健康服务行业市场前瞻与投资规划分析报告》还指出，拥有中高收入的中年人群体早衰现象严重，生物年龄普遍比其实际年龄大，平均达10年。

亚健康问题的普遍存在，引起了国民及相关行业部门的重视，关于亚健康防治的研究也越来越多，越来越深入。现今，自我保健和医疗康复是亚健康防治的两大思路。就需求而言，亚健康人群一是需要临床的生理治疗，二是需要心理及社会的综合治疗，前者注重身体康复，后者则更多专注于心理康复。针对这两种治疗需要，目前已演化出三种不同的治疗模式。

一是在现有的医院诊治基础上，增加社区、家庭和个人的参与，形成综合性治疗模式；

二是由单纯的生理治疗转向综合生理、心理、社会等不同层级的专业体系化治疗模式；

三是由传统的纯医学诊治用药模式转向以诊治用药为后备，结合以现代

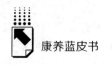

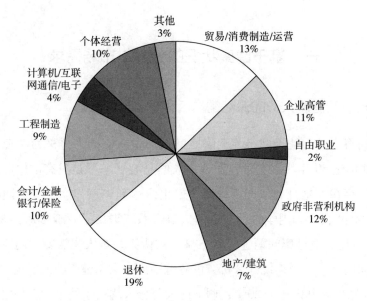

图1　2016年亚健康群体职业分布

数据来源：林克艾普舆情监测数据，http：//blog. sina. com. cn/s/
blog_ 14507515e0102wqnr. html，最后检索日期：2017/10/23。

健康养生和自我保健为主的自然保健性疗法。

综上所述，综合性、体系化和保健性治疗是现代亚健康人群治疗的主要方向。同时，新的消费需要、保健需求和新的治疗模式也催生了亚健康产业。现今，各类公立医院及民营医疗机构开始提供多种形式的亚健康康复服务，并建立相应的部门和公司向专业化发展。亚健康产业表现出强大的融合力，不仅仅局限于医疗服务领域，与诸多领域如食品餐饮、文化教育、旅游休闲、设备制造等多有关联。例如在康养食品产业，有针对亚健康人群的绿色食品和营养补剂，针对中老年人的益年抗衰食品等；在康养制药产业，有应对各种亚健康状态的药物等；在康养休闲产业，有助力康养的康体养生场所和健身疗养产品；在亚健康医疗保健产业，各类亚健康医院、检查中心和社区服务站大量涌现并渐成体系，家庭亚健康调理医师等新兴职业也应运而生；而相关的设备制造业中，针对亚健康的检测治疗的专业设备不断推陈出新，家用亚健康检测治疗设备也备受市场欢迎。

除此之外，众多新型的产业模式也逐渐形成，如会员制贵族医院、健康社区、健康城、健康公园等。这些机构不仅可以满足消费者某项单一的亚健康类产品需求，同时可以提供一整套体系化的健康服务。未来，随着经济的发展以及人们对自身健康状况的日益关注，亚健康人群势必对健康保健提出更多样化、多层次的需求。

（二）病患者的医疗康复需求

近20年来，中国居民的两周患病率持续上升，且近五年来上升速度明显加快。根据最新数据，中国居民的两周患病率平均为24.1%，其中城市、农村分别为28.2%和20.2%。而慢性病是历来调查数据中最主要的病例，按患病人数计算，中国15岁及以上居民慢性病患病率为24.5%，且呈逐年上升趋势。而且年龄越大，患慢性病的概率越大。65岁及以上老年人口慢性病患病率城市和农村分别为89.4%和65.6%。其中，高血压、心脏病、糖尿病、脑血管病等慢性病一直占有较大的比例。全国居民每10万人中，因慢性病致死的人数高达533人，占总死亡人数的86.6%。其中，慢性呼吸系统疾病、心脑血管病、癌症占了主要部分，占总死亡人数的79.4%。[1]由此可以看出，慢性病已经成为实现中国居民健康的首要障碍。

中国人口基数大，越来越高的慢性病得病率以及发病率，使得中国疾病患者每年都以庞大数量规模激增，尤其是慢性病。为了应对庞大的康复医疗需求，2011年，卫生部出台了《卫生部建立完善康复医疗服务体系试点工作方案》，积极推动"三级综合医院康复医学科——康复医院/二级综合医院康复医学科——社区卫生服务机构和乡镇卫生院"三级康复医疗服务体系建立。信息和医疗技术组合带来移动医疗的发展，其需求也从无到有。便携式医疗健康设备的大量投入就是移动医疗发展的表现之一。移动医疗有效地解决了中国医疗从业人员短缺所带来的问题，极大改善了中国医疗卫生服务状况。不少北京医院从2012年就开始构建移动医疗系统，将其作为医院

---

① 国家卫生计生委：《中国居民营养与慢性病状况报告（2015年）》。

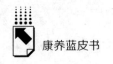
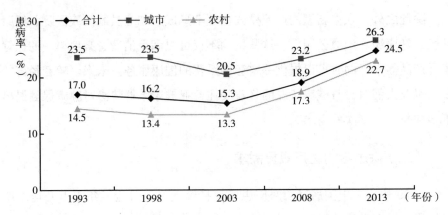

图2　1993~2013年中国城乡居民15岁及以上人群慢性病患病率

资料来源：中国疾病预防控制中心统计数据，http://www.chinacdc.cn/tjsj_6693/gjwstjsh_6796/，最后检索日期：2017/10/24。

信息化建设的重要组成部分。可以预见，移动医疗将成为未来医疗产业发展的主要方向。

（三）健康人群的运动休闲养生需求

当下，健康已成为现代人日常关注最多的话题之一，也是现代人的普遍追求。不管是在健身锻炼还是在健康膳食、旅游休闲、户外拓展等方面，现代人越来越重视通过运动、休闲、修身等多种方式来塑造自己健康的身体和生活。根据国家统计局2014年相关调查数据，20~69岁人群中，有一半的群体都参与到健身运动中来，同比增长1.5%。2009~2014年，中国经常性参加体育锻炼的人数稳步直线上升，到2014年已有3.8亿人的健身人口规模，市场不可谓不大。

就目前来看，中国健身市场供给侧具有多样化特征，这体现在健康运动产品和体育健身场所类型丰富多样上，常见的体育健身场所包括居民健身活动场所、运动俱乐部、健身中心和综合健康恢复中心等。

由于各区域经济发展不均衡，不同城市和地区人口的运动健身需求不同。而在同一区域内，由于不同人群存在经济收入和阶层的差异，对运动健

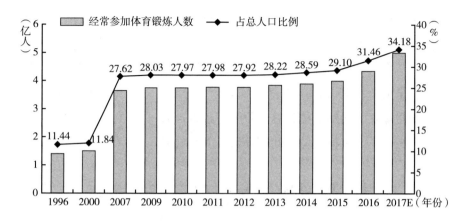

图3 1996～2017年中国经常参加体育锻炼的人数

资料来源：国家体育总局官网。

身的需求也有差别。如经济型消费者主要运动项目为减脂、增强体质的大众型活动，他们大多采取自我锻炼的形式，较少进入专业健身场所，在运动器材和运动服饰等实物上消费较多；健身爱好者多以塑形为主，这类消费者花费较大，消费以健身房和私教健身为主，同时热爱活动；高净值用户运动目的主要为缓解工作压力和社交需要等，运动消费类型多为休闲类，如高尔夫、休闲度假旅游等活动。

通过对大众运动休闲相关消费趋势进行分析，课题组发现国民的健康意识在提高，相比于被动治疗，运动休闲是国民比较青睐的主动保健方式，运动休闲市场也有很大的发展空间。传统的单一的医疗保健养生方式不再能满足国民多样化、多层次的健康需求，更加科学、综合的养生保健将是大势所趋。

二 基于年龄阶段的分类与市场需求

（一）妇孕婴幼的康养需求

妇女儿童健康关乎人类持续发展的基础。近年来，妇孕婴幼的康养需求

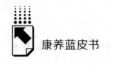
随着消费群体数量的扩大和人们对健康的重视而迅速增长，成为推动中国母婴行业发展的一大动力。

首先从婴幼群体来看，一方面，婴幼儿数量持续增长，从中华人民共和国成立以来的三次婴儿出生大潮，到如今"全面二孩"政策的放开，新的婴儿潮即将爆发，婴幼群体的总数量不容小觑；另一方面，健康观念更加深入人心，高品质、多样化的婴幼康养服务大受欢迎。

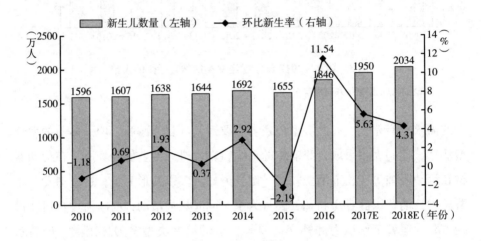

图4 2010～2018年中国新生儿数量情况

资料来源：国家统计局网站。

其次，妇孕群体的康养需求也在增长。一方面，晚婚晚育现象日趋普遍，另一方面，不良的现代生活方式的种种弊端逐渐显现，二者作用到妇孕群体身上，则表现出不孕不育和缺陷儿等问题。中国的不孕不育患者数量已超过4000万人，并集中在25～30岁这一年龄段，呈年轻化趋势。此外，中国有1/8的夫妻面临生育难题。环境污染、工作压力、电子设备辐射等都是造成不孕不育率上升的重要原因。

然而，中国人均医疗资源十分有限，针对妇孕、婴幼群体的医疗服务更为紧缺，主要表现为产科医疗资源和儿童医院数量少且服务不健全，紧张的医患关系也受到相当关注。市场需求与供给鸿沟的拉大也引发了一系列社会问题，如"恐育"，国家要释放国民的生育潜力，需要补给妇婴医疗资源，鼓励发展妇婴康养产业。

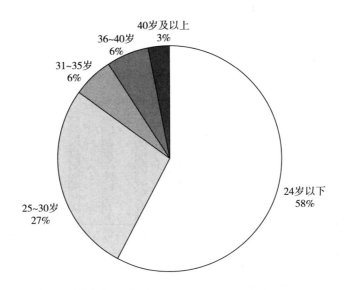

图5 2016年第二季度移动母婴医疗健康行业年龄结构

资料来源：易观千帆监测：《中国移动母婴医疗健康行业专题报告2016》，2016，https://www.analysys.cn/analysis/8/detail/1000261/，最后检索日期：2017/10/30。

目前，母婴医疗健康逐渐受到重视，移动母婴医疗更是一时成为投资热点，并掀起移动母婴医疗健康行业热。在移动互联网的背景下，消费者的移动端消费习惯已经建立，年轻父母已经习惯于从移动母婴医疗健康类软件中获取孕婴知识，并寻求更多服务。移动互联网能增加获取孕婴养服务的便利性，但更重要的是提高母婴康养服务机构的服务能力。

除了妇婴康养，儿童健康也不容忽视。近年来，儿童用药和儿童医疗保持增长势头。儿童用药市场规模更是不断扩大，2005～2014年的市场复合增长率超过10%。儿童门诊接待量也在持续增加，2013年，全国儿童门诊接待近2亿人次。现代儿童自小就面临来自学业等方面的压力，家长关注孩子的学业，却很少重视锻炼孩子的体魄。更为矛盾的是大多数家长相当关注儿童医疗条件与服务，孩子生病不吝金钱寻求最好的治疗，却很少从预防的

角度，从小培养孩子良好的生活学习习惯，鼓励孩子积极参加体育锻炼，这是值得反思的地方。儿童康养的发展，还需不断纠正家长的教育观念，同时提供更适合儿童情况的康养产品。

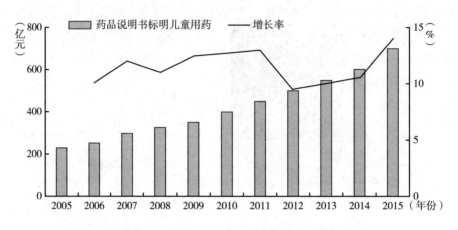

图6　2005～2015年中国儿童用药市场规模

资料来源：中国产业发展研究网，http://www.chinaidr.com/news/2016-06/97690.html，最后检索日期：2017/10/12。

（二）青少年康养需求

现代社会不良的生活方式不仅对妇孕群体有负面影响，也侵害了青少年群体的健康，各种"成年病"在青少年群体中蔓延。营养不良和肥胖、近视、龋齿、贫血、心理卫生等一直以来都是困扰青少年健康的五大问题。有关监测数据显示，自1985年以来，中国青少年群体的身体总体健康水平一直在下降，多个衡量指标数据一直下滑，主要表现在超重和肥胖现象严重、近视率继续增加、运动耐力和肺活量处于较低水平等方面。2014年数据显示，7～22岁的城乡男女生的肥胖率相较于2010年均有所提高，尤其是城市男生，四年间升高了4.84个百分点；超重和肥胖罹患高血压的风险更高，肥胖学生的血压偏高检出率是体重正常学生这一数据的近3倍；在学习高压下，学生的近视率是难以忽视的问题，从小学生45.71%的近视率到高中生83.28%的近视率，学生群体的近视率与学习压力呈正相关关系，而在沿海城市，高中毕业生视力低下的人数占总数的85%，高度近视率也在快速增长。

这一连串的数据要归咎于多种原因：一是饮食结构缺乏健康指导，青少年容易摄入大量垃圾食品，这使他们受到肥胖、超重和高尿酸等问题的困扰。二是电子科技产品的普及，使得许多学生沉迷于电视电脑、手机平板等，而缺乏运动和长时间观看电子屏幕使得他们的身心健康受到损害。根据教育部2014年的调查，每天花超过1小时在电子产品上的中小学生占总数的23.8%；而每天花超过2小时时间在电子产品上的大学生占总数的41.7%。较少的健身机会、不规律的生活习惯严重影响青少年的体质健康。三是体育锻炼和睡眠时间的缺乏也使得青少年群体健康水平低下，繁重的学习压力使得青少年难以获得足够的体育锻炼和睡眠，而根据教育部的调查，睡眠和运动时间与身体健康是明显呈相关关系的。

综合上述情况来看，虽然目前中国婴儿的出生率在逐年下降，青少年人口的数量也在不断减少，但是青少年对门诊和用药的需求却在持续增加。这一方面是因为当下不良生活习惯以及自然环境不断恶化所带来的负面效应，另一方面是因为当下父母长辈也越来越重视子女的健康状况，对子女的健康投资也在不断增加。但是，门诊和用药的增加并不是青少年康养发展的最终方向。当下对青少年健康治疗的重视正逐步转向对青少年健康养生的重视。基于青少年需要的健康运动、教育、旅游、饮食等，也顺势不断地显现和发展，并将为康养产业贡献更大的市场。

（三）中青年康养需求

中青年健康问题是伴随中国经济发展和社会进步而出现的典型社会问题。中国正处于发展的关键阶段，许多人为了事业，夜以继日忘我工作，以至于"五加二""白加黑""3516"等以牺牲休息和休闲时间来满足工作需要的工作法层出不穷，加班已成为现代国内中青年的常态。因此而产生的各种疾病甚至猝死的概率也在不断地升高。抑郁、过度劳累、熬夜、生活压力大、肥胖、久坐电脑前、抽烟喝酒等是猝死的主要原因。据2009年数据统

计，中国每年因心脏病猝死的总人数高达 50 多万人，而且心脏病猝死一般在发病 1 小时内死亡，抢救成功率低于 1%。此外，猝死现象呈年轻化趋势，年轻人的猝死现象屡见不鲜。

2013 年，中国生命小康指数调查显示：中青年人体质堪忧，且 25 岁成为一个临界点，25 岁以下人群健康状况普遍高于 25 岁以上人群。快节奏、压力大的工作和生活环境，使 82.2% 的中青年人已处于或正接近"过劳"状态；而 66.8% 的被调查者认为自己的身体存在各种问题，或是把自己归为亚健康人群。25 岁以下的青年人中，40% 的人认为自己的健康水平处在中等偏上水平，这一人群占比最高；而在 25 岁以上的人群中，大部分人认为自己属于亚健康人群。因为长期的过度劳累和生活不规律，以及缺乏必要的锻炼运动，中青年不仅受到颈椎病、肥胖、便秘三大疾病的困扰，高血压正在逐步年轻化，且中青年高血压的控制情况总体差于老年人，中青年的健康状况总体堪忧。

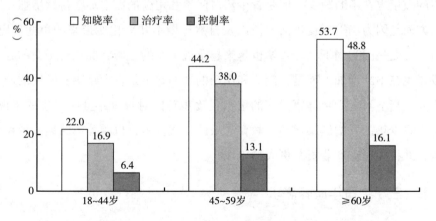

图 7　2015 年中国不同年龄段人口高血压疾病的知晓率、治疗率和控制率

资料来源：Wang J，Zhang L，Wang F，Liu L，Wang H，练桂丽、叶鹏：《中国高血压发病率、知晓率、治疗率和控制率的全国性调查结果》，《中华高血压杂志》2015 年第 3 期，第 298 页。

在健康问题日益突出的情况下，中青年人群开始关注自身的身体健康和生命安全，对健康养生和运动健身的需求也在不断增加。相应地带动了近年来的健身热，"全民健身"成为热门话题。根据国家统计局数据，2014年，中国20岁以上的中青年群体中，进行健身运动的人占总人数的一半（51%），而经常进行健身的人数不断增加，到2014年该数字达到3.83亿人，根据国家相关规划，到2020年，预计这一数字将增加到4.36亿人。如此庞大的市场基数必将带动健身运动产业的大发展。总的来看，中青年群体的康养消费中，健身成为重要组成部分。

目前健身运动产业的主要产品和服务包括各类健身俱乐部和健身中心、社区体育锻炼设施等。值得一提的是，其中健身俱乐部不仅能提供健身服务，还能为消费者创造一个社交环境，这使得健身俱乐部受到中青年群体的青睐，并构成了其主要的消费者市场。

（四）中老年康养需求

由于20世纪计划生育国策的有力控制，近几年中国的中老年人数总体维持在相对恒定的数量，根据国家统计局数据，2010~2015年中国15~64岁人口总体数量维持在10亿人左右，且在最近三年呈现轻微下降趋势。而与中老年人口持平相对的是中国老年人口的持续增长。

一方面，中国总人口基数庞大，另一方面，因医疗水平进步与社会经济条件提高带来人类寿命延长，中国成为世界上老年人口绝对数量最多的国家。根据相关权威机构预测，老年人口数量的持续快速增长将使得中国在三十年后迎来近4.8亿老年人口，且因长期的低出生率，其数量将占总人口数的1/3左右，给社会带来极大的养老负担。

相比其他年龄段的人群，老年人的生理状态和身体机能更差，对康养的需求更加迫切。尤其是对于失能、半失能老人来说，接受康养服务不是可选项而是必选项。相关数据显示，在全国两周患病的老年人口中，87.3%的患者到医疗机构就诊，其余老年患者则选择自我医疗或者不接受任何治疗。这不仅意味着绝大部分患病老人需要医疗服务，也暗示了该群体巨大的康复需求。

对老年人来说，步入老年，不仅意味着身体状态的退化，而且由于退休

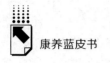

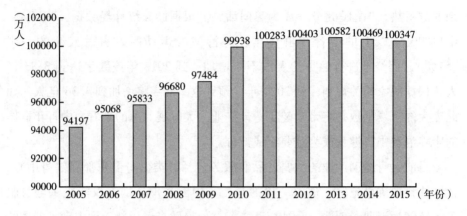

图 8　2005～2015 年中国 15～64 岁人口变化趋势

资料来源：国家统计局。

带来心理上的空虚，再加上新的社会环境和家庭关系，空巢老人现象变得非常普遍，老人的心理健康问题日益凸显。相应地，除了针对改善老人身体状态的康养服务，关注老人心理健康状态的康养服务也逐渐兴起。面对更加庞大的老年人群体，更加复杂的养老需求，中国养老事业必须提供多方面、多层次的综合性社会化养老服务，这既是机遇又是挑战。

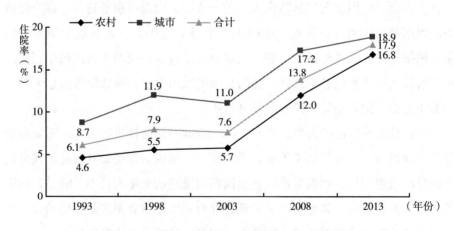

图 9　1993～2013 年全国城乡居民老年人住院率

资料来源：国家卫生计生委统计信息中心：《2013 第五次国家卫生服务调查分析报告》，中国协和医科大学出版社，2015，第 67 页。

三 基于"身心"分类的需求

（一）注重身体健康的养身需求（体育运动、休闲饮食养生）

实现身体健康是康养服务的基本关注点，身体康养也构成目前大多数康养服务的主要组成部分。专注于身体健康的康养服务主要集中在休闲饮食养生、体育健身服务上。

从健身行业情况来看，中国健身行业已有近三十年的发展历史。最开始是20世纪80年代以男性为主的力量健身，此时参与人数少，健身还是一个小众的专业性、技能性运动；发展到90年代，随着社会财富积累和市场经济的推进，会员制的消费方式开始逐渐流行起来，健身的人群也大幅增加，运动内容从上一阶段的专业性力量锻炼发展为以有氧运动为主的锻炼方式；第三阶段以大型俱乐部的诞生和普及为特点，健身更多是一种运动时尚，成为大众生活方式的一种。据产业发展趋势，未来，互联网将进一步渗透到体育健身行业，健身社交和互联网健身等将更加普遍。

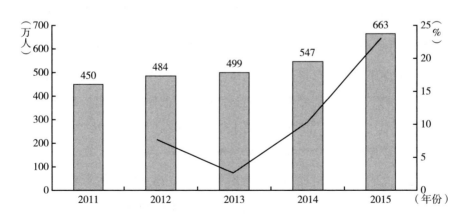

图10 2011~2015年健身俱乐部会员数及增速

资料来源：AASFP，中信证券研究部。

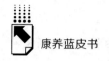
从健身消费来看，一方面由于消费者收入提高，消费升级，另一方面，消费者康养意识增强，追求更高的生活质量，国民更愿意在健身运动上花钱，健身消费规模不断增长。国民健康也受到国家的重视，2014年，全民健身上升到国家战略层面，作为绿色、朝阳产业，体育产业受到各级政府的大力培育扶持。

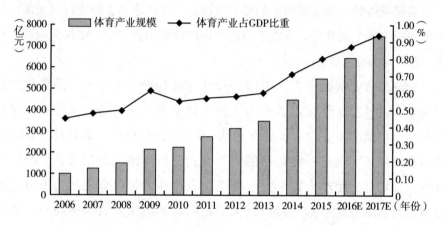

图11　2006～2017年中国体育产业规模与GDP占比

资料来源：国家体育总局、国家统计局。

（二）注重生命健康的养生需求（休闲饮食养生、长寿）

身体健康是基本关注点，而生命健康则是更高的追求。人们不再只关注当前身体的健康，更注重整个生命的质量。当前，在经济条件支持和健康认知提升的影响下，人们的养生意识明显提高，度假休闲养生是一种比较普遍且受欢迎的形式。不断增长的养生需求带来的是前所未有的发展机遇，度假休闲养生产业发展逐渐受到社会各界的重视。

首先，政府层面，最近几年，政府主张以"抓预防、治未病"的指导思想替代之前的"重疾病、轻预防"，以实现预防为主的策略。针对康养产业，各级政府相应出台了一系列扶持政策，创造了政策利好环境。

其次，在养生产业供给侧，各种提供休闲养生服务的机构实体快速涌现。同时，基于地方文化和自然资源的个性化养生产品也不断推广开来，如以温泉度假形式开展的温泉度假养生，以中医药为基础的中医药养生，以及以传统文化为依托的太极文化养生等。这些个性化养生产品种类丰富多样，满足了养生市场的部分需求，另外也由于其种类多样而使得相关政府机构难以统一监管，各种"养生陷阱"屡见不鲜。

在科研方面，国内学术界对养生的关注度从 20 世纪 80 年代开始逐渐增加，2005～2012 年，养生相关研究文献数量快速平稳增长，年发文增长量都保持在 20% 左右，2012 年至今，发文数量增长减缓，总数量基本维持不变。学术界对养生的持续关注为养生产业注入科技支持，也从侧面显示了养生产业的蓬勃发展势头。

在中国传统养生观念影响下，国人普遍比较关注养生问题。从养生市场消费者群体看，主要消费者集中在 35 岁及以上的中老年群体，相对中青年群体，中老年人有更多的时间和金钱进行养生消费。同时，其他各个年龄段的群体对养生的关注度也逐渐提高，如今，养生对各个年龄层的群体来说都是重要话题。

（三）注重心灵健康的养心需求（文化产品、宗教禅修）

国际上对健康的定义不仅包括身体健康，还包括心理健康，而康养要实现健康的目标，对于人的心理状态也需要进行养护。再加上身体与心理的状态相关度高，二者存在很大程度上的相互影响，养心与养身是相互补充的。如众所周知的冠心病，与之关联度最高的诱因就是愤怒、敌意和焦虑等心理情绪。由此可见，康养不能忽视对心理的养护。

对心理健康的养护指的是通过对人的压力、情绪等心理状态进行养护，来塑造健康的心理环境，以控制心理及相关疾病的发生，促进身心健康发展。

心理康养的方式多种多样，如心理医疗、以休闲度假舒缓压力的休闲度假康养、以文化艺术欣赏进行精神升华的文化康养、借助宗教进行心灵升华的宗教康养等。

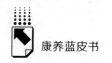

心理医疗康养：由于生活和工作的压力，心理疾病是现代人的通病。通过求助心理医生，可以对不同程度的心理问题进行诊断和治疗。这是应对心理健康问题最直接的方法，但目前国人对心理咨询行业的了解和接受程度不高，该行业正在起步发展阶段。

休闲度假康养：休闲度假主要带来的是心理焦虑和压力的舒缓，休闲度假者多来自城市白领及一些高薪收入阶层，可以分为深度休闲度假康养和一般休闲度假康养。一般性的休闲度假康养主要是利用假日时间，通过接触自然、逃离城市和高压工作岗位，来达到缓解压力、放松心情的目的，营造健康的身心；深度休闲度假康养消费者通常会花费较长时间，选择安静、自然的地方颐养、禅修，通常对环境和配套设备要求很高。

文化康养：文化艺术是人类精神生活中的主要组成部分，通过接触文化艺术，能够让人的心灵得到放松，精神得到升华，这对人的心理健康产生正效应。

宗教禅修康养：以宗教禅修来进行康养的消费者关注的重点是将自身的不安、焦虑、害怕等心理诉诸神明，借此来获得心理上的慰藉。这类消费者带来了旺盛的"香火经济"。

运动形式的心理康养：以心理康养为目标的运动有别于体育运动和健身锻炼形式运动，指的是以瑜伽、太极以及禅修等为主的柔性运动，这些类型的运动一直是东方珍贵养生文化的组成部分，讲究"静坐敛心，专注一境"，因此一直都是心理康养者热衷的项目。

B.5
基于老年人的康养市场发展
现状及趋势分析

杜 洁[*]

摘 要： 简析老年康养市场需求并进行分类，预测了中国老年康养市场总体规模和市场资本投入总量。从老年康养产业市场技术创新和产品智慧化发展、康养服务市场新业态培育和商业模式创新、康养服务平台建设和小微企业孵化、老年康复器具产业市场和产业集群培育等方面对2017～2018年中国老年康养产业发展趋势作了简述，并提出外资老年介护型医院和康养机构市场全面崛起、居家和社区老年康养服务市场进一步普及、互联网医疗市场成为新的老年康养服务亮点、金融和保险机构持续投入老年康养市场等总体发展态势。

关键词： 康养产业 康养市场 老年服务

在中国，以60周岁为老年人口的起点，将老年人口分为低龄老人（60～69周岁）、中龄老人（70～79周岁）、高龄老人（80周岁以上）。2015年底，中国60周岁及以上人口已经达到23086万人，占全国总人口的16.7%，其中65岁以上老年人口15003万人，占总人口的10.8%。而且中国老年人总量还在以每年将近800万人的速度增长，预计将在本世纪中叶达

---

* 杜洁，全国中老年网副总编兼主编，主要研究领域为老年社会学。曾组织全国孝行天下主题系列活动。

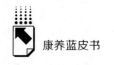
到峰值 4.87 亿人。中国老年人口数量多、收入稳定增长、需求层次多样，而坚持 30 多年的"独生子女"政策引致庞大的"空巢家庭"、丧偶老人和独居老人群体，使得中国老年人对社会服务的需求与日俱增，康养产业的需求空间巨大，投资价值凸显。

一 中国老年康养市场规模和资本投入分析

中国老年人口的增加带来的是对健康和养老市场需求量的增加。根据国务院颁布的《"十三五"国家老龄事业发展和养老体系建设规划》（国发〔2017〕13 号），中国"十三五"规划确定的养老目标是"城市日间照料社区全覆盖，农村覆盖率超过 50%，每千名老人拥有养老床位 35 ~ 45 张，城市日间照料社区全覆盖，农村覆盖率超过 50%"，即到 2020 年中国养老床位数量应在 800 万张以上，目前国内每千名老人拥有养老床位约 26 张，城市日间照料社区覆盖率为 70%，农村覆盖率为 37%，整体床位缺口高于200 万张。由此可见，健康养老产业不管是从市场覆盖率还是每千名老人拥有的床位数量来看，都存在很大的缺口和不足，养老服务产业未来空间巨大。2017 年，整个健康养老产业有望实现"基础城乡养老服务体系、基础保障床位数量"等政府"保底"养老服务体系的全覆盖。在政府"筑底"完成之后，整个健康养老产业将迎来市场化参与和竞争的黄金时代。

（一）老年康养需求和服务市场的分类

根据老年人生活自理能力状况，可以分为自理老人、介助老人、介护老人三类。自理老人是指日常生活行为完全自理，不依赖他人照护的老年人；介助老人属于"生活自理能力轻度和/或中度依赖"，日常生活需要他人部分具体帮助或指导的老人，这类老人常借助扶手、拐杖、轮椅和升降等设施生活；介护老人通过观察或生活自理能力评估，属于"生活自理能力重度依赖"、全部日常生活行为需要他人照护的老年人。

根据老年人生活自理能力状况和年龄结构，中国的老年康养需求市场，大体可以分为三类。

一是高龄老人或介护老人的需求市场，主要是针对 80 岁以上生活自理能力较差或不能自理的老人，包括护理服务需求、特别护理设施需求、特殊商品需求等。

二是中低龄老人中体弱多病的老年人的需求市场，主要是对自助性生活辅助品的需求，如电子呼救器、代步器的需求，以及对医疗康复器械、场所、家政服务、心理咨询服务的需求等。

三是低龄健康老年人的需求市场，主要为其提供更多的适合老人自身特点的消遣、休养、娱乐的设施和场所，这一类也可称为"老年人消费需求偏好"市场。

根据中国老年人群体的康养服务需求性质分类，主要可以分为物质生活需求市场、日常生活照料需求市场、健康保健需求市场和精神文化生活需求市场四种类型。

（二）中国康养服务业市场发展总量

2013 年国家发展改革委会同有关部门起草并报请国务院印发了《关于加快发展养老服务业的若干意见》（以下简称《意见》），对未来养老服务业发展作出全面部署。《意见》印发后，国务院有关部门和各地按照要求，制定了一系列配套政策，多措并举助力养老服务业又好又快发展。截至 2016 年底，全国 31 个省（区、市）均出台了本地区的实施意见，北京、天津、上海、浙江等地制定了养老服务专项地方性法规，各地陆续出台居家社区养老补贴、信息化平台、购买服务等方面的措施。国务院有关部门出台了 30 多个配套文件，提出了明确的发展支持举措。

在《意见》的影响和带动下，"十二五"时期，中国养老服务业发展迅速，规模扩大，结构改善，质量提升。2015 年底全国养老床位数达到 669.8 万张，每千名老人拥有床位数达到 30.3 张，比"十一五"末增长 70.2%，重点改善了老年养护院、社区日间照料中心、农村敬老院的条件。全国建有养老服务信息平台 840 个。15 个省份举办了不同类型的老龄产业博览会。

江苏、天津、浙江、重庆的城市社区日间照料中心覆盖率达到100%，农村日间照料中心覆盖率超过50%。全国开设老年服务与管理专业的高等职业学校招生人数持续增长，专业养老护理人员队伍不断扩大。42个地区开展了养老服务综合改革试点，8个省份开展养老服务业产业试点。

表1　2010~2016年全国养老床位数

年份	全国养老床位数（万张）	千名老年人拥有量（张）	比上年床位总数增比（%）
2010	314.9	17.5	9.0
2011	353.2	19.1	11.7
2012	416.5	21.5	12.8
2013	493.7	24.4	18.9
2014	577.8	27.2	17
2015	669.8	30.3	15.9
2016	730.2	31.6	8.6

根据民政部2017年8月公布的《2016年社会服务发展统计公报》，截至2016年底，全国各类养老服务机构和设施14.0万个，比上年增长20.7%；各类养老床位合计730.2万张，比上年增长8.6%；每千名老年人拥有养老床位31.6张，比上年增长4.3%。至2016年底，全国共有老龄事业单位1828个，老年法律援助中心1.9万个，老年维权协调组织7万个，老年学校5.4万个、在校学习人员710.2万人，各类老年活动室35.9万个；享受高龄补贴的老年人2355.4万人，享受护理补贴的老年人40.5万人，享受养老服务补贴的老年人282.9万人。

（三）老年康养产业市场总体规模预测

截至2016年12月底，中国人民币存款余额突破150万亿元，其中个人存款余额突破70万亿元，以全国人口总数13.5亿人计算，人均存款超过5万元。据全国中老年网的调查，中国城市45%的老年人拥有储蓄存款，老年人存款余额2016年超过17万亿元，人均存款将近8万元。预计到2020年，老年人的退休金总额将超7万亿元。目前中国老年康养产业市场消费需求在5万亿元以上。随着康养产业的供给不断增加，2030 年中国老年康养产业市场消费需求将达到 20 万亿元左右。但根据不完全测算，当前每年为老年人康养生活提供的产品在 5000 亿~7000 亿元，需求持续旺盛，但有效供给不足。

全国老龄办在中国康养产业发展论坛的演讲中提到，中国老年产业的规模到 2020 年和 2030 年将分别达到 8 万亿元和 22 万亿元，对 GDP 拉动分别达到 6% 和 8%，产业远景十分可期，将成为名副其实的国家经济的支柱之一。

（四）老年康养产业市场资本投入预测

针对老年康养产业的资本投入分为国有资本、产业资本和个人资本。自 2014 年开始，中国产业资本集中发力于康养产业，连续三年投资增长幅度高达 35% 以上，投资最踊跃的领域是面临转型的传统产业，如酒店业、餐饮业、医药业以及康养地产业等。截至 2016 年 8 月，在保监会登记注册并接受监管的保险公司：人身险保险公司 76 家，其中中资 48 家、外资 28 家；财产保险公司 79 家，其中中资 57 家、外资 22 家；养老险公司 9 家，全部为中资；全部 164 家保险公司一半以上涉及康养市场服务。目前各地的国有企业以其雄厚的资金实力、低廉的土地资源和良好的信誉，纷纷投资老年康养产业，有效整合上下游资源，形成"强强联合"。据不完全统计，已有 20 余家保险企业、300 多家地产开发企业和大量的外资投资企业布局中国老年康养地产市场，投资总额超过人民币 6000 亿元。产业资本的投入预示着老年康养产业开始进入发展的上升通道，不仅有利于提升养老产业的整体水平，还具有极强的带动和示范效应。

二　中国老年康养市场发展总体趋势

（一）老年康养产业市场技术创新和产品智慧化发展

老年康养产业技术创新主要包括：适用于智能健康养老终端的低功耗、

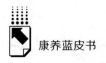
微型化智能传感技术，室内外高精度定位技术，大容量、微型化供能技术，低功耗、高性能微处理器和轻量操作系统；健康养老终端设备的适老化设计与开发；适用于健康管理终端的健康生理检测、监测技术；支持大容量、多接口、多交互的健康管理平台集成设计；健康状态实时分析、健康大数据趋势分析等智能分析技术的创新发展。

老年康养产业产品的智慧化发展领域：针对家庭、社区、机构等不同应用环境的健康管理类可穿戴设备、便携式健康监测设备、自助式健康检测设备、智能养老监护设备、家庭服务机器人等。健康管理类可穿戴设备，如健康手环、健康腕表、可穿戴监护设备等，对血压、血糖、血氧、心电等生理参数和健康状态信息进行实时、连续监测，实现在线即时管理和预警。便携式健康监测设备，如用于家庭、家庭医生、社区医疗机构的集成式、分立式智能健康监测应用工具包，便于个人、医护人员和机构在家庭和移动场景中实时监测各项生理指标，并能借助在线管理系统实现远程健康管理等功能。自助式健康检测设备，如用于社区机构、公共场所的自助式智能健康检测设备，便于用户在不同社区、机构中随时、随地、自助完成基础健康状态检测，提升用户自我健康管理的能力水平。智能养老监护设备，如用于家庭养老及机构养老的智能轮椅、监护床等智能监测、康复、看护设备，开发预防老年痴呆症患者走失的高精度室内外定位终端，实现自助的养老功能，提高用户自主养老、自主管理的能力，提升社会和家庭养老资源的使用效率。家庭服务机器人，如满足个人和家庭家居作业、情感陪护、娱乐休闲、残障辅助、安防监控等需求的智能服务型机器人，提供轻松愉快、舒适便利、健康安全的现代家庭生活，提高老年人生活质量。发展健康养老数据管理与服务系统，如运用互联网、物联网、大数据等信息技术手段，推进智慧健康养老应用系统集成，对接各级医疗机构及养老服务资源，建立老年健康动态监测机制，整合信息资源，为老年人提供智慧健康养老服务。发展健康养老数据管理和智能分析系统，实现健康养老大数据的智能判读、分析和处理，提供便捷、精准、高效的健康养老服务。

（二）老年康养服务市场新业态培育和商业模式创新

老年康养服务产业新业态主要是指慢性病管理、居家健康养老、个性化健康管理、互联网健康咨询、生活照护、养老机构信息化服务等。慢性病管理服务，重点发展病情监测、档案管理、个性化评估、趋势分析、诊疗建议、异常预警、紧急救助、康复服务等服务业态。居家健康养老服务，重点发展健康体检、居家环境监测、远程看护、亲情关怀、健康干预、健康评估反馈等服务业态。个性化健康管理服务，重点发展信息采集、健康计划、健康教育、健康跟踪、病情诊断、风险筛查、健康信息查询等服务业态。互联网健康咨询，依托互联网平台，发展在线咨询、预约挂号、诊前指导、诊后跟踪等服务业态。生活照护，基于互联网平台，为老年人提供家政配餐代买等智慧便民服务和关怀照料等养老互助服务。养老机构信息化服务，重点发展机构内老年人的无线定位求助、跌倒监测、夜间监测、老人行为智能分析、老年痴呆症患者防走失、视频智能联动、门禁系统联动、移动定位、消费娱乐等服务业态。

老年康养市场商业模式的创新。主要是指发挥市场主体作用，探索民办公助、企业自建自营、公建民营等多种运营模式，鼓励社会资本投入，推进基本、保障性服务由政府保底购买，高端、个性化需求由市场调配的运作机制，推动用户、终端企业、系统集成平台、健康养老机构、第三方服务商等实现共赢，形成可持续、可复制的成熟商业模式。

（三）老年康养服务平台建设和小微服务企业孵化

老年康养服务平台建设包括技术服务平台、信息共享服务平台以及小微服务企业创新孵化平台等。技术服务平台主要是建设智慧健康养老创新中心，解决行业共性技术供给不足问题，不断创新产业生态体系。集聚产学研医等各方面资源，推动关键技术、核心器件、重点产品研发，完善产品检测认证、知识产权保护等服务，提升智慧健康养老产业的协同创新能力和产业化能力。信息共享服务平台，主要是利用现有健康信息、养老信息等信息平

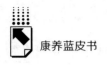
台，基于区域人口健康信息平台，建设统一规范、互联互通的健康养老信息共享系统，积极推动各类健康养老机构和服务商之间的信息共享、深度开发和合理利用，开展健康养老大数据的深度挖掘与应用。小微服务企业创新孵化平台，主要是在智慧健康养老领域进行众创、众包、众扶、众筹等创业支撑平台建设，鼓励创客空间、创业咖啡、创新工场等新型众创空间发展，推动建立一批智慧健康养老产业生态孵化器、加速器，为初创企业提供资金、技术、市场应用及推广等方面的扶持。

（四）老年康复辅助器具产业市场和产业集群培育

把老年人、伤病人护理照料，以及残疾人生活康复等市场作为优先发展领域，推动"医工结合"，支持人工智能、脑机接口、虚拟现实等新技术在康复辅助器具产品中的集成应用，支持外骨骼机器人、照护和康复机器人、仿生假肢、虚拟现实康复训练设备等产品研发，形成一批高智能、高科技、高品质的康复辅助器具产品。

依托长江三角洲、珠江三角洲、京津冀等区域产业集聚优势和资金、技术、人才等优势，打造一批示范性老年康复辅助器具产业园区和生产基地，建设国际先进研发中心和总部基地，发展区域特色强、附加值高、资源消耗低的康复辅助器具产业集群。支持中西部地区根据资源环境承载能力，因地制宜发展劳动密集型康复辅助器具产业集群。

（五）外资老年介护型医院和康养机构市场全面崛起

2014年，商务部决定在北京市、天津市、上海市、江苏省、福建省、广东省、海南省七个省市放开外资设立独资医疗机构，随着老年康养医疗机构设置政策的变化和进一步落实，越来越多的外资老年病、康复、护理医院在国内落地，长期护理商业保险计划将逐步开放。国外资本在老年介护市场领域的投资非常积极，呈现出市场全面崛起的态势。

典型案例就是总部位于美国西雅图的哥伦比亚太平洋管理集团 CPM（Columbia Pacific Management，Inc.），这是美国最大的协助型养老服务及医疗投资集团，在医疗行业有着超过 40 年的投资、经营养老机构及高端国际医院经验。其在无锡投资落户首家外资综合医院——无锡凯宜医院，2017年底建成并投入使用，建成后将开设全科、健康管理、康复理疗等共 17 个科室。CPM 还同美国最大的养老集团 Emeritus Senior Living 一起分别在上海的徐汇区和浦东新区投资了两家康复护理型养老机构（凯建国际）。

（六）居家和社区老年康养服务市场进一步普及

从市场角度看，民营的社区型医疗机构也已经具备提供上述居家医疗服务的能力，而且它们的服务对象也可以不局限于老年群体，理应在社区居家护理领域发掘到更多的商业机会。多个省份正在制定促进社会办医政策，拟允许公立医疗机构注册多点执业的医师开办全科或专科诊所、中医馆、中医坐堂医诊所；允许注册多点执业的护士开办社区护理机构；允许符合条件的药店经行政审批加挂诊所牌子。这些措施施行后，必将有效促进优质医疗资源的流动，推进居家和社区老年康养服务市场进一步普及。

早在 1997 年，于美国纳斯达克上市的和睦家医疗集团（UFH）在北京与中国医学科学院合作创办了中国第一家外资医院，目前的和睦家医疗集团已经发展成为在北京、上海、天津和广州等城市拥有三家综合性医院和近10 家诊所的全国性连锁医疗集团，是迄今为止在华规模最大的外资医疗机构。自 2013 年起，和睦家医疗即开始在中国针对多元化的高端家庭推出一系列上门医疗服务，将私人化、定制化的医疗服务体验带进中国。家庭私人医生服务任用资深医生和护士，为患者在最为便捷的场合提供专业的疾病预防、临床诊治、术后康复等服务。主要客户群体包括产后妈妈和新生儿、老年人及受限在家中的慢性病患者，市场反馈非常好，但是市场普及仍然有待发展。

（七）互联网医疗市场成为新的老年康养服务亮点

中国的医疗健康行业存在医疗卫生资源总量相对不足、质量差异显著、资源分布结构相对不合理、卫生服务体系碎片化等问题，而互联网、移动互

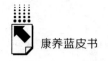

联网、智能终端、大数据、云计算等现代技术，代表了新一代信息技术的发展状态，为中国医疗健康行业变革和突破提供了很好的工具和手段。2015年12月，全国首家互联网医院在浙江乌镇开业，可以在全国范围内提供以复诊为核心的在线诊疗服务。为了确保在线诊疗的医疗质量与患者安全，乌镇互联网医院当前主要为老年常见病和慢性病患者提供在线咨询和复诊服务。患者在实体医院取得检查检验报告并获得初步诊断后，或者与医生已经有过线下面诊，可以在乌镇互联网医院请来自全国的专家进行复诊。随后在2016~2017年，诸多互联网医院上线开通。如浙江大学医学院附属第一医院推出全国首个公立医院线上院区——浙一互联网医院、39互联网医院、好大夫在线－智慧互联网医院等。在国家提倡"互联网＋"创业思维的背景下，当地政府通过一系列的创新型尝试解决了远程诊疗中的政策难点，其中包括互联网医院的资质、电子处方的合规、在线医保支付、处方药的配送等问题。通过互联网技术盘活线上医生资源，让老人足不出户享受优质的医疗资源成为康养服务亮点。

（八）金融和保险机构持续投入老年康养市场

2015年11月，国务院办公厅转发国家卫生计生委等部门《关于推进医疗卫生与养老服务相结合指导意见》的通知（国办发〔2015〕84号），提出了要鼓励和引导各类金融机构创新金融产品和服务方式，加大金融对医养结合领域的支持力度；有条件的地方可通过由金融和产业资本共同筹资的健康产业投资基金支持医养结合发展。当月，保利地产与太平人寿披露双方拟联合发起设立国内首只专注于健康及养老产业领域的股权投资基金，主要用于养老地产开发、养老服务平台运营以及养老产业研究，探索引入保险资金开发养老社区的新模式。截至2016年底，全国已有20余家保险企业、300多家地产开发企业和外资投资企业投资老年康养地产市场和其他市场，其中康养地产市场投资总额超过人民币6000亿元，其他市场投资总额超过人民币3000亿元。

B.6
中国亚健康人群康养市场
发展现状及趋势分析

黄凯伦　李靖雯*

摘　要：　随着亚健康问题的日趋突出以及人们对健康问题的愈加重视，
社会对于亚健康的防治需求日益增长，亚健康人群康养市场
已成为中国康养市场最主要的组成之一。针对亚健康人群康
养市场，本报告总结了亚健康问题产生的社会背景和亚健康
人群特征；对亚健康人群的康养需求进行了归纳梳理；对亚
健康康养产业发展现状进行了分析，认为亚健康产业不仅面
临着巨大的市场需求和良好的政策环境，在资本的推动和消
费者的需求增长下，企业数量和规模不断扩大并进一步谋求
改善产品和服务供给。最后对亚健康人群康养市场的未来发
展趋势作出预测，认为未来以社区康养服务为基础建立起的
亚健康康养服务平台将不断增加，在亚健康防治和康复工作
中发挥更大作用；亚健康管理服务更加系统和多样化；与相
关产业的融合将提速加深；亚健康管理教育体系逐渐成熟。

关键词：　亚健康　康养需求　康养产业

一　社会背景与亚健康人口特征报告

伴随社会现代化进程的快速推进，居民生活节奏不断加快，突出的

---

* 黄凯伦、李靖雯，中山大学旅游学院硕士研究生。

竞争意识和巨大的工作压力不断侵蚀着现代人的休息时间和生活空间；同时，现代社会衍生的诸多不良生活习惯在持续影响人们的生活质量，加上日益恶化的生态环境、食品健康等问题，严重威胁着现代人的身心健康。

世界卫生组织认为真正的健康需要有完整的生理、心理状态和完善的社会适应能力。亚健康人群是指身心、情感方面处于健康与疾病之间的一种低质量状态与体验的人群。据20世纪80年代相关研究，在健康人群和病患人群中，存在处于中间状态的人群，其身心状态并不健康，但也没达到患病程度。之后到20世纪90年代，国内学者首次针对这一人群，系统提出了"亚健康"的概念。

（一）中国亚健康人群的地域分布

从各大城市人口亚健康情况来看，沿海城市及经济发达地区的亚健康人群比较集中。据中国健康学会调查，中国16个百万以上人口城市中，北京的亚健康人群占比排名第一，高达75.31%，上海和广东分别以73.49%和73.41%位居第二和第三。这三个一线城市的亚健康人群占比明显高于国内其他城市。

从区域性人口亚健康水平情况来看，根据中国科学院心理研究所统计结果，西北地区人群的亚健康问题高于全国平均水平，显示出更多的生理、心理和行为问题。而华东地区人群的亚健康状况较好，相关生理和心理指标都显示出更好的健康水准。由于地域差异主要因文化和经济差异而生，可以推测出西北地区人群的健康状况与其经济发展滞后有密切关系，所以提高区域健康水平的第一步应是提高经济生活水平。

（二）中国亚健康人群的性别分布

从性别上来看，根据各地不同学者有关地方亚健康人群特征的调查，男性和女性的亚健康问题侧重点各有不同，女性在骨质疏松率、消化系统不适、疲劳感等健康问题上表现出比男性更高的发生率，而男性群体则表现出更高的肥胖率和心血管硬化率。除了生理指标，在心理健康方面，男性和女性的健康状况指标并不存在明显差异。

（三）中国亚健康人群的年龄分布

从年龄分组来看，35～40岁的人群健康水平最高，亚健康占比最低。但是不同年龄段的人群在亚健康多项指标上表现出不同的偏向。例如中青年群体由于繁重的学业和工作，其心理压力较大，疲劳感较强，而老年群体则因身体器官退化，在心血管、骨质、睡眠状况等方面指标均属于较低水平。综合来看，不同年龄段的亚健康人群需要对应采取不同的康复措施、提供不同的康养产品与服务。

（四）中国亚健康人群的受教育水平分布

相关研究显示，在老年人群体中，受教育程度与健康状况具有相关关系，表现为教育程度与健康状况虽然并不同比增长，但是否上过学对老年健康具有显著影响。而在各个年龄段人群中，受教育程度与健康状态也具有一定关系。总体来看，受教育水平越高的人群，健康状况越好，出现的亚健康症状相对较少。

（五）中国亚健康人群的职业分布

通过对公务员、教师、科技人员、企业管理层人员和体力劳动者五类人群的健康状况调查，教师群体的亚健康发生率最高，健康水平最低，其次是科技人员、公务员和体力劳动者；而且各个职业存在不同类型的亚健康问题，即亚健康症状的表现各有侧重。

（六）当前的亚健康高发人群

目前，亚健康问题已经在社会各个群体中蔓延，而亚健康发生率较高的群体被称为亚健康高发人群，其中最突出的有以下三类人群。

一是都市白领，也称为上班族，这部分人群因长期面临电脑辐射、工作

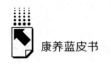
压力大、缺乏运动和休息，再加上生活带来的种种焦虑，其身体和心理健康都存在巨大隐患，亚健康发生率较高。

二是中老年人群，这一人群的身体和心理机能都随着年龄增长而自然减退，潜在疾病的发生率相比低年龄层人群要高得多，出现亚健康症状是必然趋势。而且中老年群体对健康信息的获取有限、保养意识不强，导致很少有人去关注自身的亚健康问题，错过防治时机。

三是慢性病患者。慢性病防治目前在医学上仍然是个难以攻克的难题，许多慢性病患者虽然经过治疗后病症得到相应缓解，但是大部分病症常常虚实夹杂、错综复杂，具有较大复发危险。这导致有慢性病史的人群长期处于亚健康状态或担心自己的健康会出现问题，患病风险、心理压力都比普通人更大。

二　亚健康人群的康养需求报告

根据医学专家统计，目前我国的亚健康人群比例已超过70%，符合国际上对健康定义的人群仅占15%，并且造成亚健康的原因十分广泛，几乎每种疾病都可能产生与之相对应的亚健康问题。总体来看，造成亚健康的主要原因来自以下四个方面。

首先是过度劳累、紧张导致的劳逸失衡。伴随社会经济迅速发展而来的是高强度、快节奏的工作状态，人们在狭小的办公室空间疲于应付各种事务，甚至连续加班无休；另外，激烈的社会竞争环境也给现代人施加了精神紧张、心理疲劳等多重压力，日积月累给人们带来多种身心疾病，比如记忆力下降、长期焦虑、抑郁症、情绪失控等。

其次是不良生活方式和习惯，如长期熬夜、烟酒过度、暴饮暴食、滥用药物等非健康行为，都会缓慢甚至直接损害人体，进而引发各种健康问题，促使亚健康状态的形成。

第三是环境恶化以及各类污染。人口过剩、过度开发等让本就脆弱的生态环境继续恶化，由此带来系列环境污染问题，对人体伤害极大，如水污染、空气污染、光污染、噪声污染等都对人的身心健康造成累积式损害。如今困扰社会的雾霾已经使部分人群患上了肺部疾病，污染较重的城市由雾霾导致的疾病种类和患病人数逐年增加。

第四是各种心理问题。现代社会嘈杂的信息环境和浮躁的社会风气不断引起人的紧张、烦躁、恐慌、沮丧等不良反应，使人反复陷入焦虑、自我怀疑等负面情绪中，造成心理上的各种非健康状态。

对于亚健康的防治，重点在于进行自我保健和医疗康复。目前，亚健康人群的保健和康复需求主要包括临床的生理治疗、心理与社会综合治疗两种，前者针对人的生理进行诊疗，后者则更多专注于心理康复。针对这两种治疗需要已演化出以下三种不同的治疗模式：

一是在现有的医院诊治基础上，增加社区、家庭和个人的参与，形成综合性治疗模式；

二是由单纯的生理治疗转向综合生理、心理、社会等不同层级的专业体系化治疗模式；

三是由传统的纯医学诊治用药模式转向以诊治用药为后备，结合现代健康养生和自我保健为主的自然预防性疗法。

综上所述，为满足现代亚健康人群的康养需求，综合性、体系化和预防性治疗是主要且较为有效的形式。同时，新的治疗模式催生了新的康养消费需求，各类公立医院及民营医疗机构开始提供多种形式的亚健康康养服务，并增设相应的公司或部门，亚健康康养产业逐步形成。

目前，亚健康康养产业已渗透到食品、医药、教育、旅游、医疗设备制造等诸多领域。例如在康养食品行业，出现了针对办公室亚健康人群的绿色食品和营养补剂；在康养制药行业，出现了应对各种亚健康问题的民族医药、植物药物；在康养旅游行业，许多景区开发出针对亚健康人群的康养旅游产品和项目；在医疗诊断行业，各类亚健康康复医院、检查中心和社区服务站相继出现，家庭亚健康调理师等职业开始兴起，而相关的亚健康医疗设备，既有针对专业机构的亚健康检测和治疗专业设备，也有能够用于家庭预防和检查的普通设备。

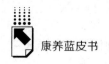
除此之外，各类新业态和产品模式也逐渐形成，如会员制贵族医院、民族医院、健康管理社区、亚健康康复中心、生命健康城、网络家庭健康管理服务等。未来，随着人们生活水平的进一步提升以及对身心健康的愈加重视，势必对亚健康问题的防治提出更高需求，面对多元化、高端化、个性化需求的产生，亚健康服务机构将向着规模化、体系化的方向发展。

三 亚健康康养产业发展报告

庞大的亚健康人群以及由此带来的众多康养需求，刺激了亚健康康养产业的迅速发展。虽然我国的亚健康康养产业仍处于初创期，但在政策持续推动、人口老龄化加剧带来潜在医疗保健需求、居民健康意识提高带动健康消费支出扩大等因素促进下，未来的发展潜力巨大。

在政策层面，自中共十八届五中全会提出"建设健康中国"以来，实现国民健康的宏伟目标被提升到国家层面。相应地，针对健康产业发展，国家出台了一系列引导和支持政策。如2016年印发的《"健康中国2030"规划纲要》，提出各地区各部门要通力合作，强调以人的健康为中心，实施"健康中国"战略；2017年发布的《国家职业病防治规划（2016～2020年)》，为改善劳动者由职业带来的亚健康问题作出规划，要求做好职业病防治工作、保障劳动者职业健康的权益。在十九大报告中更是明确提出，"积极应对人口老龄化，构建养老、孝老、敬老政策体系和社会环境，推进医养结合，加快老龄事业和产业发展"①。

在市场方面，近年来我国居民收入水平的大幅提升为亚健康康养产业发展奠定了消费基础。根据国际社会发展经验，当人均GDP达到6000美元时，非日常必需品消费、服务性消费将逐渐成为主流。我国的人均GDP在2011年就已经达到6000美元，2016年已接近7000美元。伴随着收入增加，

---

① 新华社：《决胜全面建成小康社会 夺取新时代中国特色社会主义伟大胜利》，中国政府网，http：//www. gov. cn/xinwen/2017－11/04/content_ 5237202. htm。

我国居民在防治亚健康上的消费支出逐年递增，且近年来呈现较为明显的上升趋势。

在供给方面，大量社会资本寻求进入亚健康康养领域，推动了相关企业和机构扩大产品与服务供给。目前我国的亚健康康养产业主要由医疗机构和非医疗机构服务构成，形成了五大产业集群，一是以专业医疗机构为主的医疗诊断产业，二是以药物、医疗设备及耗材制造销售为主的医疗制造业，三是以健康检测、康复调理、心理咨询等为主的亚健康管理服务业，四是以保健膳食、生物食品等开发销售为主的保健品产业，五是以温泉、阳光、森林等资源为载体的康养旅游产业。

在业态方面，我国的亚健康康养产业链在纵向优化的同时向横向扩张，新兴业态不断涌现。如通过健康检测使人更加准确地了解自己的健康状态，并提供科学的预防、康复方案；亚健康防治技术和产品被不断挖掘，除了传统的中医食疗、针灸和推拿等，森林浴、苗医苗药、香薰疗法、温泉理疗等各类新兴康复手段和产品被不断开发和推广，为亚健康康养产业带来持续不断的创新活力；同时，提供亚健康防治服务的机构数量快速增长，服务水平和服务质量也逐步提升，不仅有医院开办的保健科和康复科等，还有私营企业进入市场开办的各类亚健康检测公司和健康调理机构。

总体来看，亚健康康养产业不仅面临着巨大的市场需求和良好的政策环境，在资本的推动和消费者的需求增长下，企业数量和规模不断扩大并进一步谋求改善产品和服务供给。

四 亚健康康养市场未来发展报告

从社会各产业的发展规律来看，未来亚健康康养产业及周边产业将持续保持高速增长，多产业融合、业态不断丰富将在未来五到十年为亚健康产业发展注入强大动力。由于亚健康防治是一项系统工作，涉及范围广、涵盖环节众多，因此亚健康产业发展需要政府、企业、研究人员以及消费者等共同参与和推动。

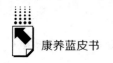

可以预见，国家将出台更多的产业引导政策，企业参与的热情将进一步被调动，相关学科的研究成果会不断涌现，消费者对亚健康康复产品的需求趋于多元化、高端化、个性化。同时，各种新技术和新消费方式的出现将对亚健康康养产业产生深远影响，例如移动互联网技术应用在移动医疗和智能穿戴领域，带来了亚健康产品的创新并培育了消费市场。农业、旅游、健身等与健康的融合发展，正在满足新时代消费升级的需求。未来，亚健康康养产业将呈现新的面貌，展现出新的发展态势。

（一）社区亚健康服务平台不断增加

对于个体感知而言，亚健康状态与健康状态和疾病状态的界限并不明显，身体状态的提升或下降都会使人从亚健康状态转变为健康状态或疾病状态。因此，对身体的养护不需要完全在医院里进行，在日常进行的身体养护就能使人及时避免受到亚健康问题的困扰。

并且，社区康养服务没有医院的专业医疗服务那么复杂，虽然只是进行浅层的身体养护，但是在大多数情况下能够发挥作用，将亚健康状态扼杀在发展初期。而且社区康养服务能够提供基础健康教育，进行常见的亚健康防治工作，相比医院的专业医疗服务更加便捷，社区居民更容易获取。如果将社区康养服务和医院医疗服务相结合，前者能够为后者过滤掉许多只需进行简单身体养护的亚健康人群，为医院的医疗服务减轻很大压力。

目前我国的社区康养服务规模不大，服务体系尚不健全，但专注于亚健康防治的社区康养服务在不断建立，并寻求与医院等专业机构的合作。可以预见，未来以社区康养服务为基础建立起的亚健康康养服务平台将在亚健康防治和康复工作中发挥更大作用。

（二）亚健康管理服务更加系统和多样

目前我国亚健康康养产业存在的诸多问题有两点较为突出，一是亚健康康养服务类型较为单一，以健康体检服务为主，具有非连续性的缺陷，消费者无法对自己的身体状况进行跟踪、监控和及时治疗。这类似于在医院里患者的病历不能得到持续管理，诊疗服务难以统一和延续，虽然目前正在推广电子病历，实现患者病历管理统一化，但是这一进程非常缓慢。二是亚健康康养服务机构质量参差不齐，缺乏行业统一管理和相关政策引导，使得消费者难以对亚健康康养服务机构的经营正当性和服务质量作出判断，导致企业和机构的信誉低。

可以预见，针对这些掣肘产业发展的问题，政府会出台针对性的行业管理办法，促进亚健康康养服务机构的正规化经营与标准化建设，规范行业秩序。提供亚健康康养服务的企业和机构则会不断延伸和升级服务内容，增强亚健康康养服务的延续性，以更好地满足市场需求。

（三）与相关产业的融合将提速加深

新兴的产业总是处在变化之中，产品形态的不断丰富和多元扩张，势必与周边产业形成融合发展的局面。目前与亚健康康养产业相关的医疗、医药、食品、设备制造等融合产业已经趋于成熟，并聚集了强大的技术力量和资本力量，培育了较为稳定的消费者群体。

在国家提出要"积极发展商业健康保险"的背景下，健康保险业迎来政策利好。对于受保人来说，健康保险能够降低患病带来的风险，减轻赔付压力；对于亚健康康养服务和医疗服务来说，健康保险的差异化产品能提高人们的健康意识，引导人们养成良好的健康习惯。

随着云计算、物联网、移动互联网等技术的更新和成熟运用，亚健康康养产业与互联网的深度融合将成为必然。亚健康服务企业和机构将通过移动互联网平台对个体健康状况进行持续、科学的监测与管理，以此提高服务效率。通过获取并分析消费者的健康数据，从而更及时、准确地提出防治建议，进而提供精准的康复服务。

此外，亚健康康养产业与农业、旅游业等相关产业也将进入深度融合期，温泉旅游、医疗旅游、养生农产品、森林康养等业态和产品逐渐成熟并被市场所接受。

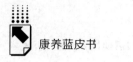

（四）亚健康管理教育体系逐渐成熟

世界卫生组织提出，解决亚健康问题应采取"预防性健康策略"，即解决亚健康问题的重点在于防。而在医学、心理学、行为学、教育学等学科范畴下考察分析亚健康的预防工作，其又是一个复杂的系统工程，涉及健康理论研究、健康信息传播、亚健康预防教育、健康管理人才培养等，但目前相关领域的研究成果不多、实用性不强，许多实际理论问题有待解决。

此外，我国亚健康康养行业发展还面临专业管理人才不足、技术水平参差不齐等问题。未来，在政府、企业和教育机构的共同努力下，亚健康管理教育体系将逐步建立，科研机构、高等院校、职业院校等层次化的研究教育培训机构并行，与亚健康防治相关的理论研究成果会不断丰富，从而培养出多层次的亚健康管理人才并逐渐满足产业发展需求。

供 给 篇

Supply Reports

B.7

康养产品分类及市场供给分析

李靖雯　何瀚林＊

摘　要：　康养产业对资源的依赖程度较高，其发展对农业、制造业和
服务业都有不同程度的需求。本报告首先从康养市场的供给
端出发，基于康养目前主要依托的自然资源将康养产品划分
为森林康养、温泉康养、海洋康养和阳光（气候）康养四大
类，并对各类康养产品的供给市场进行分析。其次，对与康
养关联的制造业和服务业市场进行归类。将康养制造业归为
医疗器械、康养食品和智能设备三类，将康养服务业归为旅
游业、地产业和金融业三类，并分别对其供给市场进行分析。

关键词：　康养产品　产业体系　市场供给　制造业　服务业

＊　李靖雯，中山大学旅游学院硕士研究生；何瀚林，仲恺农业工程学院讲师，主要研究方向为
会展经济与管理、康养旅游。

一 基于资源类型的康养产品市场供给分析

（一）森林康养

1. 国内森林康养发展简介

森林康养是指以森林风光、负氧离子、有机食品和养生文化等为依托，配备以相关的休闲、医疗等设施设备，为大众提供具有修身养性、颐养身体、延长寿命等功能的休闲服务。[1] 从时空发展视角来看，台湾地区是国内较早发展森林康养的地区，以森林浴为主要形式。自 1965 年以来，台湾已建设森林浴场 40 余处。从 1980 年起，内地开始关注森林资源的旅游和养生价值，建立起森林公园并设置了森林浴场。这些森林公园和浴场的建立使我国的森林康养初具形态，是我国森林康养之基。随后，广东、湖南、四川、浙江等省份也先后开始了对森林疗法的实践探索。目前，全国 3/5 以上的省份都开始重视森林康养的经济和医疗价值。2014 年，四川省正式提出"森林康养"的概念，并在 2015 年举办了国内首个森林康养年会。

2. 森林康养产业运营模式

当前，康养产业最常见的运营模式有两种：政府性经营管理模式和市场性经营管理模式。

政府性经营管理较为常见，政府或者投资方往往掌握着垄断性资源或者具有绝对优势性的资源。政府性经营管理模式的运营方式主要是政府提供基建而专业投资商负责项目落实和日常运营管理。

市场性经营管理的主要特点是有多个投资主体参与，有着较好的市场积极性和创新性，并多以项目形式招商引资。该模式下，运营者通常以经过包装的单个或多个康养项目进行招商引资。

---

① 肖云儒：《发展文化产业的几点思考》，《西安交通大学学报》（社会科学版）2013 年第 33 期。

表 1　森林康养的发展历程

时间	事件
2012 年	全国首个由政府、企业、医疗机构共同打造的森林康养基地在湖南建立[①]
2015 年 8 月	四川省林业厅启动了首批共 10 处森林康养基地的建设,同时编制森林康养基地建设的相关标准
2015 年 8 月	四川省林业厅对优秀的森林康养目的地进行授牌[②]
2016 年 4 月	湖南省林业厅与北大未名集团在长沙签约联手打造森林康养产业基地
2016 年 5 月	全国首个地级市森林康养协会在绵阳市成立[③]
2016 年 6 月	全国首个以森林康养为主题的专业性研究机构成立[④]

注:①张长虹:《湖南森林旅游发展与管理研究》,国防科学技术大学研究生院硕士学位论文,2006。

②周相吉:《四川最佳、最具潜力的 20 个森林康养目的地揭晓》,华夏经纬网,2015 年 7 月 27 日,http://www.huaxia.com/jxtf/jrsc/xwsc/2015/07/4496257.html。

③吴平:《绵阳成立全国首个市级森林康养协会》,《四川农村日报》2016 年 5 月 19 日,http://country.scol.com.cn/shtml/scncrb/20160519/41363.shtml。

④浙江省林业厅:《中国林科院温州森林康养研究中心在雁荡山森林公园签约揭牌》,中华园林网,2016 年 6 月 29 日,http://www.yuanlin365.com/news/290736.shtml。

3. 国内森林康养供给市场

目前,大众对健康生活方式和各类健康产品的追求推动了健康产业的发展,而森林康养作为其中的重要产业同时也推动着大健康经济的发展。目前,我国健康产业正不断地发展,森林康养产品的种类不断地丰富,质量也得到提升,我国正从供给侧不断提升以满足当下及未来森林康养市场的需求。而我国的森林康养供给资源储量丰富,相关基础设施条件良好。目前,全国已建有森林公园 3392 个,总面积 1886.67 万公顷,其中国家级森林公园 827 个,国家级森林旅游区 1 个,省级森林公园 1457 个,县(市)级森林公园 1107 个[①]。并且,森林公园共建有总长 9.07 万公里的游步道、拥有共 3.4 万台(艘)包括车船在内的交通工具、提供 102.94 万张接待床位和 197.1 万个餐位,并拥有 18.02 万(人)提供管理等服务以及 1.66 万(人)提供导游服务的人力资源配备[②]。同时,国家《林业发展"十三五"

---

① 李娜:《议案办理增进民生福祉》,《新疆人大(汉文)》2012 年第 3 期,第 34~35 页。

② 许晶:《2013 年全国森林公园建设经营情况》,《中国林业产业》2014 年第 Z2 期,第 16~17 页。

规划》提出在 2020 年之前将建成 200 个以上国家森林城市，以森林资源为依托推进林业旅游休闲康养的发展，将每年提供 15 万亿元的森林生态服务价值。

目前，我国各种森林康养产品和服务的提供尚未突破传统的旅游观光的模式，即还停留于满足感官体验的阶段。尽管我国拥有丰富的森林康养资源以及具有一定接待能力的基础设施，但是由于未脱离传统的旅游模式，具有创新性、个性化以及更能体现森林康养特点的产品和旅游体验方式还相对欠缺。因此，针对森林康养特点以及不同森林康养人群特点的产品和服务还有待开发和提升。同时，森林康养接待规模有待扩大，产品多样化有待提高，一些先进的设施设备也需要引进到森林康养供给市场中，以提升其整体的产品质量和价值。

（二）温泉康养

1. 温泉康养

在旅游发展中，温泉旅游向来是其中的重要组成。随着人们旅游观念的改变，休闲和度假越来越成为现代人主要的旅游方式。一方面，温泉旅游有很好的休闲性和娱乐性，是大众所喜好的休闲度假项目；另一方面，温泉所具有的压力、浮力和温度等物理特征以及温泉中含有的矿物质，使得温泉有显著的医疗功效。因此，温泉旅游一直都是与健康、养生等相关联，并且也是较早的重要康养休闲产品之一。[①]

表 2　各类型温泉医疗功效（温度 25℃）

单位：mg/L

温泉名称	主要成分	浓度	医疗功效
氡泉	氡 Bq/L	129.5	高血压、冠心病、闭塞性动脉内膜炎、心肌炎、温性关节炎、亚急性风湿及类风湿关节炎、支气管炎、胃及十二指肠溃疡等

---

① Erfurt - Cooper P, Cooper M, "Health and wellness tourism: Spas and hot springs," *Channel View Publications*, 2009.

温泉名称	主要成分	浓度	医疗功效
碳酸泉	二氧化碳	1000	心血管疾病、轻度冠心病、心肌炎、慢性胃炎、支气管哮喘、过敏性鼻炎等
硫化氢泉	重硫化氢	2	慢性皮肤病、糖尿病、慢性胃炎、慢性支气管炎等
氟泉	氟	2	神经官能症、植物神经紊乱症、神经病、失眠症等
溴泉	溴	25	高血压及动脉硬化、月经失调、更年期综合征、风湿性关节疾病、皮肤病
碘泉	碘	5	贫血、慢性妇科疾病、慢性皮肤病等
锶泉	锶	10	甲状腺、呼吸道的慢性炎症等
重碳酸盐泉	重碳酸离子	≥1000	重碳酸钠泉:慢性胃炎、胃酸过多症、膀胱炎、肾盂肾炎等 重碳酸钙泉:慢性湿疹、牛皮癣、慢性溃疡等
硫酸盐泉	硫酸离子	≥1000	皮肤病、痛风、尿道炎症、胆囊炎和结石等
氧化物泉	氯离子	≥1000	湿疹、慢性皮肤病、对儿童、体质虚弱和腺病患者疗效良好
淡温泉	固体成分	≤1000	调节细胞及神经体液的机理,改善人体循环功能,双向调节血压,增强肾上腺、内分泌和免疫系统功能

2.温泉康养供给市场

随着人们健康观念的增强以及对于康养需求的增加,我国温泉度假产品的消费额度也在近几年保持高速增长。目前,温泉度假总游客量在休闲旅游度假游客量中的占比已超过30%,远超其他旅游休闲产品。国内各地的温泉资源得到更好的开发,各类以温泉为主题的景区和其他休闲度假设施数量和质量也在不断上升。

我国温泉资源非常丰富,除了上海、天津、黑龙江和宁夏,我国其他各省(区、市)都有一定的温泉资源。其中云南、西藏、广东、四川和福建是我国温泉数量最多的五个省区,分别拥有温泉603个、283个、257个、220个和174个,约占全国温泉总数的70%[①]。其中温度密度最高的省份为台湾、云南、广东、福建和海南。而由于经济发展基础、社会文化背景以及资源的差异,我国各区域之间温泉产业的发展差异也较大。华南地区是国内

---

① 《中国温泉分布图,中国的温泉都分布在哪里》,知识课堂网,http://www.maigoo.com/goomai/151253.html。

温泉旅游资源最丰富、市场成熟度和规模都比较高的温泉度假地，其中广东、湖南等省份温泉度假产品最多；西南地区温泉产品以度假区为主，规模和层次多样以及覆盖人群较广；华东地区的温泉度假产品发展较为迅速，温泉度假产品主打中国元素，发展潜力较大；华中地区的温泉产业以酒店和度假区为主，开发年代较晚，产品的档次和规模与广东相比有较大差距；而西北与东北地区的温泉旅游产业相对国内其他地区发展较为落后。

目前，我国已经发展起部分成熟的温泉度假公司，这为我国各地区温泉康养的发展起到一定的牵引和带动作用。2015 年，根据《温泉企业服务质量等级划分与评定》，全国温泉星评委评选出了 13 家五星级温泉和 1 家四星级温泉。

表 3　首批星级温泉名单

序号	代表企业	星级
1	大连铭湖实业有限公司	五星
2	大连金石唐风国际温泉会馆有限公司	五星
3	辽宁碧湖温泉度假村	五星
4	辽宁营口忆江南温泉谷度假酒店有限公司	五星
5	厦门日月谷温泉度假村有限公司	五星
6	福建连城天一温泉度假村有限公司	五星
7	港中旅（珠海）海泉湾有限公司	五星
8	广州从化碧水湾温泉度假村有限公司	五星
9	云南腾冲火山热海投资开发有限公司腾冲热海温泉	五星
10	云南腾冲玛御谷温泉投资有限公司悦椿温泉村	五星
11	云南柏联集团有限公司昆明柏联温泉旅游分公司	五星
12	云南华侨城实业有限公司	五星
13	重庆融汇温泉产业发展有限公司	五星
14	云南曲靖景晟旅游投资开发有限公司马龙分公司	四星

（三）海洋康养

1. 海洋康养

滨海旅游是海洋资源与旅游业的完美融合。《中国海洋经济统计公报》

认为，滨海旅游是以海岸、海岛和各种海洋景观为依托的旅游活动①。实际上，海洋资源的价值不仅仅在于和海洋相关的旅游和娱乐价值，同时还有很大的康养价值。海洋康养虽然在最近几年才被关注，但海洋的医疗价值很早就被人们利用并且衍化出十分丰富的产品。随着海洋资源不断得到发掘，海水的疗养功效也逐步得到认可，开始得到更大的应用和推广。除此之外，海洋运动康复旅游项目是海洋康养的重要构成部分，旅游者可以参加各种海上或沙滩健身运动；海边高尔夫球场和度假休闲中心则为旅游者提供了高级的休闲养生场所；而潜水等水下项目还可以更有效地让度假者放松减压。可见，康体疗养、观光旅游、休闲度假是滨海旅游的主要组成部分。

2. 海洋康养供给市场

从亚洲情况来看，亚洲医疗旅游发展较先进的国家大多为沿海国家，并充分将海洋资源的优势融合到保健旅游项目中。如泰国和马来西亚将本土的优势医疗项目与海洋旅游资源结合起来；印度以传统瑜伽、阿育吠陀医学和悉达医学吸引游客，发展海洋康复保健类国际医疗旅游；新加坡有着优质的医疗服务，并利用海滨怡人的气候和秀美的风景，为来此接受治疗与专业护理的游客提供休闲宜居的体验等。而我国位于太平洋西岸，拥有大陆海岸线187.2km、海岛岸线145.6km、6500多个500m^{2}以上的岛屿，300多万km^{2}的海域面积，并有多样的海洋景观及其他丰富的海洋旅游资源②。我国海洋休闲产业主要以滨海旅游为主，滨海旅游业对整个海洋经济的贡献超过1/4，成为海洋服务业的主体部分。目前，我国滨海旅游业中涉及的区域、投资主体、市场等逐渐多元化。

目前，海南、辽宁、山东、福建、广东等多个省份的滨海地区都有不同层次和形式的海洋疗养项目，但普遍存在开发深度不够、产品缺乏特色等问题。为此，很多省份和地区都提出了发展海洋康养的战略规划，以医疗旅游发展先进的国家为借鉴，以自身的传统医疗养生文化和丰富的海洋旅游资源

---

① 曾志兰：《试论福建海洋旅游产品的培育与创新》，《亚太经济》2013年第6期，第121～124页。

② 袁志强：《滨海地区旅游发展研究》，西北师范大学硕士学位论文，2012。

为依托来推进海洋康养产业的发展。将来，海洋康养将更好地满足大众对康养的需求，同时也成为旅游业新的增长点。

表4 海洋康养产品类型

类型	内容
海洋亲水活动	海上游乐休闲、康体健身活动、海底潜水、探险、海滨浴场
海洋文化体验	各种形式的渔家乐、海鲜美食，海洋物产工艺品、纪念品、保健品、化妆品及其生产基地，海洋爱国主义教育基地，海洋科学考察，海洋影视文艺作品
海洋主题活动	海洋节庆、海洋体育赛事、海洋主题公园（包括各种体现海洋科普知识和海洋科技的海洋馆、水族馆）
创造性的滨海旅游产品	海洋影视基地、大型海港、跨海大桥
滨海旅游产品的外延	海洋气象景观、海洋景观房产

（四）阳光（气候）康养

1. 阳光康养

阳光一直以来都是被用来进行锻炼或防治慢性病的天然资源，正如古人所云"火气之精为日"。而科学研究也表明，适度的阳光可以促进皮肤新陈代谢、抑制皮肤表面的微生物从而有助于皮肤的健康，并有助于一些疾病的预防和治疗，如心血管系统疾病、关节炎、佝偻病、慢性肠炎、静止期肺结核等。因此，结合阳光资源的阳光休闲度假逐渐显现并成为度假旅游的热点之一，以日光浴形式为主的阳光休闲旅游也开始成为旅游市场的明星产品。而随着健康问题日益得到人们的关注以及康养概念的提出，阳光休闲度假也迎来了更好的结合点和发展契机。

2. 阳光康养供给市场

目前，我国阳光康养相关的产品和服务供给不足。国内发展比较早也比较成熟的阳光康养度假地并不多，攀枝花是其中发展较好、较为成熟的阳光康养地之一，开发了如都市阳光休闲旅游、阳光运动旅游、阳光康养旅游以及百里生态长廊旅游等一系列的阳光康养产品。此外，攀枝花还结合养老这一优势产业，将阳光康养服务融入养老服务当中。目前，攀枝花已建有一定规模和数量的社区日间照料中心,提供一定数量的接待床位,每年有 3 万多名老年人自发到攀枝花过冬。这一方面说明了我国阳光康养的需求极大和阳光康养极高的价值,另一方面也显现了我国现阶段阳光康养度假地接待能力和规模不足的问题。

此外,我国还有其他阳光资源丰富和自然生态条件良好的阳光康养度假地,如有着"春城之称"的昆明,拥有常年充足的日照和温暖怡人的气候条件;三亚拥有阳光、海水、沙滩等资源和成熟的接待条件等。国外也有很多以阳光旅游度假而闻名的地方,如阳光度假胜地地中海地区、加勒比海地区以及位于东亚及太平洋地区的夏威夷、泰国、印度尼西亚等,它们都整合了阳光、沙滩、海洋等丰富的阳光康养旅游产品。

目前,尽管我国阳光康养供给市场面临着规模、水平和品牌打造等问题,但随着康养概念的进一步深化以及细分市场的进一步完善,阳光康养产业也将进一步发展壮大和完善。目前凸显的亚健康问题也将同样带动阳光康养产业的飞速发展,未来阳光康养也将成为旅游消费的新引力。

二 康养制造业的市场供给分析

(一)康养医疗器械产业分析

目前,我国正步入社会老龄化阶段,而人们的保健意识也随着经济水平的提高而增强,由此带动了康养市场需求,而与康养相关的医疗装备需求也越来越大。

《2016 中国医药物资协会发展状况蓝皮书》显示,我国医疗器械市场销售总额由 2001 年的 179 亿元增长到了 2015 年的 3080 亿元,增长了 17 倍多[①]。但目前我国的高端医疗产品主要为进口产品,占据我国医疗器械市场 1/4 的

---

① 《2016 年中国医疗器械市场销售规模约为 3700 亿元》,前瞻网,2017 年 2 月 28 日,https://d. qianzhan. com/xnews/detail/541/170228 - 9edf31e7. html。

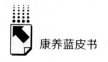
高端产品中，外资掌握了近3/4。并且，外资企业的综合竞争力领先国内企业，特别是在一些技术壁垒较高的领域。发达国家掌握大部分医疗器械前沿技术与高端设备，它们在医养装备的新兴市场拥有极大的话语权。

但在高端产品市场的一些细分领域，中国龙头企业开始取得突破性的进展。部分企业在CT、核磁共振、彩超等影像领域已具备高端的产品研发能力。根据中国产业信息网的统计，我国医疗器械生产企业超过一万家，其中一类企业有5080家，二类企业有9517家，三类企业有2614家①。同时为提升我国医疗设备制造水平，我国关停一批规模小、低水平的企业，以达到丰富产品结构、扩宽营销渠道来布局大健康产业的目的。

但整体看来，我国医疗器械制造业仍处于规模小而散的局面。将来，我国医疗器械制造业将会通过更加紧密接触国际市场来提升工艺技术、研发水平，并引进和应用新材料，从多方面推进我国医疗器械产品向高端化转变。目前，我国医疗器械制造业需要提高产业的技术创新能力以及加强产、学、研联合，实现康养装备制造的高端化，以提升我国供给市场的竞争力并为康养产业的发展提供强有力的技术设备支持。

（二）康养食品制造业分析

我们可以将康养类食品归为具有特定保健、养生等功能的食用产品，如生态有机食品或富含维生素、矿物质和微量元素等物质的保健药品等。其具有身体调理、治疗或预防的功能，并不会损害人体正常机能。这种康养用品目前主要以保健食品、有机食品和其他健康食品为主。

根据世界银行的标准，我国已经属于中上收入国家。因此，消费需求也从基本的生活需求转向满足生活质量的需求，这体现了居民消费的巨大转型。我国居民生活水平及健康意识的提高将升级其消费选择和消费水平，不少居民将保健品纳入日常必需消费品行列，这为康养类食品打开更大的市

① 《2017年中国医疗器械行业市场规模统计分析及发展趋势前景预测》，中国产业信息网，2017年4月7日，http://www.chyxx.com/industry/201704/511561.html。

场。目前，国内市场中草药等传统保健品占有近1/3的份额，而这一占有率在国家中医药发展战略规划纲要出台以后还将会继续提高。根据罗兰贝格的统计结果，2015年我国保健品市场规模约1200亿元，相比2005年的市场规模增长近三倍，并将在2020年赶超美国①。

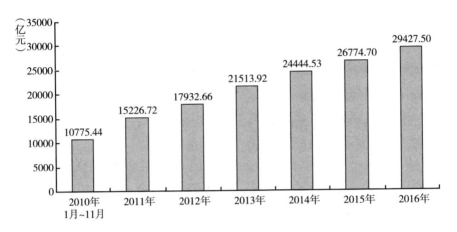

图1　2010～2016年中国医药行业总产值统计*

注：*《2017年中国医疗器械行业市场规模统计分析及发展趋势前景预测》，中国产业信息网，2017年4月7日，http://www.chyxx.com/industry/201704/511561.html。
资料来源：国家统计局。

但是从整个市场产品的消费人群来看，国外老龄人口中有消费保健品习惯的人群占比较高，并且随着年龄层的提高，消费保健品的人群所占比例也在提高。但在中国，45岁以上有消费保健品习惯的人群比率较低，而25～45岁的中青年群体更缺乏消费保健品的习惯。此外，美国保健品占有我国保健品市场的50%，而我国仅占有其中的20%。因此，在中国人均可支配收入不断增长、中高收入的群体增加且康养需求具有极大提升空间的情况下，康养食品制造业应该被给予重视并且提升其供给质量和竞争力。

---

① 胡洪铭：《海南猪业"蛋糕"谁来分享?》，《中国畜牧业》2014年第20期，第79页。

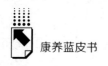

表5 2012~2016年中国医药制造业产业的企业数量*

年份	企业数(个)	增长率(%)
2012	6075	—
2013	6525	7.4
2014	6797	4.2
2015	7116	4.7
2016	7449	4.7

注：*《2017年中国医疗器械行业市场规模统计分析及发展趋势前景预测》，中国产业信息网，2017年4月7日，http：//www.chyxx.com/industry/201704/511561.html。

（三）康养智能设备制造业分析

在信息技术不断融入制造业的趋势之下，中国健康智能制造也有了一定的进步。在健康大数据平台的基础上，随着医疗行业趋向信息化和智能化，智能医疗将给康养产业带来新的生机。康养智能设备能够实时监测用户的体征，提供24小时全天候的监测和治疗工作。并且能够将检测人体的数据存储在云端，通过有效的分析和计算，向用户和医疗人员提供实时而全面的反馈。随着当前"健康产业＋互联网"的态势的发展，国内大型互联网公司以及一些大型医药厂商都在积极开发智能医疗健康设备市场，增值服务多样化发展，这迅速激发了用户需求。

从1990年开始，我国几乎与国际同时开展可穿戴医疗健康设备的研究。根据Gartner的预测，可穿戴设备的国际市场总量将在2017年达到305亿美元，其中智能手表将占有超过1/10的份额，创造约93亿美元的营收[1]。美国研究公司Tractica的市场调研成果表明，应用于健康领域的智能设备在未来将有更大的市场。而其中具有慢性病预防功能和与健康状况管理相关的可穿戴设备将会更受康养市场的青睐[2]。同时，随着康养市场的不断发展，人

---

[1] 侯和君：《可穿戴设备作为广告传播媒介的前景初探》，《科技与企业》2014年第16期，第310页。

[2]《身体传感器预计将为整个可穿戴市场提供大部分增长动力》，中国自动化网，2017年8月22日，http：//www.ca800.com/news/d_1nvgtilha4lv1.html。

们对健康智能设备的需求越来越多样化和个性化,智能设备的创新和生产研发都需要紧跟市场的要求。

三 康养服务业的市场供给分析

(一)康养旅游业分析

随着人们生活水平的提高和休闲观念的转变,旅游已经成为大多数人的生活必需品之一,而其中有助于健康养生的旅游活动更是受到现代社会中处于亚健康状态的中青年群体和老年人群的欢迎[1]。据 2016 年的数据统计,我国中产阶层人数已经超过 1 亿人。而中产阶层对休闲健康的需求以及强大的消费能力将极大推动康养旅游业的发展。因此,融旅游与健康养生于一体的康养市场将具有强大的发展潜力。

而在国家各种利好政策的推动下,我国各地积极挖掘各种康养资源,积极发展康养旅游,并将其作为重要发展方向。目前,我国西南地区、长三角、山东及东北地区等区域的康养旅游发展比较集中,也相对其他区域更加成熟[2]。就目前的发展情况来看,国内的康养旅游主要以老年人群的养老度假、中青年的养生保健、健康人群的高品质生活以及亚健康和疾病人群的康复治疗等需求为主,并不断发展出康养旅游城、康养旅游小镇、康养旅游产业园以及康养旅游度假区等多种不同类型的康养旅游组合形态。仇向洋和曹小磊(2011)根据康养旅游的资源类型将其分为传统文化依托型、自然资源依托型、医疗设备依托型三类:传统文化依托型侧重凸显和应用地方的特色文化,融康养文化于体验、教育、度假等活动当中,主要产品包括民族医药旅游、中医药旅游、养生度假旅游、武术强身运动旅游

---

① 张文建:《市场变化格局下的旅游业态转型与创新》,《社会科学》2011 年第 10 期,第 30 ~38 页。

② 中睿智旅全产业链旅游规划咨询机构:《康养旅游:多业态融合的"新蓝海"!》,搜狐网,2017 年 11 月 15 日,http://www.sohu.com/a/202367537_99901749。

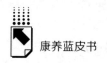

等；自然资源依托型是指以区域特色的自然资源为依托，挖掘各类具有康养和旅游价值的资源，如各类草木山水资源，并依托不同资源发展阳光康养旅游、海洋康养旅游、森林康养旅游、温泉康养旅游、乡村康养小镇等；医疗设备依托型侧重以特色医疗资源为核心吸引要素，在初步康养旅游基础上提供具有保健养生、康复治疗、休闲度假等多种功能的度假产品[①]。

当前，康养旅游业面临着三大趋势：大众的旅游需求体现了明显的转型、大众整体的健康意识和消费水平提升、我国社会老龄化问题日益加剧。而这三大趋势将会带给康养旅游业极大的成长机遇，但同时也对康养旅游的供给市场带来一定的压力。企业各相关部门要从人员、设施设备、技术等方面提升康养旅游接待能力和质量，以满足市场的需要。

（二）康养房地产业分析

社会老龄化在加剧，而我国老年人有一定的储蓄和消费能力，并且对晚年生活品质的关注不断提升。因此，以环境和生态资源为主要卖点的地产需求正在逐步增加，并成为当下房地产市场的热点之一[②]。并且，购房者的购房理念从刚性需求逐渐随生活水平的提高而转变为第二住宅或度假住宅。加上持续旺盛的旅游休闲和健康养老需求，主打以生态环境为卖点的康养和文旅地产项目成了房地产市场的热销项目。

目前有关康养地产的供给主要集中在养老地产和康养旅游地产两个方面，其中以养老地产发展最为迅速。康养旅游地产和养老地产都是集合住宅、商业和服务三者于一体的有机综合体，多位于周边设施齐备的郊区或度假区，是房地产的一种新的混合开发模式。在养老地产方面，其标准、功能和设施等相对其他类型的地产项目更高、更齐备，市场的指向性也更加明确。其中，养老地产具有较强的服务性，因此还可根据

---

① 仇向洋、曹小磊：《南京市旅游产业发展战略规划研究》，《中国名城》2011 年第 5 期，第 22～28 页。

② 贾彦：《商业地产的白银时代》，《经济展望》2012 年第 3 期，第 198 页。

消费者的需求从居住、餐饮、医疗、康复、护理、运动、休闲等多个方面进行配套设施建设和精细化设置，进而提供更完备精细的服务。中国现有的养老模式主要是机构养老、社区养老和家庭养老三种[1]，与此对应的养老地产是养老院、敬老院、养老相关医院，以及老年社区和家庭养老住宅等。而随着老年人生活品质的不断提高，多种新形式的养老方式陆续出现（见表6）。

表6 国内主要养老模式、特征及典型案例

养老模式		代表案例	典型特征
"社区＋医院＋地产"模式		台湾长庚养生文化村	社区和医院的融合，具养老、医疗、生活娱乐等功能 *
会籍制养老俱乐部		北京太申祥和山庄	以会员制为经营模式，属于集养老、康体、娱乐、餐饮、住宿、医疗于一体的综合性服务机构
以房养老模式		北京太阳城	采用反按揭贷款方式实现"以房养老"，减轻养老负担
异地养老	异地购房	海南、大连、青岛等地城市楼盘	以养老为目的选择环境宜居的城市购房
	"候鸟式"养老	大连的互动式异地养老服务中心	不同城市老年公寓之间以置换方式实现异地度假养老，属异地度假旅游养老形式，以低龄健康老人为主
	"季节性"养老	天津的泰达国际养老院	以高龄"空巢"老人为主，老人有选择地在不同季节去不同类型的养老机构或者选择社区养老的灵活养老方式
	海外华人回国养老	新加坡华人、北美的购屋旅游团	海外华人回国养老
度假基地连锁		北京金港家苑、江苏生态养老连锁	结合养老与度假，打造连锁经营模式
分时度假式养老		云南卧云仙居、浙江城仙居	由分时旅游度假衍生的养老模式，将房地产业、旅游业、养老业、酒店业结合起来

注：* 王红英：《养老地产发展探讨》，《江苏商论》2013年第34期，第275页。

---

[1] 卞吉安：《宁海城乡一体养老服务体系建设实践及推进》，《宁波经济·三江论坛》2013年第8期，第8~12页。

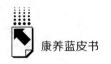
据《2016年社会服务发展统计公报》提供的数据，我国60岁以上老年人口已超两亿人，约占我国总人口的1/5[1]，再加上生育率下降、寿命延长以及"空巢"老人等因素，未来养老地产的需求十分巨大。

（三）康养金融业分析

老龄化问题无疑是现阶段中国社会面临的最主要的问题之一。我国现阶段老龄人口众多、增长速度过快、养老产品供不应求，"未富先老"、养老金储备不足、老年抚养比不断上升等问题也日渐突出，这使我国面临巨大的养老挑战。而养老问题可以有效利用金融工具来缓解，养老金融也在强烈的社会需求之下逐渐发展并完善起来。养老金融是指通过运用金融工具来为个体提供养老保障和支持的金融活动，内容涉及养老储备、养老投资以及养老消费等。

在养老金市场规模方面，目前我国养老金金融市场的规模已经达到了万亿元级别。截至2015年底，共有7.5万家企业建立年金，累计基金金额达9526亿元；全国保险业总资产为123598亿元，其中寿险公司99325亿元，占总资产的80.4%[2]。在养老消费市场方面，我国老年人群具有较强的消费能力。2014年我国老年人生活状况的调查结果显示，我国老年人的人均年消费支出为14764元，整体具有良好的消费能力。而根据国家统计局2016年的数据，我国65周岁以上的人口超1.5亿人，由此可估计得出我国老年人的消费能力达10万亿元级别。因此，我国养老金融市场也具有较大的规模。根据预测，未来十年养老用品、养老服务业等行业对于GDP的拉动作用分别约为8%和6%，而养老金融为老龄地产和老龄用品提供了有力的支持。

2016年，《关于金融支持养老服务业加快发展的指导意见》（以下简称《意见》）正式提出养老金融服务的概念。同时，《意见》鼓励各类金融机构

① 王炎:《金融支持产业健康发展》,《装备制造》2011年第Z1期,第58~60页。
② 长江证券:《养老金政策上突破三大难题,入市时机已成熟》,东方财富网,2017年3月10日,http://fund.eastmoney.com/news/1591,20161207691141769.html。

进入养老产业，为养老产业提供更大的支持并推进养老金融服务体系的完善。目前，各金融机构也开始完善养老金融服务并推出不同类型的养老产品，如充分结合各社区银行网点的银行养老、养老金公司、保险公司推出的养老险等。未来，养老金融服务体系将在市场推动下更加完善，以满足老龄化社会的需求，而我国政策也会支持养老金融以缓解未来社会养老的严峻形势。

B.8
中医药康养产业发展现状与作用分析

甄 艳*

摘 要： 健康是促进人的全面发展的必然要求，是经济社会发展的基
础条件。中国已经进入人口老龄化快速发展阶段，养老问题
是中国现阶段亟待解决的社会问题。康养产业作为健康中国
建设的重要组成部分，其出现与发展将极大地推进健康中国
的建设。"中国医药学是一个伟大的宝库"，在康养产业的发
展过程当中，要充分发挥中医药的独特优势，将中医药优势
与康养产业紧密结合。大力发展中医药康养产业项目，进一
步推进中医药在康养产业中的重要作用，着力打造升级版康
养产业。

关键词： 中医药 康养产业 养生保健

　　康养产业是健康与养老产业的简称。健康是人全面发展的基础和必要条件。养老问题则是当前中国最重要的社会热点之一。康养产业作为现代服务业的重要组成部分，突出体现了坚持以人民为中心的发展思想，是连接民生福祉与经济社会发展的重要纽带。中医学作为民族传统的医学，是几千年来劳动人民同疾病做斗争的经验和智慧的结晶。历经几千年而不衰，显示了强大的生命力，是中国卫生事业所独具的特点和魅力。中医药与康养产业的有

---

　　* 甄艳，博士，副研究员，中国中医科学院中国医史文献研究所民族医学研究室主任。主要研究方向为民族医学史，尤其是藏医学历史文献研究。

机结合将极大地促进康养产业的发展，形成具有中国特色的中医药康养产业，从根本上解决人口加速老龄化所带来的一系列社会问题，实现关口前移、预防为主，形成健康老龄化。

总体来看，全国康养产业当前正处在发展初期，是顺势而为和积极的，也是缺乏细化和粗放的。虽然行业前景广阔，但目前中国康养产业的发展仍然面临着政策碎片化、人才缺乏等因素的制约。中医药康养产业现状也处于这个层级。发展中医药康养产业需建立以中医药康养文化为中心，养生健康、中医治未病、中医药养老服务、中医药旅游休闲等多位一体的综合性康养服务体系。发挥中医药特色优势，进一步优化服务流程设计、服务链条衔接，探索中国式康养产业模式。

发展中医药康养产业主要是要发挥中医养生保健和治未病特色优势，打造家庭养生、健康养老的医养结合模式。中医药康养产业的建设与发展是实现人民健康与经济社会协调发展的必由之路。

一 中医药的特点及大力发展中医药康养产业的必要性

（一）中医药的特点与优势

2015 年国务院印发《中医药健康服务发展规划（2015～2020 年)》，积极发展中医药健康养老服务被列为重点任务，全国各地都在发展中医药特色养老机构，促进中医药与养老服务结合。

中医药作为中国特有的医学体系，是中华民族优秀文化的重要组成部分，为中华民族的繁衍生息做出了不可磨灭的历史贡献。中医是基于中国古代哲学发展起来的，与现代医学不同之处在于它的自然观、生命观、整体观、辨证观、疾病观、预防观、治疗观都具有一定的哲学性；以此为指导，在长期实践过程中探索出一整套理、法、方、药的规律。中医讲究"上医医未病之病，中医医欲病之病，下医医已病之病"，防病于未然，使人健康长寿。中国传统养生强调人与自然界的关系，认为人应顺应自然环境、四时

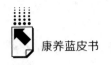

气候的变化，主动调整自我，保持与自然界的平衡，避免外邪的入侵，以达到健康、养生的目的。

中医药具有"简、便、验、廉"以及"治未病"的特色，这使其在预防、养生、保健、康复等领域具有天然的优势。尤其是在健康管理、疾病预防、家庭护理和重症康复等中医医疗服务中，更加彰显了其优势。中医药康养产业使中医医疗资源得到充分利用，同时也拓展了中医药服务的内涵和范围。中医药作为卫生事业的重要组成部分，以其良好的临床疗效和防病治病的能力与现代医学互相补充，在康养产业中具有独特的优势和强大的生命力。

（二）大力发展中医药康养产业的必要性

大力发展康养产业既是推进健康中国建设的一项重要内容，也是积极应对人口老龄化，决胜全面小康的一项关键而紧迫的任务。中医药康养产业的兴起与发展对中国经济社会发展具有重要的意义和作用。

首先，发展中医药康养产业是解决民生问题的重要途径。中国已经进入老龄化社会，基本医疗保险面临巨大缺口。现阶段养老形势严峻，需求层次多样，"健康老龄化"产生的巨大刚性需求亟待满足。发展中医药康养产业是从根本上解决人口老龄化所带来的一系列问题，实现健康老龄化的必由之路。

其次，发展中医药康养产业也是调整经济结构的必然要求。中医药康养产业的发展有助于进一步优化三次产业比例，优化现代服务业结构。中医药康养产业的发展对现代服务业的发展水平有着深远的影响，从而进一步影响经济结构调整的完善程度。

再次，发展中医药康养产业还是转方式的必然要求。该产业有助于促进现代服务业从单纯的经济增长到全面协调可持续的经济发展的转变。拉动旅游、制造、服务、保健等多个产业的发展，形成中医药康养产业的产业链条。中医药康养产业是增长性和可持续性更为强劲的产业，通过开发"第二次人口红利"，可以助推经济发展方式成功转型，促进经济社会可持续发展。

最后，发展中医药康养产业对扩内需、促就业具有重大现实意义。中医药康养产业属于健康服务业中的新兴产业，具有较为广阔的覆盖面和充足的产业链长，其发展可以推动体育、卫生、旅游、文化创意、金融服务等产业的有机融合，并且能对众多上下游产业发展产生强劲的带动效应。在该产业的发展过程中可以有效地扩大内需，产生更多的就业岗位，缓解就业压力。

因此大力发展中医药康养产业是实现健康中国，推动经济发展转方式、调结构、促升级、扩内需、促就业的重要发力点。

二 进一步发挥中医药在康养产业中的重要作用

（一）以"医养结合"带动康养产业

《中医药健康服务发展规划（2015～2020 年）》（国办发〔2015〕32号）指出："推进医疗机构与养老机构等加强合作。推动中医药与养老结合，充分发挥中医药'治未病'和养生保健优势。实施中医治未病健康工程，将中医药优势与健康管理结合，探索融健康文化、健康管理、健康保险为一体的中医健康保障模式。"

"医养结合"将医疗资源与养老资源进行了有机结合，最大限度地实现了社会资源的最大化利用。其中，"医"指的是医疗康复保健服务，具体包含医疗服务、健康咨询及检查服务、疾病诊治和护理服务等；"养"包括生活照护服务、精神心理服务、文化活动服务。要发展好医养结合，就要将医疗资源与养老资源进行有效的配置。"医养结合"作为康养产业的主要组成部分，是发展康养产业的突破口，是解决中国人口老龄化加速、基本医疗保险出现巨大缺口的重要着力点。

中医重"养"，强调未病先防，既病防变，提倡"虚邪贼风避之有时"，强调"处天地之和气，顺八风之正理"。这种顺天时合天理的养生模式是中医药独具特色的理论支撑点，同时也是中医药可以与其他产业连接的关键所在。医养结合是推进康养产业的前提和基础，通过医养结合助力康养产业，

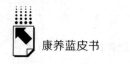

可以最大限度地发挥中医药在康养产业中的主导作用。从而为康养产业的发展打好前站，趟好切实可行的路子，为康养产业在医养结合的基础上拓宽产业链打造坚实的基础。随着中医药产业与多个产业的合并发展，可以加强中医药非物质文化遗产的保护和传承，实现中医药康养产业创造性转化、创新性发展。

（二）着力关注妇孕婴幼的康养需求

发挥中医药在康养产业中的重要作用，就要充分利用中医药的特有优势，找准中医药在养生防护领域所针对的重点人群。使中医药在难度大、任务重、情况复杂的特殊康养产业领域发挥不可替代的作用。

中医药特有的辨证体系及处方用药对于复杂多变的妇科病症具有十分明显的治疗作用。而孕婴幼的护理需求则是以家庭为中心的护理。《"健康中国2030"规划纲要》指出："健全人口与发展的综合决策体制机制，完善有利于人口均衡发展的政策体系。改革计划生育服务管理方式，更加注重服务家庭，构建以生育支持、幼儿养育、青少年发展、老人赡养、病残照料为主题的家庭发展政策框架，引导群众负责任、有计划地生育。"康养产业在中医药的指导下可以推进中医药文化在孕期健康教育中发挥独特作用，推进优生优育，增强先天身体素质，从根本上提高国民体质。小儿具有独特的生理特点和病理特点，小儿抗御外邪的能力差，需要更多的日常护理，中医有独具特色的儿科诊法与治疗手段，所提出的"凭面色识因病，向三关诊寒热"的诊断方法，以小儿推拿为主的日常疾病治疗方式，都体现了中医在儿科防病治病中的优势。

妇孕婴幼群体在日常生活中对于保健有着很大的需求，这种需求很多时候并非因为疾病，不需要到医院解决。互联网上中医养生保健知识的普及，保健产品的使用以及针灸推拿、药膳调理的应用，这些都是解决妇孕婴幼群体康养需求的重要途径。因此，康养产业在妇孕婴幼群体中有着广阔的市场和发展空间，仅就该受众群体就可以打造一条专门的针对妇孕婴幼的中医药康养产业链，促进中医药康养产业的发展，有助于满足重点人群对健康的需求。

（三）积极探索家庭养生、健康养老，推进健康老龄化

中医药是中华民族几千年来繁衍昌盛的根本保障之一，中华民族的养老模式离不开中医药。健康养老推进健康老龄化是中医药康养产业的工作重点。中医药作为中国独具特色的宝贵资源，在健康养老中具有全方位价值，优势明显，凝聚力、吸引力、感召力更强。

按照现行国际标准，60 岁以上老年人口比例超过 10%，即进入老龄化社会。至 2013 年底，中国老龄化水平已达到 14.9%。根据预测，2053 年左右中国老年人口将会达到 4.87 亿人，约占世界老龄人口的 1/4。中国已进入老龄化快速发展期，根据全国老龄办的数据，未来 20 年，全国养老产业规模有望达到 20 万亿元以上。

在面临以上压力的同时，养老产业也将迎来黄金发展期。养老服务业发展与养老服务的质量密切相关。一般意义上的养老多涉及生活护理和精神慰藉，而中医养老则更为全面地考虑到老年人的疾病治疗、大病康复、养生保健等一系列的需求。借中医提升养老服务质量是解决当前存在的养老问题的主要途径之一。

中医药是中国独具特色的宝贵资源，在养生保健、治未病方面有独具特色的优势。在健康养老的大背景下，融合中医药辨证论治的理念，根据个体差异，提供个性化、有针对性的养老服务；在老年人亚健康状态、老年病、慢性病的防治中，引入功法、推拿按摩、药膳调理等安全、有效、普及性高的医疗措施；大力推广中医药文化的传播，增强老年人健康素养，从根本上树立老年人的健康意识，构建有中医药特色的家庭养生、健康养老模式，延长人均预期健康寿命，缓解老龄化加速所带来的社会压力。

三 发挥中医药康养产业对社会发展的连带作用

养医同行、防重于治的康养思想始终伴随中华民族的发展。《黄帝内经》作为中医理论的滥觞，在开篇《上古天真论第一》中就提到了健康、

养生、养老、保精全形的重要性："上古之人，其知道者，法于阴阳，和于术数，食饮有节，起居有常，不妄作劳，故能形与神俱，而尽终其天年，度百岁乃去。"在古代，中医药护佑中华民族繁衍千年不息；在现代，中医药在进一步发挥其本身的治疗养生作用的同时，还带来了更多连带的社会效益和经济效益。

（一）对基本社会保障的连带作用

中医药康养产业是国家现代服务业发展战略中的一个重要方向。从社会基本保障体系来说，中医药康养产业可以促进健康老龄化，缓解社会进入老龄化所带来的一系列养老、医保等社会问题。中医药康养产业可以加大对老年人、妇孕婴幼的关注力度，这两个群体都是更加适合于家庭养生，中医药文化在健康教育中具有独特作用，适合于家庭健康养生教育的普及。中医药所具有的"简、便、验、廉"的特色，不仅大大提升了中医医疗资源利用效率，而且拓展了中医药服务的内涵和范围，从而可以减轻社会保障的压力，缓解基本医保所面临的巨大缺口。

（二）对经济发展的连带作用

从经济发展角度来说，中医药康养产业覆盖面广、产业链长，涉及医疗、社保、健身、文化、旅游等多方面，该产业作为新兴产业可以促进经济转型，实现社会经济的可持续发展。

以旅游业为代表举例，《中医药发展战略规划纲要（2016～2030年）》（以下简称《纲要》）提出，"随着中国新型工业化、信息化、城镇化、农业现代化深入发展，人口老龄化进程加快，健康服务业蓬勃发展，人民群众对中医药服务的需求越来越旺盛，迫切需要继承、发展、利用好中医药，充分发挥中医药在深化医药卫生体制改革中的作用，造福人类健康"。《纲要》的出台让中医药康养产业与健康旅游产业迎来发展重要契机。中医药康养产业应与旅游业深度有机融合。中国中医药发展源远流长，中医药资源丰富，这为中医药旅游提供了大量的发展素材与广阔的发展空间。国务院31号文件提出，发挥中医药优势、培育中医药健康旅游服务产品。随后，在《关于进一步促进旅游投资和消费的若干意见》中又进一步提出，"要推出一批以中医药文化传播为主题，集中医药康复理疗、养生保健、文化体验于一体的中医药健康旅游示范产品，在有条件的地方建设中医药健康旅游产业示范园区"。在"天人合一"的理论指导下，历史上的中医药与自然、历法、气候、地理环境、社会环境都有着密不可分的联系，这就使得中医药康养产业在现代的发展中可以与疗养、康复、文化传播、商务会展、中药材科考等领域进行紧密融合，以此促进旅游业与其他领域的跨界融合，同时传播中国传统文化。

中医药健康旅游对经济的发展具有强有力的连带效益。中医药健康旅游既能顺应人们消费结构升级的需求，又是经济结构调整、产业转型升级、转变经济发展方式、促进产业跨界融合发展新业态的重要路径及切入点。中医药文化作为中国优秀传统文化的重要内容，是最贴近人民生活、保障人民健康的中国特有的文化。发展中医药健康旅游，通过文化的传播引领经济发展，在发展经济的同时，传播、弘扬、振兴中华优秀传统文化，使经济发展与文化繁荣齐头并进，在增强国家经济实力的同时增强国家软实力，丰富人们的文化生活。旅游作为中医药文化的载体，是满足人们旺盛的精神文化消费需求的重要途径。中医药健康旅游同时满足人们对保养生命、健康精神、延长寿命的需求；中医以"天人合一"为理论指导，主张顺天时、应天理、合天道，文化的顺延使得该思想在指导古代中医药发展的同时成为现代生态文明建设的思想源泉。中医药健康旅游本身就是一种合乎自然法则的旅游，是生态旅游的高级形式。

四 中医药康养产业是与时俱进的朝阳产业

中医药康养产业是中医药与时俱进、与时代完美结合的产物，是一个朝阳产业。大力发展中医药康养产业对扩内需、促就业、惠民生等具有重大的现实意义，也是解决中国现阶段日益严峻的人口老龄化问题的关键举措。

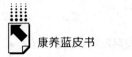

发展中医药康养产业作为健康中国的重要组成部分，是全面建成小康社会、基本实现社会主义现代化的重要基础，是全面提升中华民族健康素质、实现人民健康与经济社会协调发展的国家战略，是积极参与全球健康治理、履行2030年可持续发展议程国际承诺的重大举措。发展中医药康养产业对于实现国民健康长寿，国家富强、民族振兴具有重要的现实意义，是中国社会主义现代化建设的题中应有之义。

因此，要重点发挥中医药康养产业对整体康养产业的重要作用，发挥中医药康养产业对社会发展的连带作用，打造健全的中医药康养产业发展链，形成康养产业的新型增长极。

B.9
康养旅游产业发展现状及趋势分析

尹 日　何家伟*

摘　要： 就目前的情况来看，我国具有发展康养旅游产业的优势资源和相关产业条件，但康养产业和旅游业的结合尚不深入，康养旅游业和其他产业的联动也不足，各地的康养旅游业基本上处于起步阶段，其发展存在区域性差异。随着康养与旅游融合的深入发展，我国康养旅游市场将迎来巨大的发展空间，主要表现为结合地方资源和区域特色的康养旅游日渐受到重视并将不断发展；康养旅游产品的个性化、品牌化趋势凸显；康养旅游与其他产业之间的联动更加深入；区域康养旅游业的区域特色将逐渐增强。

关键词： 康养旅游　产业融合　健康服务　旅游服务

一　康养旅游的定义及形成原因

（一）康养旅游的定义

康养旅游是将康养的概念融合到旅游活动中而形成的一种新型旅游形式。关于康养旅游的内涵，目前学术界尚没有形成一致意见。这一方面是因为"康养旅游"概念及产业刚刚兴起，相关研究相对较少，尚无聚力；另

---

* 尹日，中山大学旅游学院硕士研究生；何家伟，中山大学旅游学院助理研究员。

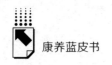
一方面在于目前国内学术研究中与"康养旅游"相似的概念较多，如"养生旅游""健康旅游""健康养生休闲度假旅游""健康养生旅游"等，口径各不相同。

康养旅游可以理解为是旅游者为增进身心健康而开展的旅游活动①，康养旅游产业则是养生、养老、保健、旅游等服务性产业的融合产业。按照国家旅游局的定义，旅游者在旅游过程中，为了达到自身的肉体、心智以及精神三个层面的自然和谐状态而进行的所有具有康养功能的旅游活动的总和，就是康养旅游②。该定义认为康养是目的，而旅游是手段。部分学者也持类似看法，如周刚认为养生旅游中，养生是旅游的目的，因此在养生旅游过程中，旅游者会对旅游活动进行调整以适应养生需要③。

虽然康养旅游的概念尚未统一，但一般认为，康养旅游主要有两方面特点或内涵：一是对自然资源和人文资源具有高度依赖性，二是有益于旅游者的身心健康。

（二）康养旅游形成原因

康养旅游产业发展的驱动力主要来源于迅速增加的康养旅游需求。一方面，旅游业进入从传统的观光旅游转向深度的休闲度假旅游阶段，各种新型旅游方式也不断涌现，康养旅游就是其中之一；另一方面，当代人的物质生活水平大幅度提高，我国也已基本进入小康社会，在物质条件相对满足之余，促使人们对身心健康状况愈加重视，康养需求随之不断被激发。因此，在国民的旅游需求和康养需求的双重驱动下，我国的康养旅游无疑具有巨大的发展潜力。

首先，国民有健康的需要，且日渐增强。随着现代社会有关环境、健康、心理和精神的问题不断出现在公众视野里，人们日益关心自己的生活质

---

① 周波、方微：《国内养生旅游研究述评》，《旅游论坛》2012 年第 1 期，第 40~45 页。
② 国家旅游示范工作评定委员会：《关于推出首批 40 家国家旅游示范基地的公示》，中华人民共和国国家旅游局，2016 年 9 月 6 日，http://www.cnta.gov.cn/zwgk/201609/t20160906_782945.shtml，最后搜索时间：2017/11/10。
③ 周刚：《养老旅游及其开发的可行性研究》，《商业经济文荟》2006 年第 3 期，第 63~67 页。

量和身心健康；同时，随着社会老龄化趋势日益显著，养老问题也成为现代人关注的焦点话题之一。总之，现代人的康养需要在急剧增加。

其次，国民的总体经济实力可以满足康养旅游消费的需要，而且人们也愿意进行康养旅游消费。我国国民的消费习惯正在从物质消费转向无形的服务消费，中产阶级是进行康养旅游的主要人群，而我国中产阶级的数量和购买力都在不断扩大。根据瑞信 2015 年发布的数据，中国中产阶级的人数位于世界首位，已经达到 1.09 亿人。而根据同年 CHFS 的数据，该数量实际上已超过 2 亿人。无论按照何种测算方式得到的数据，都可以看出在我国积极推动扩大中产阶级规模的努力下，中产阶级崛起是必然趋势。伴随中产阶级壮大之后而来的是消费规模的增加、消费结构的改变以及消费层次的升级。中产阶层人群对于优质、个性化的旅游产品的购买力与日俱增。康养旅游是传统的观光旅游的升级，属于高消费旅游类型，因此国民的消费能力增强将推动康养旅游消费市场规模增加。

二 康养旅游产业的政策环境分析

（一）国家政策环境分析

党的十八大提出了建设"美丽中国"的新概念，强调把生态文明建设放在社会发展的首位。李克强总理在 2015 年的政府工作报告中明确提出了"健康中国"的战略构思，意味着建设"健康中国"已经上升为国家战略，我国的"大健康"时代已从国家政策层面开启。

在生态文明建设和健康中国建设的大背景下，在国民日益增加的康养和旅游需求的双重驱动下，康养旅游逐步受到国家层面的重视。2013 年以来，国务院和有关部委就健康服务业、旅游业发布了一系列指导文件[①]，这些文

---

① 国务院办公厅：《关于促进健康服务业发展的若干意见》，2013 年 10 月 14 日。国务院办公厅：《国务院关于加快发展养老服务业的若干意见》，2015 年 4 月 28 日。国务院办公厅：《关于促进旅游业改革发展的若干意见》，2014 年 8 月 9 日。

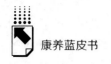

件虽然是针对不同产业的政策文件，但均提出了加快康养产业和旅游产业的融合以促进发展康养旅游业的指导意见。这些国家层面的政策文件的出台为我国康养旅游业发展创造了良好的政策环境。

为了规范市场，引导康养旅游合理健康发展，国家旅游局于2016年颁布《国家康养旅游示范基地标准》。作为新出台的旅游行业标准，该文件不仅对康养旅游示范基地建设提出了全面而详细的标准，也为各地推行康养旅游提供了具体到实际操作层面的参考。2017年6月，国家旅游局又发起制定温泉康养旅游行业标准的计划。这些行业标准的制定意味着"康养旅游"不仅从概念上得到社会和官方的认可，在行业标准上也有了明确的规范性文件，康养旅游正在国家政策的指导下步入规范化发展阶段。

（二）地方性政策环境分析

在有关促进康养旅游产业发展的国家政策出台之前，就已经有地区先行发布了促进区域内康养旅游产业发展的政策。我国自然资源丰富，不乏适合依托自然资源开发康养旅游的地区。例如属于沿海地区的海南省凭借其作为海岛拥有的优越的气候条件和自然资源，在海南省旅游发展委员会的政策推动下，海南省已经成为国内知名的康养旅游胜地。阳光康养旅游和滨海度假旅游均是海南省的优势康养旅游产品。内陆城市如四川省的攀枝花市则早在2010年就提出将攀枝花建设成"中国阳光花城"的战略目标，全力推进康养旅游产业发展，以使攀枝花成为超越海南的阳光康养旅游目的地。在东北地区，吉林、辽宁和黑龙江则在其冰雪旅游发展势头良好的背景下，近年来通过利用其独特的气候资源和优质的自然环境，吸引游客在夏季到东北避暑，进行休闲度假旅游。

除了以上几个地区，国内还有许多其他自然资源禀赋好的地区，都先后在当地政府的指导和带领下开始进行康养旅游业的发展探索。并且除了地区内的发展，康养旅游的跨地区合作也逐渐开展起来，例如海南省和四川省在2016年签署中医药战略合作协议。根据这一协议，两省将展开深入合作，依托各自拥有的海岛资源和森林资源，联合开发"海岛＋森林"的康养旅游线路和品牌。康养旅游的跨地区实现了不同类型的康养旅游资源的组合，打造出了独特的康养旅游产品。

攀枝花市与秦皇岛市在2014年被确立为"康养产业发展试验区"，其康养旅游产业发展也处于全国前列。以攀枝花的康养旅游相关政策为例，2014年，攀枝花市编制出台了加快其阳光康养产业发展的政策，并规划创建相关产业试验区，① 计划总投资达到1958亿元。攀枝花市以自身优秀的阳光资源为基础，对将攀枝花市建设成为国内阳光康养旅游城市进行了规划。② 根据规划，攀枝花市康养产业的发展将保持政府对市场的主导作用不变，鼓励社会多方共同参与并发挥社会资本的优势，做好对康养产业发展的统筹与扶持工作，加大财政投入和扶持力度，完善从业人员培训，切实保障康养旅游相关项目的开发建设和正常运营，全面推进攀枝花的阳光康养产业发展。

攀枝花市政府对旅游业的发展起到了强有力的主导作用，为促进旅游发展，专门成立了由市长带领的市旅游产业发展领导小组。"十二五"时期，攀枝花旅游业在政府带动下取得了卓越成效。攀枝花市政府计划在"十三五"期间，着力建设国际型阳光康养旅游目的地，树立起攀枝花阳光康养胜地的品牌形象，将攀枝花市打造成为世界级康养旅游目的地。

为实现以上目标，攀枝花市政府和旅游局陆续出台多部政策文件。例如，2017年攀枝花市旅游局率先起草建设阳光康养旅游目的地的一系列规范和标准，包括建设阳光康养旅游目的地的指标体系和实施意见。③ 在政府的推动下，攀枝花市有望在全国阳光康养旅游目的地建设中占据领先地位，并率先达到国际水平。

---

① 攀枝花市旅游局：《攀枝花市创建（中国）阳光康养产业试验区发展规划》。
② 攀枝花市政府办公室：《中国阳光康养旅游城市发展规划》，2014年1月20日。http://www.panzhihua.gov.cn/zfxxgk/jhgh/csgh/500128.shtml，最后搜索时间：2017年11月13日。
③ 攀枝花旅游局：《全国阳光康养旅游目的地指标体系》、《攀枝花市关于建设全国阳光康养旅游目的地的实施意见》，2017年10月25日。http://www.pzhsta.gov.cn/ygzw/zcfg/system/2017/10/25/001200084.html，最后搜索时间：2017年11月2日。

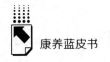

三 康养旅游产业发展态势分析

（一）我国康养旅游产业发展阶段

康养旅游产业属于资源依赖性较强的产业，首先需要适合进行康养活动的优质自然资源基础，例如宜人的气候条件、清新的空气、温泉资源、森林资源等；其次，要进行康养旅游目的地建设，还需要有农业、制造业和相关科技手段的支持，例如医疗技术和设备、生物制药技术、生物化学产业等。我国不乏拥有各种优越自然资源的地区，与康养旅游相关的农业、制造业和科技手段也都基本能满足康养旅游服务所需，但是康养产业和旅游业的结合尚不深入，康养旅游业和其他产业的联动也不足。

我国少数具有优秀的自然资源的地区已经开始进行康养旅游开发，例如秦皇岛和攀枝花率先开发康养旅游，已经成为全国康养旅游试验区。但大多资源禀赋较好的地区的康养旅游产业正处于探索发展阶段，许多康养旅游项目正在规划建设中。

我国各地的康养旅游业基本上处于起步阶段，其发展存在区域性差异。秦皇岛和攀枝花的康养旅游发展走在全国前列。秦皇岛依托其丰富的康养旅游资源和靠近京津冀旅游大市场的优越区位条件，成为全国最大的康养旅游胜地。而攀枝花则拥有全国第一的阳光康养旅游产业。除了这两大试验区，其他地区也先后开始以康养旅游作为地区发展的主要方向，其中西部地区因为具有优越的自然和气候条件，正适合发展康养旅游产业，相较于其他地区更积极推动康养旅游产业的发展，如四川广元、乐山等地。东北地区也正在冰雪旅游发展势头良好的情况下，逐步加大对康养旅游产业的支持，其中，白云山及周边地区的康养旅游产业发展较快。东南沿海部分地区也在加快步伐，如江苏兴元等地。

根据 GWI 最新的调查，2013 年中国康养旅游的总消费额为 123 万美元，占全球总消费的 2.49%，居全球第九位。随着国内外康养旅游热度的攀升，中国康养旅游发展迅速。国际知名咨询公司预测，到 2020 年，中国康养产业的总体市场规模将达到 700 亿美元。随着康养与旅游的融合逐步深入，中国康养旅游市场将拥有巨大的发展空间。

（二）康养旅游产业客户群体分析

对康养旅游的市场供给主体来说，进行康养旅游产业的客户群体分类有助于进行市场细分，从而为不同人群提供合适的康养旅游产品。康养的内涵包括健康、养老和养生，相应地，有这三种需求的人群就是康养旅游的目标客户群体。按照目标客户群体的年龄和健康状况可以将其各分为三类。

（1）老年人群。养老旅游和候鸟式旅游这两类康养旅游产品是康养旅游产品系列里老年客户群体的主要选择。中国社会的老年人口数量越来越多，养老需求增长，也刺激了养老旅游消费的增加，老年人旅游市场快速发展起来。相对其他年龄段的客户群体，老年客户群体有更多的时间和金钱可以支配，因此老年客户群体的康养旅游消费能力更强，单次的康养旅游持续时间更长。同时，由于身体状况相对较差，该客户群体对康养旅游目的地的气候条件、自然资源条件和服务质量等方面有更高要求。因此，针对老年客户群体，康养旅游目的地可以考虑开发常住型"异地养老"产品；此外，面临大规模的老年客户群体，开发多层次、多种类的康养旅游产品势在必行。

（2）中年人群。中年客户群体较多选择的康养旅游产品是休闲度假式康养旅游产品。面对快节奏、高压力的生活工作，现代大多数中年人都处于不同程度的亚健康状态。因此中年客户群体需要进行保健养生，达到恢复健康的目的。这种需求体现在旅游活动上，就表现为休闲度假式康养旅游活动。中年人客户群体具有较高消费能力，但拥有的空闲时间相对较少，而且对旅游服务质量要求不一，针对中年群体的康养旅游应该强调旅游活动的健康性和休闲性，使旅游者能够在较短的度假时间内放松身心，恢复良好的健康状态。针对这些消费特征，可以开发山地运动、塑形美体、文化养生、亲子活动等多元化的旅游产品。

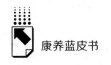

（3）青少年人群。青少年客户群体的康养消费主要集中在健康教育和体育锻炼两个领域，如体育运动、户外拓展、心理咨询、红色旅游等。在消费能力上，青少年客户群体的消费能力不一，取决于其父母的经济能力。在可用于康养旅游的时间上，该群体表现出高度集中性，寒暑假、五一和国庆小长假等都是该群体集中进行旅游活动的时间。结合该群体的这些特性，在康养旅游方面，运动型康养旅游产品更适合青少年人群，例如户外拓展、健康运动型旅游。同时，结合青少年的旅游需要及成长需要的户外拓展、亲子活动、夏令营学习旅行、健康运动型旅游等类型的旅游产品也在逐渐兴起。

基于消费人群的健康状况，可以将客户群体分为健康人群、亚健康人群和疾病人群。

（1）健康人群。这类人群不需要治疗或者养生保健，选择康养旅游活动主要是为了追求高品质休闲服务，放松身心。因此，对康养旅游地生态环境质量、空气质量和服务质量要求更高。针对这部分人群开发的康养旅游产品有文化型康养旅游产品如宗教养生，以及休闲度假型康养旅游产品，这类产品一般会在旅游活动中加入高尔夫运动、塑形美体服务等休闲服务，以达到放松身心的目的。

（2）亚健康人群。亚健康人群不需要特别的药物治疗和医疗服务，康养旅游对于亚健康人群来说是改善身体状态的一种方式。该客户群体对康养旅游中的康养服务要求更高，因此康养元素占较大的比重。针对这一人群，现有的康养旅游产品主要有中医药康养旅游产品、户外拓展训练等。

（3）疾病人群。进行康养旅游的患病人群患有严重程度不一的疾病，以慢性病为主。这部分人群对康养的需求不仅停留在休闲度假和理疗康复上，更需要专业的医疗服务。针对这一人群的旅游产品主要是医疗旅游，即使用医养结合的方式达到恢复健康的目的，例如到疗养院进行中长期的康复治疗。

（三）康养旅游开发模式分析

康养旅游产业的资源依赖性强，其发展离不开自然资源和其他相关产业的支持。总体来看，支撑康养旅游的核心资源主要有康养文化资源、康养自然资源以及与康养相关的技术资源。康养旅游产品开发一般都不只依托某一种单一资源，而是多种资源并用，但是一般首先以某一种资源为优势资源进行开发。因此可以基于所主要依托的资源类型的不同，将康养旅游的开发模式分为以下几类。

（1）特色文化驱动型开发模式。特色文化驱动型开发模式是以独特地区内的文化资源为基础，通过对地方文化的包装和打造，再融合地方特色的自然资源和物产，打造集文化体验、休闲度假、养老养生等于一体的康养旅游的一种开发模式。适合应用此模式的地区多为具有独特文化的地区，例如在民族文化、宗教文化、医药文化、茶文化、饮食文化、武术文化及长寿文化等方面具有明显优势的地区。

（2）自然资源依托型开发模式。这是依托区域内优质的自然资源，包括山川、河流、森林、海洋、温泉等，进行相关康养旅游产品的开发的一种模式。这些优质的自然资源需要具备一定的康养价值，能够用以开展康养产业，如温泉、江河湖泊、森林等。这种开发模式的核心优势在于开发地具有其他地区难以替代的自然资源，开发具有规模化效应，一旦其康养旅游业发展达到一定规模，就难以被其他具有相似资源的地区超越。

（3）医疗保健植入型开发模式。相对于前两种开发模式，医疗保健植入型开发模式对具体物质资源和文化资源的依赖性相对较小，因而区域局限性小，可以在物产、文化和自然资源相对不足的地方实现。这种开发模式以旅游区现有的特色医疗资源为基础，以医疗旅游为核心，打造集康复治疗和休闲度假等多重功能于一体的综合性度假区。

（四）我国康养旅游重点发展类型

1.中医药康养旅游

中医药康养旅游在我国的发展正当其时，一般被称为中医药健康旅游。国家中医药发展"十三五"规划中明确提出要在推进中医药振兴发展的基

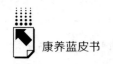

础上，拓展中医药产业链，推动养老机构和其他康养机构的合作，推进发展中医药健康旅游服务。

在中医药发展的"十三五"规划出台后不久，国家旅游局就联合国家中医药管理局发布了关于建设国家中医药健康旅游示范区的工作通知，① 计划在3年内建设形成多个国家级中医药健康旅游示范区，以及上百个示范基地和上千个示范项目。在政策利好环境下，中医药康养旅游在"十三五"期间将进入快速发展阶段。

2. 依托康养小镇的康养旅游

康养小镇是特色小镇的一种，是健康产业供给主体中的重要部分，能够提供养生、养老、旅游等多类型服务。2017年，国家发改委发布了关于特色小镇建设的政策指导意见，② 意见指出各地政府要做好融资和招商引资工作，充分整合各类现有优势资源，积极推进特色小（城）镇的建设和开发工作；尤其是在贫困地区，要因地制宜，充分发挥特色小镇的经济带动作用，达到扶贫效果。可以预计，康养小镇将成为康养旅游业中的一种新的常见从业机构，其发展将迎来黄金期。

我国的康养小镇建设与康养旅游的发展情况类似，仍处于探索和起步阶段。养老小镇是目前最常见的一种康养小镇类型，但结合康养需求的多元化趋势，面向多个细分市场的新型康养小镇将逐渐发展起来。目前中国的康养小镇按照开发模式的不同可以分为以下三种类型。

（1）文化养生型

文化养生型康养小镇依托富有当地特色的宗教文化、健康文化、地方民俗、地方历史等，将文化体验服务与康养服务融合，发挥文化的康养功能，从而提供文化型康养服务。这一类型的康养小镇大多分布在旅游目的地内部或周边地区，具有独特的文化特色。

---

① 国家旅游局、国家中医药管理局：《关于开展国家中医药健康旅游示范区（基地、项目）创建工作的通知》，2016年8月2日。
② 国家发展和改革委员会、国家开发银行：《关于开发性金融支持特色小（城）镇建设促进脱贫攻坚的意见》，2017年2月8日。

（2）生态养生型

生态养生型康养小镇往往以地区内的优势生态资源为核心，森林康养小镇、温泉康养小镇、阳光康养小镇等是这一类型康养小镇的突出代表。这些小镇的建设布局主要围绕其优势生态资源开展，生态资源是主体，其他设施是配套，例如温泉康养小镇，以温泉资源作为核心资源来布置温泉康养配套设施，从而将其建设成集休闲、养生、娱乐功能于一体的温泉康养特色小镇。

（3）医养结合型

医养结合型康养小镇通常在以医药产业为优势产业的地区集中，因为这类小镇对医药产业的依赖性强，产业准入门槛较高。医养结合型小镇的开发一般以医药产业为基础，推动健康养生、休闲度假等产业在小镇集中，然后提供集医疗和康复功能于一体的服务和产品，从而形成医养结合的服务模式。

3. 温泉康养旅游

由于温泉具有健康价值和休闲价值，温泉与康养旅游可以完美融合，温泉旅游本身就是最早的康养旅游形式之一。但是在我国，温泉旅游仍然是一种新兴的旅游方式，温泉旅游市场也未得到充分发展。

温泉旅游对目的地经济发展具有重要作用，朱跃东在温泉旅游相关研究中指出，温泉养生旅游不仅给消费者提供了兼具休闲和养生功能的旅游产品，也为当地扩大了旅游就业规模，促进了我国国民经济的发展。[①] 因此，温泉旅游的开发历来是地方旅游发展的重点内容，凡是有合适的温泉资源的地区，都会对温泉资源进行旅游开发。

目前中国国内的温泉资源虽然众多，但大多是同质化、大众化的休闲产品，而且温泉资源开发没有充分体现生态性，建成的温泉度假地的环境并不都与当地自然特色相契合。针对目前的发展问题，我国未来的温泉旅游产品开发需要往高水平、多样化、综合性的方向发展。从温泉旅游作为一种康养旅游的角度来说，其服务形式将逐渐从单一的温泉体验发展到娱乐休闲与温

---

① 朱跃东：《温泉养生休闲度假旅游》，《中国旅游报》2003 年 8 月 22 日。

泉疗养相结合，最后形成以温泉旅游为主，其他多种康养旅游和休闲娱乐服务为辅的综合性康养旅游服务。

4. 森林康养旅游

发展森林康养是合理开发森林资源的一条可行之路，不仅不会对生态环境造成较大损害，还能促进国民身心健康，并且创造经济效益。森林康养的基础是优质森林资源，目的是满足游客"修身养性、调试机能、延缓衰老"的需求，主要方式是开展森林游憩、度假疗养、保健养老等一系列有益人类身心健康的活动，并要求配备相应的养生、休闲、康体服务设施，是一种"旅游+健康"的新型产业。森林康养已经被许多发达国家的经验证实是林业资源的经济开发中可以重点开发的方向。

从目前森林康养的发展情况来看，我国尚处于积极探索阶段，从 2015 年国家发布首批十大森林康养试点基地到 2017 年发布第二批森林康养试点示范基地，意味着国家层面对森林康养发展的探索予以高度重视和大力支持。我国森林康养旅游的开发运营模式主要有两种，即政府主导型经营管理模式和市场主导型经营管理模式。

（1）政府主导型经营管理模式

政府主导型经营管理模式有两种形式，一种是政府进行基础设施建设，把项目的投资建设和运营管理交由社会资本完成。这种开发模式既要求政府对森林康养发展具有足够的重视，也要求该建设项目能够吸引具有较高资质的投资商，所以一般出现在旅游业发展较为成熟的地区。另一种是政府对整个森林康养旅游目的地的开发建设项目进行引导和统筹，并成立专门的开发运营团队来进行自主开发，只对关乎整个项目发展方向的核心项目进行投资，而对一些上下游产品体系，则通过招商引资的方式外包出去。从长期来看这种模式有利于保障大众的诉求，因为政府代表社会公共利益。

（2）市场主导型经营管理模式

市场主导型经营管理模式意味着把森林康养旅游作为一项产业，用市场化的方式来释放其发展潜力。这种模式要求首先将园区的所有权和经营权分离，然后让政府将经营权放开，交由社会资本或国有资本进行管理。对于森林康养旅游而言，主要存在两种市场主导型经营管理模式：一种是企业将森林康养分割成多个项目，对各个项目分别进行招商引资，然后由多个投资方实行各项目的管理；另一种是垄断经营权方式，即投资主体和经营主体都是企业本身，政府的角色被减弱到最低。这种管理运营方式操作简单，在一定程度上能够充分调动市场的积极性，但这种模式很有可能会因为企业过分注重经济效益而使政府难以有效监管，从而使得整个康养旅游的建设忽略了生态性特征，对自然生态造成破坏。

四 康养旅游产业发展趋势分析

（一）康养旅游内容更加丰富

随着康养旅游的发展和日益流行，消费者对康养旅游的需求开始变得多元化，传统的以泡温泉、森林浴、绿色饮食等单一活动进行康养和休闲的旅游形式已越来越难以满足消费者对产品的丰富度要求。因此，结合地方资源和区域特色的康养旅游日渐受到重视并将不断发展。

未来的康养旅游将通过将区域的特色资源与旅游过程中各个环节相结合，打造出以某一类型的康养服务为主的康养旅游产品，并在此基础上增加康养活动和旅游活动，以提高产品丰富度。同时，开发过程中将会更加注重消费者在旅游"食住行游购娱"各环节的体验性和舒适性，以提高康养旅游产品的质量。

食——康养旅游将强调饮食的健康性，逐渐推出原生态的绿色、生态、健康食品，同时针对不同的康养需求，开发出美容养颜、延年益寿、养胃健脾、降血降脂等主题食疗食物。

住——安全、舒适、温馨的住宿环境对提升睡眠质量至关重要，而康养的重要一环就是保证良好的睡眠质量。此外，与住宿配套的系列助眠产品也将受到欢迎。住宿舒适感体现在空气、气候、温度、适度等方面；助眠产品主要包括配套运动器材和测量工具等。

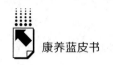

行——主要指在康养旅游过程中的小交通。诸如步行、慢跑、自行车等景区小交通往往具有康体、休闲和娱乐的功能，未来的康养旅游开发将更加重视休闲康体游道的建设。

游——是以健康为核心目的地的旅游活动。康养旅游的"游"必不可少，这是康养旅游实现的主要方式。康养旅游活动将会从单一的注重强身健体转向强调调节心情、益智健脑和陶冶性情。

购——指的是与康养产品相关的消费。如服务类的医疗服务、中医理疗、健康咨询等，实物类的养生食品、康养医药、康体器械等。

娱——具有康养功能的休闲娱乐活动在康养旅游中必不可少，如步行、游泳、高尔夫、户外探险等活动既具有娱乐性，也有康养功能。

（二）康养旅游产品的个性化、品牌化趋势凸显

市场细分有助于推出不同类型的产品，提高对各个目标市场的吸引力，从而获取并维持稳定客源。康养旅游产品开发需要遵循旅游发展规律，结合旅游市场需求情况，开发出具有层次的旅游产品体系。

根据康养旅游产品内容的不同，可将康养旅游产品分为三个不同层次，并依照各个市场的需求按比例配置，从而最大限度满足各个层次消费人群的康养旅游需求。

表1　康养旅游产品层次及特点

产品	产品特点
观光型产品	以环境美化、自然山水风光、美丽乡村为主，打造"养眼"的观光系列基础产品
休闲型产品	以健康养生、运动康体、医疗保健、慢病康养等为主，打造"养身"的休闲、康复系列重点产品
文化型产品	以历史文化、少数民族文化、宗教文化等为主，打造"养心"的文化系列康养特色产品

除了以上这种按产品内容划分的方式，康养旅游产品还可以从多个角度进行划分。总之，开发多层次、多种类的康养旅游产品将成为未来的趋势。

因为随着康养产业的规模扩大，市场竞争逐渐激烈，鲜明的开发主题、有针对性的产品设计将成为旅游产品的核心竞争力。

目前这种趋势已初见端倪，越来越多的康养旅游目的地开始结合自身区域资源优势，确立自身的发展主题，从而增强品牌辨识度，提高市场竞争力。例如一些资源丰富的地区，虽然多种资源并存，也首先选取最有优势、最独特的一两种资源进行重点开发，打造出具有一定知名度的康养旅游产品后，再逐步开发其他类型的产品。总的来说，康养旅游产品的个性化、差异化和品牌化趋势将日益明显。

（三）康养旅游与其他产业之间的联动更加深入

康养产业与旅游产业都是具有较强的经济带动性的产业，康养旅游产业作为这两种产业的融合，也具有很高的产业关联度。"康养＋"和"旅游＋"模式构成了康养旅游与其他多个产业的多类型融合，为促进康养旅游与其他休闲服务业和新业态的全面融合打下了坚实的基础，也将有助于康养旅游产业集群的建设。

就康养功能而言，休闲度假旅游比传统观光旅游更具备康养功能，全域旅游比传统的景区景点旅游更适合进行康养。因此，我国正在大力推进的全域旅游将实现旅游、康养与区域内产业的深入联动，并构建全体验式的康养旅游产品。总的来说，在全域旅游大发展的背景下，结合康养旅游产业本身的高产业关联度，康养旅游产业与其他产业间的联动将更加深入。

（四）区域康养旅游业的区域特色将逐渐增强

相比欧美国家，中国康养旅游尚处于积极探索阶段，或者说初步发展阶段，但是国内部分区域的区域康养旅游产业已经初步发展起来，有一些区域逐渐形成了自身特色。从区域层面来看，我国康养旅游发展较为成熟的区域集中在东北、长三角、山东和西南地区，其康养旅游呈现出区域特色。

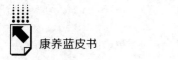
表2 我国部分地区康养旅游区域特色

区域	特色
长白山康养区域	依托独特的自然资源与健康旅游文化理念,打造特色休闲养生度假旅游
山东康养区域	具有较为先进的康养配套设施,医疗科技较为发达
长三角康养区域	是国内康养产业发展最为成熟的区域,以软性服务取胜
云贵川康养区域	主要依靠优良的自然环境、资源和民族文化,开启度假疗养模式

B.10
中国森林康养产业发展报告

崔永伟*

摘　要：　森林康养将森林要素与康养要素紧密结合。森林康养产业的
产业联动性、资源转型性，凸显了其发展的必要性与必然性。
本报告在借鉴德、日、韩、美四国的森林康养产业发展经验
的基础上，分析国内森林康养产业的现状、机遇、问题及趋
势，为中国森林康养产业的进一步发展提供现实依据。报告
指出，我国森林康养产业具有良好的资源优势，但面临着供
需不平衡的严峻形势，亟须进行产业升级调整，优化服务水
平。森林康养产业未来的发展趋势是成为人们提高生活质量
的首要选择、低碳经济的发展路径、"创新驱动"的重要突
破以及推动林业转型升级、实现生态扶贫的必然选择。

关键词：　森林康养　康养旅游　康养产业　森林资源

森林康养是一种利用景观植被、原生食材、富氧环境、生态文化等森林
资源，结合自然生态学、传统中医学、运动医学等学科知识，以森林游憩、
森林疗养、森林度假等旅游形式，追求身体、心理健康的服务活动。其中包
括：具备运动要素的"运动疗法"，如森林步行、森林慢跑等森林运动；以
"作业疗法"为主导的森林体验活动，如森林木工、森林园艺制作等；利用
优质气候条件、生物、本土特色食材的"气候疗法""芳香疗法""食物疗

---

* 崔永伟，农业部规划设计研究院高级经济师、眉山市市长助理。

法"；依托森林环境的"教育疗法"实践，如森林素质拓展训练、森林儿童疗育等。此外，森林康养还经常伴随着森林浴、森林温泉、森林传统文化体验等活动形式。①

据此定义，森林康养产业不仅包含森林浴、森林休闲、森林度假等基于森林平台的传统旅游和疗养业态，同时也涵盖运动、文化、养生等不同业态，包括以森林运动、森林体验为主的运动产业内容，以森林教育、森林文化为主的文化产业内容，以森林食疗（补）、森林养生、森林养老为主的养生产业内容等，即森林康养产业是以森林内的自然资源为依托开展的所有与之相关的产业总称。

党的十九大重申了大健康观，强调其核心要义，要求发展健康产业，响应"健康中国"战略。经济发展新常态下，森林康养逐渐成为现代人享受生态产品的新选择，追求美好生活的新方式。森林康养不仅符合林业部门的绿色发展战略，更契合生态文明的建设需求。因此，发展森林康养产业，不仅是林业部门对群众的健康休闲需求、对国家的"健康中国"战略的积极回应，更是进入大健康服务产业的直接方式。同时，森林康养能够提高森林资源的利用率，丰富林业业态，推进产业转型，实现生态扶贫，是产业发展和进步的合理途径。

近年来，森林养生的概念开始普及，相应的市场需求也日渐增长。目前，森林康养活动可按照活动目的分为三类：体验型，如采摘、垂钓、野营等体验项目或探险、定向越野等深度参与项目；健体型，如森林浴、森林温泉等浴疗项目或者森林冥想、森林瑜伽、森林太极等运动项目；疗养型，如森林药膳、芳香疗养等疗程项目。可见，森林康养活动的覆盖面广，形式多，能够将娱乐、体验、养生等项目进行有效结合。

一 森林康养产业的国际经验

森林康养利用森林资源开展健康管理，德、日、韩、美等国家的相关产

---

① 四川省林业厅：《关于大力推进森林康养产业发展的意见》，中国林业网，2016年5月31日，http：//www. forestry. gov. cn/main/72/content - 877185. html。

业已有多年发展历史，产业经验较为丰富。在不同国家和地区，森林康养的称谓虽有区别，但本质相同，均着眼于"康""养""疗"三字。

（一）德国的森林康养

德国的森林康养产业走在开发队伍的前列。古老克奈圃疗法中所包含的森林疗养，受到了德国民众的认可。因此，超过半数的德国人倾向于在森林里进行疗养。19世纪40年代，"都市病"在德国猖獗，困扰着政府与市民。而气候疗法的应运而生，在解决这一棘手问题的同时，翻开了疗养方式的新篇章。1855年，"自然健康疗法"（简称"库氏疗法"）受到赛帕斯坦·库乃普医师的倡导，在德国推行。当今，公费的森林康养已在德国得到普及，并建立了多处基地。总体上看，德国的森林康养产业目标清晰。第一，重视医疗效用。在完善的医疗保障体系下，居民无需为森林康养支付额外的医疗费用；第二，森林经营主要定位于健康疗养。近100年来，在对森林的利用方面，德国始终优先发展森林康养，甚至在基本国策中推行"森林医疗"的理念。其中，德国公务员作为该项国策的支持者，必须起示范作用，参与到森林医疗中。结果表明，这项举措收效良好。它不仅可以从公务员健康状况的改善中得到主观体现，更在整体公费医疗开支减少近三成的客观事实中得到验证。

（二）日本的森林康养

亚洲国家中，日本最先引入森林康养理念。1982年，日本参照德国和苏联的做法，借鉴了它们的经验，分别引进了"森林疗法""芬多精科学"；次年，日本开放多处森林游乐区，在全国范围内推行森林浴。在管理方面，日本政府对森林康养产业实行严格的准入制度，包括森林疗养基地的确立和森林疗养师的资格认证。森林康养产业进入的严格化、行业管理的规范化，督促有序的康养市场秩序的建立，使森林康养产业得以蓬勃展开。目前，在森林康养效果的测定研究方面，日本以其科学的发展技术，已成为世界上公

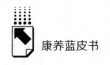

认最先进的国家①。日本的森林康养发展模式兼具三个特点，一是社会对森林康养的认可，偏重于预防功效。不同于其他国家，日本对疾病的预防格外重视，习惯于从疾病根源抓起。而森林康养的实践效果，肯定了其预防价值。二是日本已形成高度规范化、体系化的行业管理体系。三是森林康养发展已趋成熟，研究教育与相关产业的联系紧密。日本在研究森林康养对压力缓解的领域，也领先于其他国家②。

（三）韩国的森林康养

韩国与日本同属较早开展森林康养的亚洲国家。1982 年，韩国政府在多种因素影响下，开始重视自然康养林的价值，并以此为起点展开建设。早在 2006 年一份针对韩国国民对森林功能认知的全国性调查中，高达 48.3% 的受访者认同森林的休闲功能（Recreation）。③ 可见，韩国国民对森林康养理念的接受时间早，且对森林康养功能的接受度高。

在一定程度上，韩国国民对森林康养功能的认可，促进了韩国森林康养产业的发展。2005 年，《森林文化·休养法》在韩出台，国立自然休养林管理所及其他行业管理机构成立，意味着在发展前期，韩国森林康养产业便从法律层面得到了规范化管理。此外，由于森林康养基地建设和运营的投资主体为韩国政府，其政策和财务都具有较好的保障。经过多年的发展，韩国的森林康养经营管理模式日益成熟，森林讲解体系愈加完善，森林康养从业人员水平也得到提升。韩国国民高度的参与热情，对森林康养需求的高涨，在节假日为森林公园带来了高人流量。森林康养供不应求的局面，促使许多森林公园采用预约入园制进行管理。这也推动了森林公园的进一步完善和发展。

---

① 陈亚云、谢冬明：《江西森林康养旅游发展刍议》，《南方林业科学》2016 年第 5 期，第 58 ~ 60 页。

② 中健联盟产业研究中心：《生态养老之国外森林康养概况》，2017 年 9 月 11 日，中国林促会养老分会，http://www.jkyl.org.cn/index.php? a = show&c = index&catid = 9&id = 6234&m = content。

③ Gallup Korea：A National Survey of the Awareness of Korean Citizens Regarding Forests Korea Forest Service，2006（in Korean）.

（四）美国的森林康养

森林康养产业领先的国家中，美国也属于其中之一。1872 年，美国便成立了黄石公园——世界首个国家森林公园。发展至 20 世纪 60 年代，美国的森林旅游重要性凸显，社会公益功能逐渐取代原有物质生产功能的主导地位，森林资源开发模式开始转型。数据显示，1980 年美国人均收入的 1/5 用于户外休闲游憩活动，消费总额达 3000 亿美元；1990 年，美国森林旅游的游客量高达 11.7 亿人次，年人均森林旅游次数为 5 次。

相比于其他国家，美国森林康养产业的优势在于高质量的运动养生体验和完善的配套服务，尤其是具有综合性度假功能的森林康养场所。同时，美国林务局不仅着眼于森林资源的有效保护，建立了产品开发标准，更组建了专门的团队，完善森林开发途径，实行高质量管理。2016 年消费数据表明，森林康养已成为美国居民消费中不可剥离的一部分，美国人均收入的 1/8 用于森林康养，森林康养年接待游客约 20 亿人次。[1]

二 国内森林康养产业发展现状

国家林业局的统计数据显示，截至 2014 年，我国森林总面积达 2.08 亿公顷，且呈逐步增加趋势。以每公顷蓄积量为衡量标准，森林质量也有所提升。[2] 但由于我国人口基数大，森林面积的增长和质量的提高，未能扭转我国人均森林率远低于国际平均水平的局面。就供需关系而言，我国森林资源与人口现状相比，仍处于开发未完全、供不应求的阶段。因此，国内森林康养产业虽具有良好的资源优势，但面临着供需不平衡的严峻形势，亟须进行产业升级调整，优化服务水平。

截至 2016 年底，我国森林公园共 3392 处，规划覆盖 1886.67 万公顷。

---

[1] 张胜军：《国外森林康养业发展及启示》，《中国社会科学》2016 年第 5 期，第 16 页。
[2] 国家林业局：《国家林业局公布第八次全国森林资源清查成果》，中央政府门户网，2014 年 2 月 25 日，http://www.gov.cn/jrzg/2014-02/25/content_2621416.htm。

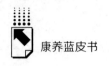
其中，国家级森林公园总数占 24%，面积占 70%，即国家森林公园平均面积远超省、县、市级森林公园（见表1）。此外，在森林公园总数超 100 处的 11 个省份中，广东省居于榜首，共 672 处，远远超过其他省份（见表2）。在年接待量上，我国森林公园年接待总量达 9.17 亿人次，约占国内旅游总量的1/5。在经济效益方面，全国森林公园的经营成果颇丰，整体上为旅游业贡献了 781.61 亿元的直接收入，在考虑产业的经济带动效应下，其对综合产值的贡献超 8200 亿元。

表1 我国国家、地方森林公园分布总览

性　　质	数量(处)	规划面积(万公顷)
国家级森林公园	827	1320.09
国家级森林旅游区	1	
省级森林公园	1457	566.58
县(市)级森林公园	1107	
合　　计	3392	1886.67

数据来源：根据 2016 年底国家林业局数据整理而得*。

注：*国家林业局：《2016 年森林公园建设经营情况》，国家林业局网，2017 年 04 月 27 日，http：//zgslgy. forestry. gov. cn/portal/slgy/s/2452/content－972257. html。

表2 我国森林公园总数超 100 处的省份总览

省份	森林公园数量(处)	省份	森林公园数量(处)
广东省	672	山西省	132
山东省	244	湖南省	128
浙江省	241	四川省	127
江西省	179	江苏省	107
福建省	177	河北省	101
河南省	171		

数据来源：根据 2016 年底国家林业局数据整理而得*。

注：*国家林业局：《2016 年森林公园建设经营情况》，国家林业局网，2017 年 4 月 27 日，http：//zgslgy. forestry. gov. cn/portal/slgy/s/2452/content－972257. html。

从资源条件与市场需求看，我国森林康养产业的潜力巨大，具备成为重点产业的条件。为了响应国家对生态文明建设的重视，对绿色经济和旅游经济的支持，发展森林康养产业尤为重要。我国的森林康养概念最先于 2012 年被引入北京，并率先发展起来。其他地区紧随其后，其中起步较快、发展较好的有四川、湖南和江西等省份。这些地区的政府对森林康养产业的发展给予了充分的鼓励和支持。[1] 2013 年，国务院出台政策提出，应重视当地旅游资源的地域特色，挖掘其生态价值，适当开发相应的绿色养生旅游。[2]

全国近 2/3 的省份正在推行森林康养产业。其中，四川省做了良好的表率。2014 年末，"森林康养"概念在四川省省内提出，并得到重视，四川省的森林康养产业开始起步；次年，制定《四川省森林康养基地评审标准（草案）》，为森林康养基地的鉴定提供了衡量标准；此外，具体政策明确了"一区两片三带"的发展格局，强调了森林康养服务业的价值，要求以其为支点统筹全局。同时，为了推动、探索、总结具有四川特色的森林康养产业发展模式，四川省确定了首批"省森林康养试点示范基地"（共十处）。[3] 2016 年，50 多家国企和私企看好四川森林康养产业的发展，率先投入资本。据统计，四川省森林康养产业的总资本累计达 500 亿元。

紧随四川省的步伐，湖南省也逐渐重视森林康养的产业价值。随着湖南省林业厅规划的制订，湖南省成为国内首个将森林康养规划提升至省级层面的省份。该规划指出，湖南省将以国内森林康养大省为目标，融合旅游业、医疗养生业、文化教育业等业态，打造全面的森林康养产业体系，跻身国内外著名森林康养目的地之列。具体目标为，到 2025 年，森林康养基地约达 100 个，年森林旅游接待量达 3000 万人次，对社会生产总值的综合贡献达 1000 亿元。[4]

① 何彬生、贺维、张炜、鄢武先：《依托国家森林公园发展森林康养产业的探讨——以四川空山国家森林公园为例》，《四川林业科技》2016 年第 1 期，第 81~87 页。
② 国务院：《国务院关于促进健康服务业发展的若干意见》，中央政府门户网，2013 年 10 月 14 日，http://www.gov.cn/zwgk/2013-10/14/content_2506399.htm。
③ 四川省人民政府：《四川省养老与健康服务业发展规划（2015~2020）》，四川省人民政府网，2015 年 12 月 2 日，http://www.sc.gov.cn/10462/10464/13298/13300/2015/12/2/10360921.shtml。
④ 湖南省林业厅：《湖南省森林康养发展规划（2016~2025）》，湖南省林业厅网，2017 年 5 月 10 日，http://www.zzx.gov.cn/c1766/20170510/i504902.html。

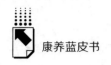

此外，浙江、贵州、云南、陕西、黑龙江等省份也在积极推动森林康养产业发展。在大健康产业的背景下，森林康养产业正发展成为中国绿色经济的新兴产业。在林业发展中，国家出台的系列政策强调了服务要素的重要性。其中，国家林业局着重强调，应开发森林的生态服务功能、林业的旅游休闲康养功能，进而达到经济目标。具体目标为，到 2020 年，全国森林年生态服务价值达 15 万亿元，年康养休闲旅游接待量达 25 亿人次。①

三　我国森林康养发展机遇

为了推进党中央"健康中国"的建设战略，并将"五位一体"的总体布局、"四个全面"的战略布局落到实处，我国森林康养产业的发展需认真贯彻五大发展理念，推进林业供给侧结构性改革，并加快林业经济转型的升级步伐。在发展过程中，需结合森林资源在康养方面的专有优势，充分挖掘其生态功能，大力拓展森林的功能价值，不断推进森林资源与其他康养资源的有机结合，实现联动效应，进而在大健康服务领域得到更广阔的应用。现实情况下，森林资源禀赋好的地区，经济发展水平通常不高。因此，发展森林康养，能够发挥森林旅游资源的优势，是带动山区农民脱贫致富，实现生态扶贫、产业扶贫的有效途径。

第一，发展森林康养，是落实生态文明建设战略、贯彻绿色发展观的必然要求。

作为我国特色社会主义建设总体布局的重要部分，生态文明建设的地位已经得到充分肯定。国家要求"把生态文明建设放在突出地位，融入经济建设、政治建设、文化建设、社会建设各方面和全过程"。作为重要的生态和民生产业，森林康养产业能够充分利用森林游憩、森林养生等体验功能，为群众带来绿色生态之旅。因此，发展森林康养，是遵循五大发展理念，落

---

① 国家林业局：《林业发展"十三五"规划》，湿地中国网，2017 年 10 月 15 日，http：//www. forestry. gov. cn/sdzg/2977/content - 1035894. html。

实生态文明建设战略，贯彻绿色发展观的必然要求，是将"绿水青山就是金山银山"付诸实践的有效方式。

第二，发展森林康养，是"十三五"规划实施落地的具体实践。

森林康养产业的发展，已经成为未来五年全国经济社会发展的行动指南。2016年，"十三五"规划指出，要扩大生态产品供给，适度开发公众休闲、生态康养的产品和服务；要推动农村一、二、三产业的融合，推进农业与旅游休闲业、健康养生业等产业的深度融合；要提高生活性服务业品质，加快健康养老、体育健身等领域发展；要大力推动川陕等重点贫困革命老区的振兴，着力培育特色农林业、规划红色旅游等，打造对群众增收带动性强的优势产业。国家林业局"十三五"规划更详细地指出，要构建森林旅游休闲网络，推动其与康养产业的融合。[①] 因此，发展森林康养，是落实"十三五"规划要求，推动"十三五"规划落地的具体实践。

第三，发展森林康养，是推进脱贫攻坚、实现全面小康的必然选择。

相比于其他国家，中国的森林康养产业体系尚不完善，存在范围有限、规模较小等不足。2016年5月，四川省林业厅发布政策要求，各级林业部门要认识森林康养产业发展的迫切性，站在生态文明建设理念的高度，立足于自身优势，抓住机遇，将森林康养产业作为重点培育的新型业态，对其予以支持。与此同时，以绿色生态优势为跳板，培育专有的核心竞争力，促进生态优势转变为发展优势，使森林资源在得到充分利用的同时，创造更多经济、社会效益。[②] 因此，发展森林康养，是践行绿色发展理念、脱贫攻坚的主动作为，是推动统筹城乡发展、追求全面小康的必然选择。

第四，发展森林康养，是林业产业转型升级的全新途径。

森林的富氧环境下栖息着多种动植物，是保护生物多样性的生态功能区，扮演着重要的生态屏障角色。因此，生态安全是林业发展的前提，是林

---

① 《中华人民共和国国民经济和社会发展第十三个五年规划纲要》，新华社网，2016年3月18日，http：//www.miit.gov.cn/n1146290/n1146392/c4676365/content.html。

② 四川省林业厅：《关于大力推进森林康养产业发展的意见》，中国林业网，2016年5月31日，http：//www.forestry.gov.cn/main/72/content‐877185.html。

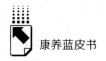
业转型的基础。随着经济发展和需求升级，森林的原始功能，即提供木材的价值相对弱化，而以改善生态环境为代表的生态功能，为公众提供旅游、休憩、体验、教育等的社会服务功能价值则相对增强。现代医学辅证，森林具有公众健康养生功能，对该功能的开发，将引领林业发展的新走向。发展森林康养产业，能够充分调动林业的各种功能，打造生态林业、民生林业，是推动林业产业转型，实现绿色发展的全新途径，是践行习近平总书记"绿水青山就是金山银山"理念，实现生态文明建设的突破口。一方面，森林康养产业依托天然的生态资源，注重森林资源的原真性。打造森林康养健康服务、森林康养休闲游憩、森林康养食疗药膳等特殊产品，不需要进行大规模的采伐作业，有利于维护森林生态系统的稳定，确保生态安全。另一方面，森林康养产业的发展，将推动林业系统的产业升级。无论是森林公园、湿地公园等普通公园，还是国有林场、自然保护区等特殊林区，都能借此提升经济效益，实现可持续发展；带动林业产品及林下经济需求，做大做强林产品特色品牌，促进相关产业发展；培育大批从事森林康养健康服务、森林康养游憩服务、森林康养养生服务等新型业态的职业林农，推动百姓绿色增收致富。

第五，发展森林康养，是推行大健康产业的现实基础。

健康是人类的永恒话题。在经济高速发展的环境下，快节奏的生活方式使国人的健康问题越来越突出。同时，生态的恶化和环境的污染，使健康问题变得更加棘手。世界卫生组织的调查显示，商业社会中20%的群体患有疾病，75%的群体具有亚健康症状，健康形势堪忧。国务院提出对应政策，力促在2020年左右，健康服务业达8万亿元的市场规模，大健康产业产值规模占国内生产总值的10%以上。[①] 健康服务产业将迎来广阔的前景。

当下的中国，人口老龄化是必须面对的趋势和必须解决的难题。老龄蓝皮书的报告指出，中国已步入老龄社会初期，且呈加速老龄化趋势。截至

---

① 国务院：《关于促进健康服务业发展的若干意见》，人民网，2013年10月14日，http：//politics. people. com. cn/n/2013/1014/c1001 – 23196616 – 2. html。

2014 年底，中国 60 岁以上的老年人口已达 2.31 亿人，占总人口的 16.7%。每年，老龄人口正以超过 3% 的速度激增，比同期人口增长快 5 倍。[①] 专家预测，中国老龄人口增长迅速，将于 2050 年达到占总人口的 1/3。与人口老龄化的快速演进相比，中国的养老服务业发展较慢，差距明显。对于久居城市的退休老人而言，走进森林、常住森林，接受全方位的森林康养服务，将提升他们的养老福利水平，增加他们的满意度和幸福感。森林康养追求身心健康，以养生养老为目标，组成了大健康产业的一部分。科学参与森林康养活动，能够带来预防、保健、治疗、康复等正面效应。因此，人们的保健观念大大提升，与森林资源关系紧密。发展森林康养，是推行大健康产业的现实基础。

四 森林康养产业发展存在的问题

目前，森林康养产业虽有较好的经济发展水平和政策支持，但产业发展尚不完善，诸多问题仍阻碍其全面展开，如规划滞后、要素保障不完善、社会资本投入少等。当下，森林康养项目多停留在感官体验的层面，未能有效结合其他方式，从不同角度切入，以不同形式满足人们的养生需求。而且率先建立的森林浴场也普遍存在规模不大、模式单一、影响力小等问题。国内的森林康养产业之所以未能形成良好的经济效益，其原因有三。

一是森林康养基础设施不足。

从地理区位上看，中国森林大多位于经济较落后的山区丘陵，地形地貌差异较大，交通不便利，加上森林康养基地"最后一公里"的建设落后，设施配套不齐全，直接导致其可进入性差、可达性低；基地内部的森林康养步道等交通路网未能形成体系，吃、住、行、游、购、娱、养老、医疗、健身等要素未能与森林康养紧密结合，相应配套设施亟须建设和完善。

---

① 吴玉韶、党俊武主编《老龄蓝皮书：中国老龄产业发展报告（2014）》，社会科学文献出版社，2014。

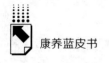
二是森林康养专业人才紧缺。

中国森林康养产业刚刚起步，专业人才（尤其是复合型人才）缺口大，行业领军人物未能有效带动产业的整体发展。而农学、医学、旅游学等不同学科知识的交叉，能够为这个新兴产业提供不同视角，更好地指导森林康养产业的发展。因此，中国森林康养产业亟须培养相关的专业人才，实现跨学科知识的应用，打造森林康养的专属团队。

三是森林康养技术、理论支撑欠缺。

各地率先实践、开发以森林康养为核心的产业模式，试图寻找适当的发展模式。但是，这种探索过程的背后，欠缺森林康养标准体系及专题规划的理论支撑，没有任何可以借鉴的标准和依据，易出现同质现象、扎堆投资等问题，阻碍森林康养产业在全国范围内的顺利展开。因此，中国森林康养产业亟须开发相应技术，构建契合森林康养产业的特殊标准，合理编制森林康养规划，为森林康养的健康发展提供科学基础和依据。

五　森林康养产业发展的趋势

近年来，随着群众养生需求的增长，人们开始将森林康养视为休闲度假首选，优先体验森林环境。丰富的森林资源、先天的环境优势，已经成为对游客重要的养生吸引力；而规模化的森林康养配套设施与服务，能吸引更多森林休闲度假和医疗保健项目入驻，有利于进一步构建完善的森林康养系统。

第一，森林康养将成为人们提高生活质量的首要选择。

森林特有的生物资源，能为人们提供特定的疗养体验。目前，森林疗法能有效解决肥胖、高血压、高脂血症等严重的健康问题和一些精神疾病。在众多长期处于亚健康状态的城市居民群体中，森林康养已经受到热烈的欢迎。此外，森林康养具有资源的不可替代性、方式的可持续发展性。在未来，森林康养活动将成为人们提高生活质量的首要选择。

第二，森林康养将成为低碳经济的发展路径。

低碳，不单单是环境恶化问题的一种缓解方式，更演变为现代人的一种生活态度。低碳经济的普及，将人们的目光集中于如何创造一个健康的生活环境上。打造宜居环境，有针对性地开展养生活动，正属于低碳生活的一部分。同时，山地、森林作为人类最理想的康养场所，也印证了森林康养的生态意义。[①] 这意味着，森林康养将成为低碳经济的发展路径，推动低碳与经济生活的有机结合。

第三，森林康养将成为"创新驱动"的重要突破。

"森林康养"试点，不仅是中国森林资源功能转型的新尝试，更是中国大健康产业与旅游业融合的新起点。在促进中国地区经济转型、生态经济升级的同时，森林康养产业的发展能够完善优化产业结构，探索商业新模式，进而推动经济发展新战略的制定。森林康养产业能够将传统旅游与疗养产业、文化产业、运动产业、养老产业等不同产业关联，快速实现集群化、基地化、规模化，培育出多功能的产业联合体。因此，森林康养产业有机会成为中国新的经济支柱产业，为国家和社会创造更多利益。

第四，森林康养将成为林业转型升级、实现生态扶贫的必然趋势。

森林传统价值的弱化与康养价值的强化，充分肯定了森林康养的地位，并且为林业转型提供了新思路。同时，森林康养的社会经济效益直接决定了其社会经济价值。森林康养产业的发展，能够发挥山区的资源禀赋优势，带动山区农民脱贫致富。因此，森林康养是中国林业改革、林业创新、林业发展的有效方式，是推动百姓绿色增收致富、脱贫攻坚的必然趋势。

---

① 国务院：《加快发展应急产业的重大意义（2014 年）》，中国政府网，2014 年 12 月 24 日，http：//www. gov. cn/zhengce/content/2014 – 12/24/content_ 9337. htm。

区 域 篇

Regional Reports

B.11
东北三省康养产业发展现状分析

方磊 马彬*

摘　要： 东北三省康养产业的发展主要依托于其优质的自然资源和生态环境，各个地区的发展存在差异，整体上仍然处于起步阶段，各方面的发展尚不成熟，有待进一步完善。东北三省康养产业发展的优势集中体现在社会环境和生态环境的助力，在未来的发展中，要在完善发展康养旅游、重视医养产业、增加健康康养模式等方面寻求突破。

关键词： 东北三省　康养产业　生态资源

---

* 方磊，南开大学商学院教授，博士生导师，主要研究方向为企业管理、物流与供应链管理、电子商务；马彬，江苏师范大学人文地理学专业硕士研究生。

一　东北三省康养产业发展现状

东北三省康养产业的发展主要依托于其优质的自然资源和生态环境，同时，各个地区康养产业的发展状况又因其资源和环境的不同而存在差别，其中以黑龙江省最为突出，得益于独特的气候类型和地形地质，黑龙江省拥有丰富的自然资源和独具风格的自然与人文景观，因此，其康养产业的发展也更为成熟。但就总体而言，东北三省康养产业的发展仍然处于起步阶段，各方面的发展尚不成熟，有待进一步完善。

（一）辽宁省康养产业发展现状

2015年9月，为了推进并落实辽宁省的养老、社区服务信息惠民工程，辽宁省民政厅确定了包括亲和源养老产业园在内的部分区域作为首批试点单位的建设工作。目前，辽宁省的康养产业正处于萌发阶段，产业发展也不很成熟，其发展重心在于森林康养和旅居康养。

森林康养：深思熟虑之道

辽宁省是东北三省唯一的沿海省份，位处中国温带地区，海陆热力性质对该省的气候影响较大，丰富的日照和东西部不均匀的降水带来丰富的自然资源。尤其是森林资源，占总面积59.8%的广阔的山地决定了全省的主要植被类型，森林覆盖面积极大，森林蓄积量超过3亿立方米。在地形地貌方面，一方面，由于辽东半岛横亘在黄海和渤海之间，辽宁省拥有大面积的大陆架，其海岸线长度位居全国前列；另一方面，内陆的山脉和河流众多，地形地貌丰富多样。

2012年，中共十八大明确指出，要大力推进生态文明建设，以"绿色发展"为理念，科学规划利用中国林业资源，实现中国林业资源的可持续发展和最大增值。因此，森林康养作为森林产业发展的新模式，是中国林业"十三五"时期的重要内容，不仅可以做到经济建设与生态文明建设一手抓，还能提高国民身体素质，推动建设健康中国，得到地方政府的重视。同

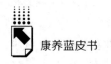

时，为进一步响应中共中央提出的"绿色发展"理念，辽宁省政府从省级层面，大力支持地方发展森林康养产业。省政府首先在出台的辽宁省的"十三五"林业发展规划中，就森林康养产业发展所需的自然资源和物质资源，提出了明确的指示并保障供给充足。辽宁省将充分利用省内丰富的旅游资源，优化现有的生态旅游景区，早日建成具有辽宁特色的森林康养旅游景区；其次，政府也通过一些有针对性的政策法规，支持与引导康养产业的发展，以更好地推出符合市场需要的森林康养产品。

旅居康养：全新康养模式

旅居康养项目是一种融合旅游休闲与健康养生，让老年游客能够在旅游中坚持养生的旅游模式。2017 年 8 月 25 日，大连市在金石滩唐风温泉启动了第一个旅居康养试点项目。金石滩唐风温泉旅居康养项目可以实现让体验者在健康悠闲的状态下体验地方文化，在文化旅游和城市旅游过程中实现养老和养生。

康养小镇：宏伟康养蓝图

辽宁汤沟国际温泉旅游度假康养小镇于 2017 年 3 月开工，旨在打造国家级国民温泉保养地、东北亚国际山水养生休闲旅游度假区。截至 2017 年 5 月，该项目投资额已经达到 8.353 亿元，预计到该工程项目全部建设完毕，辽宁省政府投入将近 100 亿元，建成以后总建筑面积超过 160 万平方米。作为辽宁省生态之旅的核心功能区，该项目将被打造为集旅游、休闲、文化、养生、健康、宜居等诸多功能于一体的康养小镇。建成以后，汤沟国际温泉旅游度假康养小镇将成为辽宁省的又一地标，吸引大批追求健康养生与休闲娱乐的游客到访，成为该区域极重要的旅游接待中心和游客集散地。

（二）吉林省康养产业发展现状

与辽宁省相似，吉林省森林资源也十分丰富，森林覆盖率高达 42.5%，其康养产业的发展同样也着重依靠其森林资源。但相比辽宁省，其森林康养产业已经取得一定成效，森林康养甚至已经成为吉林省的"生态名片"。例如，在 2016 年中国林业产业联合会公布的第一批全国森林康养基地试点建设单位名录中，吉林五女峰国家森林公园就在其列；吉林兰家大峡谷国家森林公园以其优质的森林资源现状，成为延边州唯一获得"全国森林康养基地试点单位"称号的单位。除了森林资源，吉林省的长白山还含有"丰富质优"的冰雪资源和名贵药材——人参，以及种类全、总量大的矿产资源和品种繁多的动物资源，这些都促使诸如中医康养、太极康养和冰雪产业等独具特色的康养产业在吉林省快速发展和成熟。

特色之一：中医康养

在中央政策推动康养产业发展的背景下，吉林省政府积极促进发展吉林省康养产业，寻求适合吉林省现状的康养产业类型，探索合适的应用模式。2016年6月，吉林省政府出台相关政策，将重点培育康养医疗与中医康养等市场潜力巨大的新型消费；同时，将中医药产业发展规划确定为全省重点专项规划，并写入吉林省"十三五"规划中。按照省政府意见指示，"十三五"期间，吉林省将进一步加快落实现代中药的规模化和标准化生产，培育出一批吉林省自主完整的中药材种养殖加工基地，推动康养产业快速发展。

特色之二：太极康养和冰雪产业

中国东北地区的又一自然优势是冰雪资源，而吉林省冰雪资源最为丰富，其最优质的地区是白山市。得益于长白山得天独厚的地理位置，以及温带大陆性季风气候所带来的适宜的气候条件，长白山成为东北康养胜地之一。作为吉林省的冰雪大市，白山市已成为国内顶级的滑雪胜地，并已拥有全国著名的万达长白山国际度假区、建成了9家冰雪旅游度假酒店、已开发落成43条滑雪道等，冰雪项目一应俱全。经过长期的规划建设，该市每年接待的滑雪游客就达30万人次以上。对于未来冰雪产业发展规划，白山市从推动冰雪产业振兴发展的高度出发，指出从三个方面推动冰雪产业发展：一是依托旅游业发展冰雪旅游，将冰雪旅游活动与普通观光休闲旅游相结合，设计了一系列类型丰富的冰雪旅游产品，打造出了具有白山市特色的冰雪旅游品牌形象；二是深挖冰雪文化的内涵，进行资源整合、引入新兴科技，全方位开拓冰雪旅游产品的发展创新方向；三是将体育运动元素纳入冰

雪旅游产品的设计中，延伸冰雪旅游的产品范围，借助体育产业发展的动力拉动冰雪体育的发展，增加冰雪体育消费，扩大冰雪体育市场。

除了冰雪旅游，白山市悠久的太极文化传统也为该市发展康养产业带来了新的模式。2016年12月，吉林省白山市举办了一场T30太极高峰论坛，论坛汇集了多位太极研究专家和太极文化推广人，还有旅游界相关人士，在论坛上研讨如何结合旅游与中华传统太极文化，打造具有当地特色的休闲养生旅游产品。二者融合既可以弘扬中华传统太极文化，也能在大众旅游时代进一步促进休闲度假型旅游的发展。

（三）黑龙江省康养产业发展现状

一直以来，黑龙江都被国际旅游专家和学者定位为中国旅游COOL（酷）省。黑龙江省拥有丰富的自然景观与深厚的人文底蕴，一直被赞誉为"春季活力世界，夏季清凉世界，秋季多彩世界，冬季冰雪世界"。黑龙江省曾对省内1361处旅游资源进行旅游资源普查，总共获取到60种不同类型的旅游资源，这个结果远超《中国旅游资源普查规范》中制定的指标线。因而黑龙江省重点建设发展旅游康养。与此同时，由于黑龙江省具有丰富的森林资源，其森林康养和中医药康养也有着较为良好的发展前景。

黑龙江省处于中国最东北端，地域辽阔，发展康养产业具有自然资源优势和人文资源优势。自然资源方面，黑龙江的主要地形是山地、台地和平原，为高大灌木的生长提供了有利的地质条件。另外，显著的温带大陆性季风气候特征也为其丰富的林业资源助力，其丰富的森林资源中又以天然林为最佳。因此，不管是地理、地质条件，还是自然气候条件，都为黑龙江省森林康养产业的产生与发展提供了良好的基础；人文资源方面，黑龙江省的特色艺术和民俗文化并重，例如冰雕艺术和二人转在全国范围内都具有颇高知名度，这些文化元素的兴盛强化了黑龙江省的旅游形象，推动了黑龙江旅游业的发展。

总体来看，依托丰富的人文和自然资源，黑龙江省的康养产业主要有三种模式。

（1）强势发展的旅游康养。黑龙江省的旅游康养产业发展已经初步形成规模，融合康养元素的旅游景区也逐渐建立起来，五大连池风景区是发展最为成熟的代表之一。在 2016 年首批"国家康养旅游示范基地"名录中，五大连池风景区就在其列。同时，在国内市场占得一定份额之后，黑龙江省开始逐步布局国际市场。从 2014 年开始，黑龙江省转战俄罗斯市场，越来越多的俄罗斯人来到黑龙江进行养生度假。如五大连池风景区依托当地冷矿泉的疗养优势，融入中医养生手段，应用先进的诊疗设备，使得其旅游康养产品受到俄罗斯消费者和国内消费者的喜爱，逐渐成为国际市场上小有名气的景区。除此之外，黑龙江省漠河生态康养旅游也发展得风生水起，许多老年人选择在这里体验旅居养老服务，黑龙江省的康养旅游发展正在稳健推进。

（2）完善规划的森林康养。森林康养需要依托茂密的森林和配套的人工疗养设备，为人体提供有益于身心健康的高负氧离子含量的空气。黑龙江所拥有的广袤的土地面积、完整而充满活力的生态环境、优越的森林资源以及可观的地热资源等，都是其森林康养产业稳步发展的"力量之源"。黑龙江省政府在 2016 年 11 月提出了加快推进森林康养产业发展的指导意见，要求以森林康养为依托，带动黑龙江的林业经济发展。为了实现这一目标，黑龙江省需要从三个方面落实：一是科学规划，根据不同林地的类型设计出相应的森林康养旅游产品，并通过整合资源、优化产业结构等方式加快建成一批独具特色且类型丰富的森林康养旅游基地，为森林康养产业未来的纵向深挖和横向拓展奠定基础；二是鼓励并支持社会资金进入市场，刺激市场活力，助力市场主体的产生和壮大；三是加大推广力度，强化黑龙江森林康养目的地形象，推广森林康养品牌。

（3）初始尝试的"医养"结合。中国医疗需求非常庞大，医疗资源仍处于供不应求的状态，而传统单纯的医疗手段显然难以应对数量庞大的病患群体和亚健康群体。在这一背景下，"医养结合"无疑将成为未来发展趋势。"医养结合"指的是医疗与康养相结合，实现对个体健康养护的连续性和全面性。同时，医疗和康养的结合意味着医院和康养服务机构的功能结

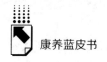

合。医养结合首先对医院来说，可以缓解医疗需求过大的压力，因为部分亚健康人群只需要康养服务就可以提高健康水平，无需去医院进行医疗服务，另外还可以有效缓解医院老年人住院床位紧张问题；其次对康养服务机构来说，也可以获取专业的医疗技术支持，使康养服务更加专业化。在具体的项目建设上，2016 年年底，东北三省首家医护式养老社区——星源国际康养中心在哈尔滨建成并投入使用，星源国际康养中心以三甲综合医院、三级康复医院、康养公寓为支撑，打造立足哈尔滨市，辐射东北的全龄化国际医养社区，为社会公众提供医、康、养、护、乐五位一体的养老康居服务。该康养中心的成立打破了北方医养项目的空白，标志着北方医养结合的开端。

森林康养与中医康养结合：林地面积占总面积一半以上的黑龙江拥有丰富的植物资源，其中还有大量的药用植物、农药植物等，这些都是不可多得的保健资源。东北林业大学曾对森林与非森林区域做过负氧离子含量监测对比，报告中显示，树木绿叶的分泌物可以杀死对人体有害的部分细菌和真菌，因此，相对于非森林区域，森林中的含菌量少很多。例如一公顷松柏的挥发性杀菌物的日分泌量就可以杀死该区域内引起白喉、痢疾等疾病的病菌。此外，树木枝叶的各项生命活动可以达到一定的沉降灰尘的作用，空气中的尘埃数量减少了，有害菌的传播也会相对减弱。而有的树木的根部和落叶对流经林地区域的地下水也有一定的净化灭菌作用。经过一系列资源整合和科学规划，将中医资源与森林康养资源进行融合互补，增加了具有中医特色的绿色健康型的康养产品。

二　东北三省康养产业发展优势

东北三省康养产业发展优势集中体现在其社会环境和生态环境对于康养产业发展的助力。

从社会环境方面来说，东北三省面临着十分严重的人口危机，高流失率、低生育率、老龄化等人口问题日益加剧，这些问题严重遏制了东北三省的经济发展，使得东北三省经济在近几年来一直处于全国垫底水平。但反过来讲，

"未富先老"问题的存在也为康养产业的发展提供了重要的需求保障。

从生态环境方面来说,东北三省康养产业优势不言而喻。五大连池、大小兴安岭、天然矿产、温泉等东北三省所拥有的得天独厚的旅游资源,使其可以大力发展康养旅游,从而带动东北三省康养产业的发展。

除此之外,东北三省还可以通过大力发展康养产业吸引全国乃至世界各地有养老需求的人群签订养老订单,以此来实现东北三省财政收入的增长。

三 东北三省康养产业发展所存在的问题

目前,东北三省的康养产业仍在规划建设中,因而康养产业的落实发展也存在一些问题。就森林康养而言,东北的森林康养无疑存在巨大潜力,然而有关森林康养的科学研究相当薄弱,技术支持存在不足。比如:现有的对负氧离子的监测等技术手段只能监测当下的森林空气状况,而无法进行相关预测;目前,没有相关医学研究证明森林环境对人体具有保健作用;对森林康养如何进行才能对人体发挥较大作用并没有充分研究。

对于康养旅游而言,其"火热"的发展背后也存在不少问题。第一,"旅游康养"这个概念在中国刚刚兴起,国内相关政策法规的力度和范围都比较小,行业的规则体系还不完善,没有一套规范且完整的行业标准;另外,康养旅游产业起步晚,且传统旅游业发展成熟、相关旅游产品类型丰富,这些现状都增加了康养旅游市场化的阻力,部分地区出现了盲目启动康养社区建设项目,最后造成资源浪费的现象。第二,由于国家相关法律法规不完善、政策扶持跟不上、行业秩序混乱,出现部分民间康养机构的单位性质不明确,无法享受国家政策支持而出现资金短缺、运行受阻,资金来源渠道不通畅等现象,这些阻碍严重打击了从业者和观望者的积极性,也使投资者对康养旅游产业望而却步。第三,行业秩序混乱,部分地区的过度商业化操作,以康养旅游之名进行房地产交易,使得"康养"滞留于口头,更不利于康养产业的发展。除了行业现状、市场混乱、政策跟不上,康养旅游的产品设计水平参差不齐且整体较低,专业人才匮乏,产品类型、质量等都难

以满足消费者的需求，导致客户对于康养产业的体验大打折扣。

对于医养结合而言，医养结合在现阶段的尝试中也存在很多问题。首先，最主要也是最突出的问题就是供求差异，现有的医疗结合养老机构已取得一些发展成果，但是老年人的偏好差异较大，家庭环境、经济状况等因素严重限制了有需求的老年人对医疗养老产品的消费；其次，医养结合需要较高的医疗服务层次和医护水平，同时也需要与之相匹配的大量专业护理人员，然而受限于国内现阶段的基本情况，现有的医养结合机构大多数医疗服务不够专业且医护人员严重不足。

对于其他的康养产业而言，诸如冰雪产业、康养小镇等，现阶段多处于规划发展中，因而也将有可能存在着与森林康养相类似的落实发展问题。另外，康养小镇的发展需要巨大的投入，所以其发展很容易面临融资难的问题，融资问题若得到解决之后，康养小镇各康养项目如何合理地收取费用又会成为难题。总之，中国康养产业大发展空间还很大，因而东北三省发展康养产业势必需要结合自身实际"摸着石头过河"，这使得康养产业的发展面临重重困难。

四　东北三省康养产业发展趋势

（一）康养旅游需要持续不断地完善发展

首先，丰富的旅游资源在很大程度上直接或者间接推动了东北三省康养产业的发展，其次，现代人们越来越注重包括水质、空气、植被等在内的生活环境，因而自然资源对于人们的吸引力才形成了各类康养机构对于具有康养需求的人最根本、最直接的吸引力。所以东北三省继续利用其得天独厚的自然资源大力发展康养旅游是非常必要的。

（二）医养产业不容忽视

早在 2015 年 11 月 11 日，由国务院总理李克强主持召开的国务院常务会议就确定了在中国需要推进医疗卫生和养老服务的结合，以此来更好地保障老有所医、老有所养等事项。由此可见，在中国医养是有明确的政策支持的，虽然东北三省的医养结合还在试探期，但是在政策导向下，东北三省应当更有动力发展医养结合。

（三）增加健康康养模式

运动康养将传统的运动项目与康养资源相结合，开拓出一条最为健康的康养之道。国内目前以攀枝花为代表，依托其丰富的阳光资源，以运动、康养、养生、养老为主要内容，以恢复身体健康和满足精神需求为主要目的的新型旅游模式，形成了独具地域特色的康养品牌。此外，东北三省地域广阔，季风气候特征显著，自然资源丰富，尝试发展运动康养也有助于东北三省康养行业朝着多元化、全面化发展。

B.12
东部地区康养产业发展现状分析

陈惠怡　李靖雯*

摘　要：　作为当前中国社会经济最发达的区域，东部地区拥有丰饶而
　　　　　优质的自然资源和各种环境条件。报告首先指出了东部地区
　　　　　发展康养产业的自然条件和经济条件优势，总结了该地区的
　　　　　康养产业发展特点；之后对东部各地区康养产业的发展现状
　　　　　进行了详细介绍。

关键词：　东部地区　康养产业　康养资源　特色小镇

一　东部地区康养产业发展概况

中国东部地区指位于我国东南部沿海区域，包括华北地区的京津冀三省市、华东地区的鲁苏浙沪闽、华南地区的粤琼，同时还涵盖台湾省、香港特别行政区及澳门特别行政区，"北上广深"四大一线城市均位于此，是中国当前社会经济最发达的区域。中国东部地区毗邻渤海、黄海、东海和南海等海域，海洋资源相当丰富。另外，在气候方面，季风气候特征明显，气候宜人，同时因优越的温度和湿度条件形成了良好的资源，如森林资源、农业资源等，加之处在亚欧板块和太平洋板块两大板块的交界处，特殊的地质结构孕育了丰富的温泉和海洋资源。因此，东部地区融合自然景观和人文景观的旅游目的地林立，包括各类5A级旅游景区、农业旅游示范基地、历史文化

* 陈惠怡、李靖雯，中山大学旅游学院硕士研究生。

保护区、传统名镇（水乡）、各级文物保护单位、国家水利风景区、国家工业旅游基地及各式休闲度假疗养胜地。

（一）东部地区康养产业发展优势

1. 自然条件优势

中国东部地区属季风气候，其中，广东、广西、海南等岭南地区属于热带、亚热带气候，气候宜人、雨量充沛，自然风景优异。如海南省，属于典型的热带气候，常年气温较高，全年最低温度也在18℃以上，是冬季避寒的最佳去处。而鲁苏浙沪闽等华东地区则属于典型的亚热带气候，四季分明，冬温而夏热，环境优美，自然资源丰富，且不同季节有着不同的自然风光以及对应的资源供给，适合度假疗养。京津冀等华北地区属于暖温带半湿润地区，与华东地区一样四季兼备。但华北地区冬季寒冷且干燥，夏季又闷热多雨，具有明显的春秋两季。4月、5月春暖花开，9月、10月秋高气爽，春秋之际具有适合疗养度假旅游的天气条件，适合发展旅游观光和疗养度假。

2. 经济条件优势

东部康养产业带涵盖国内经济最为发达的11个省、区、市。由于靠近海洋，因此东部地区自古以来就有着相对发达的经济基础和开放的发展环境。就现状来看，东部沿海地区不仅在经济基础上处于全国领先水平，北京、天津、上海、广州、深圳等全国重要城市均集中在此，科学技术水平也走在前列。而在康养产业方面，长三角地区已形成以医疗设备为依托的康养产业体系。此外，基于经济条件的优势，东部地区在交通、电力、通信、教育、信息等基础产业方面均占据有利条件。康养产业在优越的产业条件支撑下迎来了良好的发展。未来东部地区将依托发达的经济优势和完善的产业环境基础，重点发展康养医疗设备产业及智能装备制造产业，同时依托区域旅游资源优势，充分发挥区域旅游集散功能，打造中国现代康养旅游品牌。

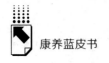

（二）东部地区康养产业发展特点

1. 率先推出中国疗养度假旅游品牌

国务院于 2014 年 8 月发布了《关于促进旅游业改革发展的若干意见》，意见强调要拓展旅游的发展空间，同时特别强调应发挥中国中医药文化和产业优势，打造出一批优质的中医药健康旅游产品，并形成独具中国特色的医疗、康复、保健等医疗旅游品牌。意见的出台为中国未来开拓健康与医疗旅游、中医药康养产业提供了重要的政策支撑①。在政策的推动下，国内"北上广深"等一线城市充分利用其医疗设施设备、医疗服务、医疗技术人才等完备的医疗体系，并结合其相关配套基础，开发医疗美容、康复医疗、医学诊治等系列高端健康旅游产品。而具备优质滨海旅游、温泉疗养和中医名药等资源的地方城市，诸如攀枝花、三亚、北戴河等则定位于康养旅游特色城市，面向国内外康养旅游者开发中医膳食、海滨疗养、温泉养生、森林浴等系列健康疗养类旅游产品。东部沿海诸多城市同时针对现在健康疗养及医疗旅游在产业规范化方面的弊端，以及医疗资源在健康、养老、旅游方面供给不足等问题，通过加强旅游和康养类医疗机构的认证，来完善和规范医疗旅游资源，并通过打通公共医疗和私立医疗机构的合作，形成集公立医院、私立诊所、健康疗养院、康复中心等于一体的城市医疗体系和医疗旅游资源系统，以此培育东部地区的中国疗养度假旅游品牌。

另一方面，中国疗养度假旅游品牌的建立并非易事，健康旅游、医疗旅游和康养旅游的发展进程中会面临一系列的瓶颈与挫折。首先，中国目前的医疗旅游主要是以国内的游客为主，而国际市场没有打开；其次，当前医疗旅游产品和服务聚焦于保健、养生和休闲度假，而诸如医疗健康、手术治疗、智能装备、医疗美容等重医疗或纯医疗的旅游市场

---

① 《国务院关于促进旅游业改革发展的若干意见》，中华人民共和国中央人民政府，2014 年 8 月 21 日，http://www.gov.cn/zhengce/content/2014 – 08/21/content_ 8999. htm。

十分匮乏，因此产业的带动效应有限；第三是医疗旅游在行业准则和市场规范方面，仍没有一套完整的规章制度体系，使得已有的医疗旅游市场乱象丛生，甚至出现"劣币驱逐良币"等扰乱行业发展的恶性现象。出现这几类问题的主要原因，首先是国人的医疗旅游观念意识不足，谈及旅游刻板地以为是休闲观光度假，并没有将疗养和医疗考虑在内，从而掣肘医疗旅游的开发和发展；其次是中国尚未获得入境医疗旅游配套的政策支撑，加之缺乏优质的国际医疗技术、设施设备等资源，国际化医疗服务体系和医疗旅游品牌尚未建立；第三是医疗产业与旅游产业的产业联动机制并未打通，医疗康复、养生养老、休闲度假等综合性需求尚未得到重视，加之国内民营资本进入医疗领域的开放度较小，使得综合性医疗体系仍相对单一。

2. 运动休闲特色小镇产业旺盛

为响应国务院推进特色小镇建设的号召，国家体育总局于2017年5月9日出台了《关于推动运动休闲特色小镇建设工作的通知》，同时公布了我国首批运动休闲特色小镇试点项目名单。根据国家体育总局的要求，试点项目须突出体育主题，即至少要具有一个特色体育运动项目；同时，需要将特色小镇的体育健身休闲作为核心，结合旅游、文化、康养等元素，打造以运动休闲为主题的新型体育健康旅游服务产品，打造出集运动休闲、文化养生、健康养老、教育培训以及旅游度假等多种服务于一体的体育产业基地，国家体育总局将对完成情况达标的试点单位认定为"国家运动休闲特色小镇"[①]。

首批公布的运动休闲特色小镇试点项目总计有96个，东部地区的总数达到39个之多，占比近41%。其中，北京、河北均有6个特色小镇入围，位列东部地区第一。

---

① 国家体育总局办公厅：《体育总局办公厅关于公布第一批运动休闲特色小镇试点项目名单的通知》，国家体育总局网，2017年8月10日，http：//www. sport. gov. cn/n316/n336/c819006/content. html。

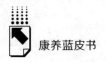

表 1　东部地区第一批入选运动休闲特色小镇试点项目名单

省(区、市)及入选数	小镇名称
北京(6)	延庆区旧县镇运动休闲特色小镇 门头沟区王平镇运动休闲特色小镇 海淀区苏家坨镇运动休闲特色小镇 门头沟区清水镇运动休闲特色小镇 顺义区张镇运动休闲特色小镇 房山区张坊镇生态运动休闲特色小镇
天津(1)	蓟州区下营镇运动休闲特色小镇
河北(6)	廊坊市安次区北田曼城国际小镇 张家口市蔚县运动休闲特色小镇 承德市丰宁满族自治县运动休闲特色小镇 承德市宽城满族自治县都山运动休闲特色小镇 张家口市阳原县井儿沟运动休闲特色小镇 保定市高碑店中新健康城·京南体育小镇
上海(4)	崇明区陈家镇体育旅游特色小镇 奉贤区海湾镇运动休闲特色小镇 青浦区金泽帆船运动休闲特色小镇 崇明区绿华镇国际马拉松特色小镇
江苏(4)	扬州市仪征市枣林湾运动休闲特色小镇 徐州市贾汪区大泉街道体育健康小镇 苏州市太仓市天镜湖电竞小镇 南通市通州区沙岛旅游度假区运动休闲特色小镇
浙江(3)	衢州市柯城区森林运动小镇 杭州市淳安县石林港湾运动小镇 金华市经开区苏孟乡汽车运动休闲特色小镇
福建(3)	泉州市安溪县龙门镇运动休闲特色小镇 南平市建瓯市小松镇运动休闲特色小镇 漳州市长泰县林墩乐动谷体育特色小镇
山东(5)	临沂市费县许家崖航空运动小镇 烟台市龙口市南山运动休闲小镇 潍坊市安丘市国际运动休闲小镇 日照奥林匹克水上运动小镇 青岛市即墨市温泉田横运动休闲特色小镇
广东(5)	汕尾市陆河县新田镇联安村运动休闲特色小镇 佛山市高明区东洲鹿鸣体育特色小镇 湛江市坡头区南三镇运动休闲特色小镇 梅州市五华县横陂镇运动休闲特色小镇 中山市国际棒球小镇
海南(2)	海口市观澜湖体育健康特色小镇 三亚市潜水及水上运动特色小镇

资料来源：国家体育总局。

3. 特色康养小镇产业逐渐成形

良好的自然气候环境造就了东部地区各省份不同程度和类型的优质自然资源，以及深厚的历史文化积淀。随着旅游业的快速发展，以及现代社会人康养需求的日益旺盛，基于地方特色的健康类旅游产品逐渐发展起来。以河北、山东、福建、广东等为代表的省份，率先基于本地优势与特色，制定相应的发展方案及战略规划，指导地方开发特色康养小镇。同时，特色康养小镇的主导产业优选既要考虑自身优势资源，也要凸显地方特色文化，寻求差异化的发展道路和精细化的开发策略，逐渐形成独具地方特色的康养产业。

河北省在"十三五"期间，对省内各市应如何开展康养旅游提出了相应的指导意见：基于石家庄市的资源禀赋，针对旅游和健康产业规划了详细的发展蓝图，并制定了建设 10 个健康旅游示范基地的发展目标；秦皇岛作为我国养老服务业的综合改革试点城市之一，通过将养老产业与康养产业以及医疗产业相互融合、联动发展，使得康养产业初具规模，并已形成品牌化效应。目前，秦皇岛正以"打造世界一流滨海康养旅游度假区"为发展定位，目标直指国际康体养生休闲目的地；其他诸如保定、邯郸等市区也都集合自身资源优势提出了不同的康养旅游产业规划。

山东省人民政府积极响应国家有关促进旅游投资和消费的指导意见，欲通过大力发展康养旅游来实现省内旅游的新发展。山东省旅游发展委员会于 2016 年 8 月发布的《贯彻国办发〔2015〕62 号文件促进旅游产业转型升级实施方案》指出，将在未来十五年内建设 50 家省级康养旅游示范基地以实现旅游产业转型升级[①]。除此之外，山东将依托其中医药方面的资源优势和品牌优势，打造一批以健康、美容、养生、保健为主题的高端健康项目，着力培育山东省康养旅游产业发展以及特色康养品牌建立。

浙江省特色文化小镇众多，且保存完好，独具开发潜力。在政策方针方

---

① 山东省旅游发展委员会：《贯彻国办发〔2015〕62 号文件促进旅游产业转型升级实施方法》，山东省人民政府，2016 年 9 月 8 日，http：//www.sdwht.gov.cn/html/2016/szf_0909/36417.html。

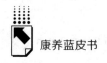
面，根据《长江三角洲地区区域规划》，国务院在区域定位上将浙江杭州定位为"一基地四中心"，重点建设"国际重要的旅游休闲中心"。杭州市坐拥优越的城市环境、完善的医疗设施设备及服务、扎实的基础配套，康养产业布局完美地契合了杭州市的区域定位。2015年浙江省人民政府公布了《关于加快特色小镇规划建设的指导意见》，聚焦"产业、文化、旅游三位一体发展"，并计划培育和建设一百个特色文化小镇①。

在《"健康中国2030"规划纲要》指导下，福建省也于2017年5月印发了《"健康福建2030"行动规划》。规划中明确了实施健康产业工程，特别是实现医疗服务市场供给侧改革，规划要求既要发展以中医药、康复以及医疗等为主体的健康和医疗服务产业，同时也需要支持以旅游休闲、体育运动、养老保健等为主的健康养生产业的深度发展，充分挖掘福建温泉资源、森林资源及中医药资源，以培育及开发系列健康旅游产品②。

二 东部地区各省份康养产业发展现状分析

（一）河北省康养产业发展现状分析

1. 秦皇岛康养品牌率先树立

秦皇岛作为中国最早进行康养产业开发的城市之一，其在把握京津冀协同发展大格局的背景下，凭借着自身的资源禀赋和区位优势，推出融医、养、药、学、研、政等为一体的现代新型康养服务产业模式，并取得卓越成绩。"南有攀枝花，北有秦皇岛"，两地已经成为中国南北康养城市的典型代表和康养产业的突出品牌。

作为东部滨海城市之一，受区位和气候影响，秦皇岛有着丰富的康养自

---

① 浙江省人民政府：《浙江省人民政府关于加快特色小镇规划建设的指导意见》，浙江省人民政府，2015年5月4日，http：//www.zj.gov.cn/art/2015/5/4/art_32431_202183.html。
② 福建省委省政府：《"健康福建2030"行动规划》，福建省人民政府，2017年6月5日，http：//www.fujian.gov.cn/zc/zxwj/szfwj/201706/t20170605_1528394.htm。

然资源：秦皇岛位于温带季风气候区，属暖温带半湿润大陆性季风气候，气候温和，四季分明，适合康养度假；另外，秦皇岛绿化面积可观，森林覆盖率达到了46.81%，随着《秦皇岛市2016年度造林绿化工程实施方案》的推行，秦皇岛市有望在"十三五"期间实现森林覆盖率超过60%；秦皇岛还汇聚了各色生态资源，海滨、森林、温泉、乡村等资源富集。而在文化资源方面，秦皇岛因"始皇使人入海求仙"而得名，天然地显现其与健康、养生的深厚历史渊源；此外，海派祈福文化、红酒文化等独特文化均与康养养生有着天然的融合，使秦皇岛每年都吸引大量的海内外休闲度假型游客，因而秦皇岛被誉为最美中国休闲度假及健康养生旅游目的地。产业资源方面，秦皇岛市现已建成集养老服务机构、体育健身场所、健康服务企业于一体的健康产业集群，汇集了近40家养老服务机构，400多家各种类型养老院，以及3000多处体育和健身场所，更有174家健康服务企业，涵盖了康泰医学、紫竹药业、泰盛健瑞仕等众多知名企业。

秦皇岛市是京津冀协同发展中的一个非常重要的节点，在河北省"十三五"规划中，秦皇岛被定位为"国际滨海休闲度假之都"、"科技创新之城"和"国际健康城"。在规划定位的带动下，秦皇岛市整合海滨资源、文化旅游资源和生态自然资源，打造辐射京津的健康养老产业基地。目前，秦皇岛市致力于医疗保健、康养服务、体育养生等产业发展，同时加紧"光辉文化休闲养老基地"等康养产业项目的建设。

2. 依托康养基地建设完备产业链

河北省各市已依据各地特色明确发展定位，以期建立康养基地及完善产业链。例如，定位于国际海滨休闲度假之都的秦皇岛，以打造国际化康养旅游目的地为目标；保定市依托其底蕴深厚的中医养生文化，建立全国著名的中医药种植基地；邯郸永年县发挥其特有的太极文化优势，打造太极养生基地。在此基础上，河北省逐渐建立起一批有规模、有影响力的康养基地。许多医药企业借助康养基地的契机，通过完善康养产业链使康养基地实现落地，这类示范企业如以岭药业通过健康城模式将中医药与医疗相融合，神威药业建立国家中医药研发中心，石家庄平安健康家园打造一站式健康管理机

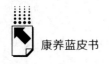

构等。"十三五"规划期间，石家庄市政府已经开始对其健康及旅游产业制订了对应的发展规划，并制定了建设 10 个健康旅游示范基地、示范点的发展目标，以适应市场需求。

3. 打造健康医疗旅游示范基地

在河北省大健康产业发展规划的指导下，河北省将重点布局大健康产业，推动新医疗的发展，并围绕大健康核心，打造以健康养生、体育运动、旅游休闲、健康信息资讯等服务为配套的综合健康产业服务体系，建设一批具有地方特色的康养旅游度假基地。此外，根据规划指示，在近几年的康养产业发展中，河北省将利用其独有的医养文化，推出一批健康旅游示范基地，如北戴河健康城、扁鹊中医药文化产业园以及安国中药都等。河北省计划利用 5 年时间，通过对地方特色文化及资源的挖掘，结合产业内容以及市场需要，规划建设一条科学、合理、优质的康养旅游发展路线；结合资源情况，配套基础设施和产业资源，建设推出中医药健康旅游综合体及示范基地；提高河北省健康旅游服务水平和标准，做大做精健康和旅游产业。在森林康养产业发展方面，河北省将致力于对森林资源的深度挖掘，依托现有的森林资源，配套建设特色旅游设施及森林旅游度假区，同时，结合中医药及养生产业，构造河北森林健康养生文化体验基地。

在相关的发展定位上，河北省内各地区将根据其区域特征和资源禀赋，结合地方传统文化，配合地方发展理念，实现差异化定位策略。如：张家口基于其草原、冰雪等地方独特的自然资源，以运动康体为主题，建设为以市区为中心、面向京津冀、辐射内蒙古的运动康体休闲区；承德基于历史文化传承，继续围绕皇家、狩猎等人文资源优势，打造以避暑山庄为中心、面向京津、辐射东北的健康养生旅游区；秦皇岛、唐山则依托滨海海洋资源优势，建设成为国际化的滨海度假休闲区。此外，河北省进一步将燕山、太行山等自然资源纳入康养产业规划范围之列，以休闲和康体为主题，通过开发山地康体运动、森林康养旅游、徒步健康旅游和休闲度假等旅游项目，打造太行山—燕山山地康体健身休闲区，积极发展休闲旅游和康体健身。

（二）山东省康养产业发展现状分析

1. 康养医疗资源分析

山东省医疗资源丰富，目前拥有 84 所三甲医院，主要集中在济南市（28 家）、青岛市（21 家）等城市。据 2015 年统计数据，每千常住人口执业（助理）医师数为 2.41 人，医护比达 1：0.59，医疗设施设备人才资源相对充足。在专业人才方面，省内卫生技术人员数量众多，专业人才种类齐全，结构合理；在专科技术方面，省内拥有一批优质的专科医院，各具特色和技术设备专长；在传统的中医药建设方面，由于省内中医药资源丰富，中医文化沉积厚重，因此省内传统中医专业水平较高，在疾病预防、病理诊治、调养滋补等方面得到广泛认可。随着近几年国家和地方对中医院的不断重视和开发，山东省的中医疗养在海外的影响力也不断扩大。

2. 康养旅游资源分析

山东省属暖温带季风性气候，气候温暖怡人，四季分明，春秋相对较短，冬夏时间较长，景色各异，每个季节都有对应的季节性旅游资源和休闲度假产品。山东省境内山水林田湖自然资源得天独厚，有泰山、崂山、蒙山等山地资源，兼具滨海及黄河、大运河等水文优势，加之森林、湖泊、农业等资源支撑，再凭借其独特的历史人文与自然资源条件，山东省已成功打造出众多高质量的旅游景点和休闲度假区。目前，山东省内共有 17 个地市入选世界文化自然双遗产，拥有 327 处国家 A 级景区，其中有 7 处是国家重点风景名胜区。虽然山东省坐拥丰饶的康养旅游资源与优势，但目前康养旅游产品尚未得到充分开发，山东省旅游产品打造仍以休闲观光为主。

3. 康养产业基地分析

随着养老产业发展的日趋火热，以及人们对健康、疗养等方面的日益关注，山东省及时顺应国家鼓励发展养老养生及中医药健康产业的指示，并制订了发展康养旅游的相关规划。山东省旅发委在《贯彻国办发〔2015〕62号文件促进旅游产业转型升级实施方案》中提出未来 15 年内建设 50 家省级

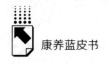
康养旅游示范基地的康养旅游发展目标①。在具体的实施路径方面，方案强调依托现有的中医药资源，开发高端健康体检、养生护理、医疗保健、医学美容等健康旅游项目，将中医及中医药内容融合到旅游的发展中；其次，需要依托现有的医疗产业资源，进一步包装和升级中医养生保健机构、养生保健产品生产企业以及中华养生老字号名店等，并进一步打造医疗养生度假基地中心；同时依托山东省太极拳与道仙养生文化，构建蓬莱阁—昆嵛山—崂山—五莲山中医药、太极拳与道仙养生文化旅游体验带，结合开发休闲养生度假服务产品、太极拳体验活动产品、道家养生体验服务产品，以及中医疗养等众多融合传统养生文化的康养旅游服务产品；最后，山东省还依托现有的茶资源，推出生态茶艺体验园，集种植、采摘、现场炒茶、茶艺表演等于一体，将茶文化融合到康养旅游产品打造和康养产业发展之中。

（三）江苏省康养产业发展现状分析

1. 健康养老服务业现状分析

据《江苏省2015老年人口信息和老龄事业发展状况报告》数据，截至2015年底，江苏省60周岁以上老年人口达到0.17亿人，超过江苏总人口的22%。老龄化程度高、速度快、趋势明显及区域差异明显等种种迹象都表明，江苏省成为全国最早进入人口老龄化的省份②。在此背景之下，江苏省开始初步建立"以居家为基础、社区为依托、机构为补充、医养相结合的养老服务体系"。目前，居家和社区养老仍保持着基础性和主导性地位。江苏省社区及居家养老服务已基本实现了全面覆盖城市区域，而农村地区居家及养老服务的覆盖范围也超过了50%，江苏省计划在15年内达成全省城乡社区及居家养老服务覆盖率超过95%的目标。截至2017年9月，全省超过80家大型企业和37家上市公司进军养老领域，国资、民资和外资纷纷进

---

① 山东省人民政府：《贯彻国办发〔2015〕62号文件促进旅游产业转型升级实施方案》，山东省文化厅，2016年9月9日，http://www.sdwht.gov.cn/html/2016/szf_0909/36417.html。
② 江苏省老龄办：《江苏省2016年老年人口信息和老龄事业发展状况报告》，全国老龄工作委员会办公室，2017年11月8日，http://www.cncaprc.gov.cn/contents/2/184703.html。

入健康和养老市场，促进大批养老项目的启动和实施，使江苏养老产业得以迅猛发展。

目前健康养老服务业主要以事业单位和国有企业等为中坚力量，若想使之健康并有序发展，必须引入社会资本，支持社会力量参与健康养老服务业发展。在社会资本的推进下，一批有规模、综合性的养老服务业重大项目正在建设之中，由养老服务企业聚集所形成的养老服务业园区正在形成：汤山"苏豪健康养老产业园"作为江苏省重大产业项目，承担医疗保健、文化养生、休闲养生等区域功能；淮安养老养生产业园"阳光新城"项目以综合性养老社区打造为目标，并规划医疗养护区、康复护理中心、养老旅游街、养老养生产业研发中心等功能区域。健康养老服务业集聚区除各式产业园区外，还有以茶山街道为代表的街道式特色小镇。

2. 康养旅游产业现状分析

江苏省一直以来都是中国旅游强省，独特的气候优势和水乡资源，每年都吸引了大批国内外游客至此体验江南水乡生活与文化。江苏省拥有水乡文化、竹文化、慢城文化等文化沉淀，同时自然生态景观、名胜古迹、博物馆、文化陈列馆众多，为江苏省旅游发展奠定了文化和资源基础。除传统的观光休闲旅游和城市旅游外，近年来江苏省也在康养旅游方面频频发力。

以泰州市为例，作为国家历史文化名城及江苏省康养旅游的代表城市，泰州市拥有丰富的文化、生态和美食资源，依托生态水城、水乡和湿地资源打造的水上森林、湿地温泉等系列生态旅游精品项目，以及中医药健康旅游资源。泰州市在《泰州市旅游业跃升发展三年行动计划》中明确强调了医疗健康旅游业态的地位，并着力将泰州打造成为长三角旅游休闲度假胜地和国内一流的旅游目的地[①]。而《长江经济带发展规划纲要》更明确了泰州"医、药、养、游为一体的大健康产业集聚发展试点"的战略定位。据此，泰州市着力培育康养产业的发展，通过打造旅游养生线路、中医养生旅游服

---

① 泰州市人民政府：《泰州市旅游业跃升发展三年行动计划》，泰州政府法制网，2015 年 1 月
30 日，http：//fzb. taizhou. gov. cn/art/2015/1/30/art_ 2384_ 406170. html。

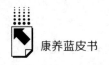
务及项目、康养特色小镇等产品，建设国家康养旅游示范基地。在产业整合方面，泰州市以累计资金投入的方式修缮保护及合理开发利用中医药名胜古迹、博物馆及各式基层中医馆，形成中医康养旅游体系；在产业链打造方面，泰州市积极引进社会资金，建立起集中药材种植基地、中药科技园、养生温泉、养老康复基地等于一体的康养旅游全产业链。目前，泰州市康养旅游产业品牌已经树立，作为全国首批"康养旅游示范基地"，泰州市继续在以医药康养旅游上发力，通过具有地区影响力的中医药健康旅游项目的打造，争创国家级中医药健康旅游示范区。

3.森林旅游发展现状分析

江苏省人口稠密，人类经济活动强度较大，虽然江苏省森林覆盖率较低（森林覆盖率 2016 年数据为 15.8%，位列全国倒数第八），但森林资源仍相对丰富。截至 2015 年，全省有无锡市、扬州市、徐州市、南京市、镇江市等 5 个国家森林城市，南京市、苏州市、宿迁市等 3 个全国绿色模范城市，省级以上森林公园 67 处，省级以上湿地公园 53 处。其中常熟虞山、宜兴等森林公园的森林覆盖率已超过 90%，远超国家级森林公园 80% 的标准。众多森林资源和高比例的森林覆盖率，极大促进了江苏省森林旅游和森林康养产业的发展。

依托于丰富而优质的森林资源，江苏省开展森林旅游节以促进森林旅游产品推介、生态休闲产品展示、投资与服务洽谈，借助社会资本充分发挥森林资源的旅游吸引力和优势，通过森林旅游产品打造、森林旅游产业链延伸、森林旅游品牌建立，推动森林旅游健康、快速发展。虽然目前森林旅游尚未成为江苏省旅游的主导产业，但未来随着森林康养观念逐步深入人心，以及国家对森林旅游和森林康养支持力度的不断加大，江苏省将在森林旅游乃至森林康养产业方面迎来广阔的发展空间。

（四）浙江省康养产业发展现状分析

1.森林康养产业现状分析

浙江地处中国东南沿海长江三角洲南翼，河流、湖泊及山地等生态环境优越，孕育了丰盛的森林景观资源，是长三角地区唯一一个多山又多林的省份。据浙江省林业厅数据，截至 2015 年，浙江省全省森林面积为 605.68 万公顷，森林覆盖率达 59.50%，位居全国第四。605.68 万公顷森林面积能够吸收 6050.04 万吨二氧化碳，同时释放 4416.90 万吨氧气，为康养产业的发展提供了优越的生态资源和环境。浙江省聚焦于森林资源的保护与开发利用，在国内森林旅游大开发、大发展的趋势下，以休闲养生为主题的森林康养旅游逐渐成为浙江旅游产业新的经济增长点。数据显示，浙江省森林旅游年价值为 977.25 亿元，对比已开发的森林旅游产业效益，浙江省森林旅游的发展潜力相当可观。

为推动森林旅游健康发展，浙江省加紧森林资源的储备和拓展，截至 2017 年 7 月，浙江新增两处国家级森林公园。依托森林公园、湿地公园、林业观光园区等资源，浙江省逐步开发一系列特色森林旅游线路，并打造了森林旅游区域品牌。另外，为加强森林旅游相关的基建设施建设和完善工作，浙江省着力规划和建设森林绿道、现代林业园区和基础配套设施。经过多年的挖掘以及品牌建设，通过升级和优化原有产业链，浙江的森林旅游模式逐渐向参与式、体验式和文化式转变。与此同时，浙江省多地将当地民俗风情融入森林康养产业之中，形成了集吃、住、游、购等于一体的旅游产品及服务体系。

2. 特色康养小镇产业发展现状

随着康养旅游的发展和火热，以康养为概念的养生度假小镇产业在全国各地迅速兴起。为了适应新的旅游需求和发展需要，2015 年 5 月，浙江省从推动经济转型升级和城乡统筹发展出发，制定了《浙江省人民政府关于加快特色小镇规划建设的指导意见》，意见中明确了重点培育和规划建设 100 个左右特色小镇的发展目标。通过整合现有优势资源和相关产业，同时聚焦旅游、健康、环保等相关产业，浙江省致力于打造完整康养小镇产品链条，形成完备的全产业链服务体系，走凸显地方文化特色的小镇发展道路[1]。

---

[1] 浙江省政府办公厅：《浙江省人民政府关于加快特色小镇规划建设的指导意见》，浙江省人民政府，2015 年 5 月 4 日，http：//www.zhejiang.gov.cn/art/2015/5/4/art_32431_202183.html。

以乾潭为例，其森林覆盖率已经超过了80%，再依托其山地、名江及历史古迹等优势条件，乾潭以打造"融专业赛道与训练于一体的下包国际自行车运动小镇"为发展目标。小镇在积极推进"三江两岸"绿道建设的同时，更着力培育和发展自行车运动休闲产业与乡村旅游。一方面，深挖养老养生、休闲旅游、体验农业等产业，以完善养生养老设施、旅游综合设施和休闲健身服务设施提升康养旅游附加值。乾潭不仅通过美化环境、整治村容村貌、开发特色村居民宿打造养生养老基地，建立各式更智能化养老院，以"互联网＋医疗"理念提供优质的医疗资源，更深挖当地特色农家饮食文化，以膳食养生完善养老养生产业和产品链条。另一方面，对接"大健康产业城"战略，乾潭从医疗卫生和食品安全两大层面全面催化特色康养小镇的建设。医疗卫生方面，需要着力进行公共医疗卫生供给侧改革，即通过增加医疗机构、设施设备和服务人员充实公共医疗卫生服务供给，完善医疗卫生服务网络，解决供给不足、服务质量低下等难题。其次，需要深度改革公共医疗卫生管理及运行机制，建立监督问责制度，促进公共卫生服务质量升级。食品安全方面，需要建设食品安全监测评估、监督机制和预警机制以保障居民食品安全。

3.康养产业示范区现状分析

杭州坐拥丰富的自然和人文景观遗迹，素有历史文化名城和"人间天堂"的美誉。旅游资源丰富、气候怡人、环境宜居、配套设施完善、医疗健康产业基础扎实等诸多原生优势都有助于杭州大力发展康养产业。定位于"全国康养产业发展示范区"，杭州通过整合资源、吸引社会资本、跨产业共享发展的举措，已逐步建成桐庐健康小镇、余杭健康产业示范基地、杭州国家高新区智慧医疗产业基地、浙江省老年服务产业园等特色康养产业集聚区。针对目前康养产业发展所面临的制度性障碍、个性化健康服务和产品供给能力不足、技术创新能力仍需加强及专业技术人才不足等问题，杭州市已通过政策制度、资金资本和人才引进等方式予以解决。例如，为充分开放康养产业市场以解决个性化健康服务和产品供给能力不足的问题，杭州市积极引进社会资本投资，通过创新手段提供康养产业保障，以出让土地和存量房产的方式支持企业兴办康养产业。在以生物医药、医疗康复、养老养生、保健疗养等为主题的康养产业特色集聚园区的支撑下，杭州市康养旅游、健康产业有望实现新增长。

（五）福建省康养产业发展现状分析

1.森林康养现状分析

福建位于中国东南沿海，以"八山一水一分田"著称，山地丘陵较多。绝佳的地貌形态造就了丰富的森林资源。第八次全国森林资源清查结果显示，福建森林覆盖率达到65.96%，连续36年居全国首位。福建省优越的森林资源涵盖国家森林城市、国家级自然保护区、各级森林公园、湿地公园等。其中就森林公园方面的数据看，福建目前已成功申报了176处森林公园，其中国家级森林公园30处，省级127处。武夷山、猫儿山、旗山和三元等国家级森林公园为森林康养旅游提供了独特的自然生态景观和丰富的生物多样性，如千年榕树王、水上丹霞、森林滨海等，还有油杉、福建柏、金钱松、南方铁杉、长序榆等。依托森林高负氧离子含量的空气质量、优质的景观环境等，福建森林康养旅游适时开发并推出森林浴、森林徒步、森林瑜伽、花药浴及各式森林养生休闲运动等森林康养旅游产品及项目。另外，为规范森林公园的管理和促进森林公园体系的完善，福建省各级部门和市级单位曾发布多项促进森林公园发展的有关政策规定，旨在规范各级森林公园的规划建设、项目申报和日常管理等。

借助于丰富的森林资源及在此基础上形成的森林康养旅游产品，福建省聚焦独有的山茶文化、妈祖文化及民俗文化，通过完善融森林生态资源、乡土特色产品和民俗风情于一体，满足游客餐饮、住宿、休闲娱乐运动等系列需求的森林康养产品体系，逐步打造"森林人家"森林康养旅游品牌。随着以健康养生、休闲养老、运动健身为主题的康养旅游产品及服务的完善，森林康养旅游产业开始成为福建旅游的新标签，甚至成为国内有名的森林旅游品牌。

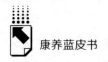

2. 温泉康养现状分析

福建地处欧亚大陆板块与太平洋板块交接边缘的环太平洋火山地震带，活跃的岩浆活动使水热活动十分频繁，地热资源十分丰富。目前，福建省探明的水热异常区总面积为 77 平方千米，占预测总面积的13.75%，未来发展潜力仍相当巨大。其中 193 处温泉在 30℃以上，温泉分布从山区到沿海递增。已探明的 100 多处温泉出露点中就有 28 处位于沿海一带，即闽清—永定一线以东，南靖到厦门一带温泉分布最为密集。目前福建省依托这些温泉资源而建立起来的温泉度假胜地或面朝大海，或位于溪岸河畔，或开发在群山中间，各具特色，是度假养生的极好选择。

除温泉自然资源以外，福建省还形成了以温泉为载体的一系列温泉文化，涵盖温泉景观文化、温泉保健文化、温泉休闲文化及温泉民情风俗文化等。依托于温泉文化资源和温泉产业发展基础，福建省各地方城市通过差异化定位，形成福建省温泉养生旅游产业共同体。例如，福州市设立"中国温泉之都"的目标，以规划布局、资源摸查与整合、项目打造及建设的手段推动福州成为蜚声海内外的温泉康养目的地，现已形成了金汤国际温泉度假村、永泰御温泉、贵安温泉世界等系列温泉品牌。而厦门则定位于国际化的温泉旅游度假区，以打造集休闲健身、文化体验、会展商务于一体的温泉旅游度假产品，树立厦门温泉旅游国内外影响力。

3. 国际康养产业示范区现状分析

康养产业对其他产业的带动作用以及对社会经济的促进作用，促使福建省重视对康养产业的培育与发展。在福建省 2017 年重点招商项目中就涵盖了南平延平区茫荡山康养旅游休闲基地、龙岩客家生态旅游疗养山庄、平潭温泉养生度假村等康养产业相关项目。据住房和城乡建设部于 2016 年 10 月公布的中国首批特色小镇名单，福建省多处特色小镇入列，如厦门同安区汀溪镇、南平邵武市和平镇、龙岩上杭县古田镇、泉州安溪县湖头镇以及福州永泰县嵩口镇等。《福建省人民政府关于开展特色小镇规划建设的指导意见》中，明确提出特色小镇建设应以产业为根，并融合新兴产业和传统特色产业[①]。新兴产业方面，福建应更多关注生物与新医药、节能环保、海洋高新、大数据、互联网经济等产业；而在传统特色产业方面，工艺美术、茶叶、食品等产业尚需进一步关注和支持。特别是将生物与新医药、旅游、茶叶和食品产业作为攻坚方向应得到重视，以此细分产业延伸的完备而丰富的产品链条将直接服务于康养产业，并逐渐形成产业集聚以及产业示范区，从而为特色小镇发展助力。

（六）广东省康养产业发展现状分析

广东省地属岭南，气候特点为热带和亚热带季风气候。全年日照时间较长，且平均温度相对较高。同时，由于海洋季风气候明显，广东全年降水量大，环境湿度高，形成了广东湿热并存的气候特征。而这种特殊的气候特点，也促进了广东养生文化的发达及养生产业的优势。广东一直是传统养生文化大省，以凉茶、药膳、食补等为代表的产品或产业一直盛行于此，形成了广东独具特色的健康养生文化和相关健康产业。

1.康养旅游核心区建设现状分析

国家旅游局出台的《国家康养旅游示范基地标准》中指出，在康养旅游基地建设的同时，应特别注意建设与之配套的康养旅游核心区和康养旅游依托区两大功能区域。康养旅游核心区是资源中心，应汇聚具有一定规模和体量的康养旅游资源；而康养旅游依托区则是支持中心，为基地提供设施服务和管理服务等[②]。在此方面，广东省具有天然的资源优势和良好的产业优势。首先，在康养旅游资源方面，广东是全国温泉资源大省，全省已发现温泉311处，居全国第三，广东还有漫长的海岸线，海洋资源丰富；森林覆盖

---

① 福建省人民政府：《福建省人民政府关于开展特色小镇规划建设的指导意见》，福建省人民政府网，2016 年 6 月 8 日，http://www.fujian.gov.cn/fw/zfxxgkl/xxgkml/jgzz/fzggwjzc/201606/t20160608_ 1177263.htm。

② 国家旅游局：《国家康养旅游示范基地标准》，中华人民共和国国家旅游局，2016 年 1 月 7 日，http://www.cnta.gov.cn/zwgk/tzggnew/201601/t20160107_ 756636.shtml。

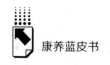

率 46.49%，居全国第六位；同时还有其他众多优质的自然资源。其次，在配套产业方面，广东拥有完善的医疗机构系统及相应的配套设施，公共医疗结构、绿色有机农业、养老疗养产业等已很好地实现了旅游业与本地相关健康、疗养产业的融合，广东省有着康养产业发展的综合优势。目前，广东已开发出一系列主题明确、特色鲜明的康养旅游产品，康养服务系列产品也向着标准化与个性化相平衡、长中短期相结合的方向发展。康养旅游示范基地的建设需要满足康养者多方位的需要，不仅是在身体健康方面，同时还有美容养颜、修身养性、精神禅修等众多内容。广东省不论在资源上还是发展基础上相比于其他地区都有很大的优势，但在康养专业化配套设施上及康养理念、产品创新上仍有巨大发展空间。

2. 中医药养生旅游发展现状分析

为了进一步推动康养产业的发展，推动旅游和传统中医药产业的融合，广东省旅游局推出了"广东省中医药文化养生旅游示范基地"的评选工作，在综合评估资源所在区域、类型、档次和组合后，确定了首批 19 家示范基地。示范基地类型广泛，其中有中医药类相关企业，养生、药膳等养生馆，传统中医医疗、医药、疗养等健康机构，以及中医药博物馆、相关度假区等休闲旅游地。目前，广东省中医药文化养生旅游示范基地发展主要呈三类形态。

第一类是以自然景观为主的生态类，包括以罗浮山国家风景名胜区为代表的 8 家生态类示范基地，以优质自然环境搭配各类中草药种植为特色。

第二类是以人文景观为主的文化类，现有 5 家文化类示范基地，以广东中医药博物馆为代表，多样化展示与参与性体验活动相结合，使游客在观光学习、体验参与中充分认识中国中医药传统文化的博大精深。

第三类则是以中医养生服务为主的体验类，体验类示范基地以中山中医院为代表共有 5 家，直接让游客体验推拿、沐浴等康复活动。

3. 温泉康养产业现状分析

广东省地热资源极其丰富，且有多年温泉旅游发展的基础，温泉产业发达。近年来为应对市场需求变化也呈现出综合性、多元化的发展趋势。现阶段许多温泉产品除了能满足游客基本的疗养、休闲需求，还具有观光、娱乐、商务等功能。广东的温泉旅游开发主题和功能导向各异，主要表现为疗养保健、娱乐观光以及综合型开发模式。三种模式中，疗养保健注重凸显温泉的医疗功能，突出温泉传统的疗养特点，通常会配有多种医疗保健设施。如定位于"御式服务"的珠海御温泉旅游度假村，设有多种不同配方、不同功效的温泉浴池以及健身活动设施。娱乐观光则偏向于温泉区域的娱乐观光功能，特色娱乐设施及互动是吸引点。综合型则是以温泉开发为核心，兼顾娱乐项目创新以及周边旅游资源的挖掘。

（七）海南省康养产业发展现状分析

1. 养老产业现状分析

"十三五"期间，由于社会资本的进入，海南省进入与养老服务产业的"热恋期"，社会投资养老产业的热情高涨，多个项目生根于宝岛。就市场规模来看，海南每年都有相当数量的"候鸟老人"停留，停留时间平均长达3.5个月，这里是老人们的养生福地。首先，这些"候鸟老人"的消费能力不容忽视，其次，"候鸟老人"背后的亲友消费市场规模更大，也更具市场潜力。在产业发展来看，随着全省各地发展养老产业的深入实践，"休闲地产＋养老项目""旅游景区＋养老基地"模式悄然兴起，遍布各地。在此期间，全省各类养老床位新增超万张，其中机构床位数接近半数。每年养老服务创收超100亿元，且极大拉动社会投资，成为海南经济发展的新引擎之一。

2. 康复医疗产业现状分析

随着海南省在环境保护、医疗产业发展、国际旅游岛建设等多方面的努力，海南省的康养产业得到了显著的发展。2016年，海南医疗健康产业增加值超过了100亿元，增长率达到12%，距离成为国际一流医疗旅游目的地的目标越来越近[①]。截至2017年6月，海南博鳌乐城医疗旅游先行区正在洽谈的项目有99个，已有68个项目获得正式受理，并已开始投建；通过

---

① 符王润：《我省率先把医疗健康产业列入支柱产业》，《海南日报》，http：//hnrb.hinews.cn/html/2017－03/24/content_50_2.htm。

医疗技术评估的项目 39 个，半数以上已开工，总投资超过 200 亿元。还有多家省内医院与国内优质医院和医学院校建立帮扶关系，并开展了多方位、多形式的合作。

为贯彻落实《中国制造 2025》，海南省计划近几年将重点推进医药产业的发展，并打造一批医药产业精英龙头企业和创新品牌，建设发展一批具有优质服务功能、吸引力强大的产业园区，最大化海南自然资源和产业资源优势，并力争到 2020 年全省医药产业产值达到 500 亿元，到 2025 年产值翻番。

3. 康养旅游业现状分析

海南省以阳光、沙滩、海滨、空气和温泉等优越的自然生态环境闻名于海内外，以"空气质量优良天数"为评价标准的空气指标全国领先，河流、湖泊和海洋水资源丰富且水质好，具有高医疗保健价值的温泉资源遍布全岛。如此优异的生态环境促使海南省在"十三五"期间海南省旅游市场工作会议中提出重点打造康养旅游这类旅游产品，其中温泉康养旅游产品得到重视。在 2016 年各大招商活动中，海南省旅发委重点推介了昌江霸王岭温泉、文昌关新温泉、屯昌青奥温泉等项目，"温泉养生"更是进入重点向香港游客推介的"十大旅游套餐"。在利好的政策环境下，海南旅游也加大康养旅游项目的开发建设和相关项目的宣传推广力度。在 2016 年海南省旅游与医疗健康产业专题招商推介会单场会议上，便达成意向项目 74 个，受理项目 45 个。除了传统的温泉项目，海南省旅发委还牵头在海棠湾、亚龙湾、清水湾、石梅湾、神州半岛等区域布局康养旅游功能区，将医疗养生功能注入传统滨海旅游产品。"温泉养生"和"海滨康养"两大主题和系列旅游产品已全面凸显"请到海南深呼吸"的海南康养旅游主题，随着系列健康养生旅游产品和线路的打造、策划与宣传，海南康养旅游的整体形象已经深入海内外游客的心中，形成全球康养旅游独特的名片。

B.13
中部地区康养产业发展报告

沈山 韩秋 程冬东 王欢欢*

摘　要： 中部地区康养产业发展总体上处于起步阶段，产业定位不够明确，产业内容地区分割相对严重；医疗和康养服务标准难以界定，医养融合发展存在困难；康养产业链不够明晰，产业布局资源导向性显著；康养产业基地建设省区不够均衡，产业政策体系不够健全，相关产业也没有得到突破性发展。报告总结了中部地区康养产业发展的总体态势：康养旅游业成为区域旅游合作战略的核心，森林康养成为区域康养产业体系的龙头，康养产业园区和康养小镇建设成为地方康养产业发展的抓手，康养产业发展规划成为各地康养产业发展的指导，康养产业政策不断健全并成为各地康养产业发展的保障。对中部六省区的康养产业发展特色分别作了阐述。

关键词： 康养旅游　森林康养　康养产业园区　中部地区

中国中部地区由江西、河南、湖北、湖南、山西、安徽组成。该地区跨过中国三大自然界，名山名川相辉映。2016 年中部六省接待游客合计超过

---

* 沈山，博士，教授，江苏师范大学地理测绘与城乡规划学院副院长，主要研究方向为城乡规划学、文化战略学和区域公共服务；韩秋、程冬东、王欢欢，江苏师范大学人文地理学专业硕士研究生。

30亿人次，旅游总收入近3万亿元，呈现快速增长趋势。到2017年6月，中部六省拥有59个国家5A级景区，五台山、少林寺、黄山、长江三峡、张家界、庐山等极具国际影响力的旅游品牌。目前中部地区康养产业发展处于起步阶段，产业定位总体不够明确，产业内容地区分割比较严重；医疗和康养服务标准难以界定，医养融合发展存在困难；康养产业链不够明晰，产业布局资源导向性显著；康养产业基地建设省区不够均衡，产业政策体系不够健全，相关产业也没有得到突破性发展。

一 中部地区康养产业发展总体态势

（一）康养旅游业成为区域旅游合作战略的核心

1. 中部六省旅游推介会暨发展论坛的成功举办

为加快推进中部地区旅游业转型升级，大力发展休闲、观光、森林、体验、度假康养等形式多样、层次丰富的旅游产品，打造精品旅游线路和世界知名旅游目的地，2017年5月，中部六省旅游推介会暨发展论坛在合肥举办，签署《中部六省旅游战略合作协议书》，包括共同建设大湘西生态文化旅游圈、皖南国际文化旅游示范区、伏牛山生态文化旅游圈、鄂西生态文化旅游圈、长城生态文化旅游带、黄河华夏文明旅游带、浙皖闽赣生态旅游协作区等旅游目的地，共同推动大别山、长江三峡、罗霄山、中原、太行山等特色旅游功能区建设等系列内容。推介会上"中部六省旅游投资优选项目"共127项，包括山西省的晋中百草坡房车露营、大同火山群、盐商风情古镇等24个项目；江西省的新建区南矶湿地、景德镇昌江百里风光带、九江罗溪温泉小镇等22个项目；河南省的顶山中原国际盐都盐湖度假小镇、伏羲山旅游区开发、濮阳市"五彩黄河"精品旅游带等20个项目；湖南省的溪口旅游小镇、长沙湘江古镇群、张家界阳和溪口旅游小镇、衡阳九观湖汽车营地等20个小镇；湖北省的十堰市竹溪十八里长峡国家养生公园、荆州市岁拾湾·世界节气非遗小镇等11个项目；安徽省的池州茶园花海休闲度假、合肥市环巢湖水上运动中心、广德县东亭"骑趣小镇"等30个项目。127个推介项目中康养旅游项目达60%，发展康养旅游产业已经成为当代旅游发展的重中之重和区域旅游战略合作的核心。

2.国家旅游局推出首批5家康养旅游示范基地

2016年9月，国家旅游示范工作评定委员会公布首批5家国家康养旅游示范基地，依据《国家康养旅游示范基地（LB/T051—2016）》行业标准审核，命名了"贵州赤水、江苏泰州中国医药城、黑龙江五大连池、河北以岭健康城、湖南灰汤温泉"为全国首批康养旅游示范基地。中部地区的湖南宁乡灰汤温泉位列其中。具有2000多年历史的灰汤镇，从唐至今皆为游览及疗养胜地。灰汤镇背靠东鹜山，山上奇石茂木，有丰富的历史人文景观，还有千亩红枫、万株桃花美景。镇区内现有国家4A级景区紫龙湾旅游区、国家3A级景区东鹜山、灰汤华天城温泉度假酒店等，灰汤成为一座新兴的生态温泉城。

（二）森林康养成为区域康养产业体系的龙头

森林康养是以森林资源开发为主要内容，融入森林旅游、森林医疗、森林休闲、森林娱乐，以及森林度假、养老养生、森林运动等健康服务新理念，形成一个多元化、业态相生、产业互融的商业链条和综合体，是中国大健康产业的新创意、新业态、新模式。

1.全国森林旅游示范县的命名工作

2015年，国家林业局根据"十三五"林业发展规划中关于大力发展森林康养产业的精神，启动"全国森林旅游示范县"的命名工作，2015年9月由中国林业产业联合会命名全国首批6个"全国森林旅游示范县"、2个"全国森林旅游示范市"。2016年9月，中国林业产业联合会又命名30个"全国森林旅游示范县"，6个示范市（区）。其中中部地区江西赣州市和湖南张家界市被列入"全国森林示范市"，山西省宁武县，安徽省潜山县、青阳县和歙县，湖北省宜昌市夷陵区、罗田县和神农架林区，湖南省新化县、

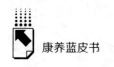

南昌市湾里区被列入"全国森林示范县"，在全部命名的 44 个"示范县区市"中占 25%。

表1　全国森林旅游示范县

地区	示范县（区）	示范市	数量
东北地区	黑龙江：伊春市汤旺河区、通河县、森工大海林林业局、亚布力滑雪旅游度假区； 辽宁：恒仁县、本溪县； 吉林：集安市、抚松县、长白山池北区		9
中部地区	山西：宁武县； 安徽：潜山县、青阳县、歙县； 湖北：宜昌市夷陵区、罗田县、神农架林区； 湖南：新化县、南昌市湾里区	江西赣州市；湖南张家界市	11
西部地区	重庆：武隆县、江津区；贵州：贵定县； 广西：龙胜各族自治县、内蒙古：克什克腾旗； 云南：景洪市；四川：九寨沟县； 贵州：施秉县、荔波县、习水县； 陕西：眉县；宁夏：泾源县；新疆：巴楚县		13
东部地区	江苏：溧阳市；浙江：淳安县；河北：兴隆县；江苏：盱眙县；浙江：安吉县；福建：泰宁县、建宁县；山东：邹城市、枣庄市山亭区；广东：平远县	浙江温州市	11

2. 全国森林康养基地试点建设单位的命名工作

目前对全国森林康养基地试点的命名认证工作主要由三家单位主持，其中国家林业局森林公园管理办公室主持"全国森林养生基地"和"全国森林体验基地"的试点建设命名工作，中国林业产业联合会森林休闲体验分会主持"中国森林体验基地"、"中国森林养生基地"和"中国慢生活休闲体验区、村（镇）"的命名认证工作，中国林业产业联合会森林医学与健康促进会主持首批"全国森林康养基地试点建设单位"的命名认证工作。这在一定程度上反映了对森林康养工作的认知尚处于初级阶段，相关工作还需规范。但是"森林康养基地"的试点建设尤以森林医学与健康促进会的命名得到社会的响应和认同较大。

2016 年 7 月，国家林业局森林公园管理办公室发布《关于公布第一批全国森林体验基地和全国森林养生基地试点建设名单的通知》（林园旅字〔2016〕18 号），公布了第一批 9 家全国森林养生基地试点单位和 9 家森林体验基地试点单位，其中中部地区森林养生基地 5 家，森林体验基地 1 家，占全部试点单位的 1/3。

表 2　第一批全国森林养生基地和森林体验基地试点单位

	全国森林养生基地试点	全国森林体验基地试点
1	河北兴隆六里坪森林养生基地	辽宁桓仁枫林谷森林体验基地
2	安徽马仁山森林养生基地	吉林蛟河红叶岭森林体验基地
3	安徽丫山森林养生基地	吉林白河红石石峰森林体验基地
4	福建旗山森林养生基地	江苏铁山寺森林体验基地
5	湖北咸宁潜山森林养生基地	江苏东台黄海森林体验基地
6	湖北太子山森林养生基地	湖南杜家冲森林体验基地
7	湖南清羊湖森林养生基地	四川洪雅玉屏山森林体验基地
8	广西龙胜温泉森林养生基地	云南磨盘山森林体验基地
9	陕西黄陵森林养生基地	甘肃天水秦州森林体验基地

2016 年中国林业产业联合会启动森林康养基地建设试点项目工作。2016 年 9 月，中国林业产业联合会森林休闲体验分会率先公布了 2016 年"中国森林体验基地" 17 个，2016 年"中国森林养生基地" 15 个，2016 年"中国慢生活休闲体验区、村（镇）" 17 个。其中中部地区在公布的"中国森林体验基地"中占 23.5%，在"中国森林养生基地"中占 26.7%，在"中国慢生活休闲体验区、村（镇）"中占 23.5%。

表 3　中国森林体验基地、养生基地和慢生活休闲体验区

	中国森林体验基地	中国森林养生基地	中国慢生活休闲体验区、村（镇）
1	河北藏龙山省级森林公园	河北易州古松林康养公园	江苏盐城林场
2	河北秦皇岛海滨国家森林公园	内蒙古根河源国家湿地公园	江苏盐城大丰区大中镇恒北村

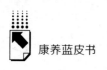
续表

	中国森林体验基地	中国森林养生基地	中国慢生活休闲体验区、村(镇)
3	内蒙古苏木山自治区级森林公园	浙江安吉杭垓镇	江苏东台市五烈镇甘港村
4	辽宁葫芦岛龙兴国家湿地公园	山东烟台昆嵛山国家自然保护区	浙江安吉上墅乡
5	江苏游子山国家森林公园	山东冠县古梨园	浙江长兴龙山街道
6	江苏邳州国家级银杏博览园	山东济南药乡林场	福建永春县湖洋镇锦龙村
7	福建闽江源国家级自然保护区	山东聊城临清海棠园	山东荣成好运角旅游度假区
8	山东枣庄凤凰绿道	山东济宁泗水泉林国家森林公园	山东滕州微山湖湿地公园
9	山东淄博鲁山国家森林公园	河南修武云台山风景名胜区	山东威海环翠区
10	山东高唐清平国家生态公园	河南驻马店老乐山旅游度假区	山东济宁泗水县泗张镇
11	河南民权黄河故道国家生态公园	湖北宜都天龙湾国家湿地公园	河南鸡公山国家级自然保护区
12	河南焦作森林公园	湖北钟祥大口国家森林公园	河南卫辉市豹头乡定沟村
13	河南南湾国家森林公园	四川泸州大旺竹海	湖北大冶市金湖街道上冯村
14	湖北龙凤山乡村体验乐园	广东韶关始兴县	湖北黄石市铁山区熊家境村
15	广东佛山市云勇林场	新疆乌苏佛山国家森林公园	广东佛山市三水区南山镇
16	四川泸州叙永西溪村		宁夏平罗县陶乐镇
17	新疆乌鲁木齐天山国家森林公园		海南琼中黎族苗族自治县

2016 年 9 月，中国林业产业联合会（中产联〔2016〕64 号）森林医学与健康促进会公布了首批共 36 家"全国森林康养基地试点建设单位"并于 12 月在北京举行了授牌仪式。2017 年 6 月，中国林业产业联合会公示了第二批共 99 家"全国森林康养基地试点建设单位"。2017 年 11 月，中国林业产业联合会公示了 98 个单位作为第三批"全国森林康养基地试点建设单位"，在 233 家全国森林康养基地试点建设单位中，并没有呈现出明显的区域分布差异，但是在省区分布上差异非常明显，其中试点最多的省份贵州达 24 家之多，其他超过 20 家森林康养基地试点的还有湖南和四川，分别有 22 家和 20 家，三省一共 66 家，占全国的 28.33%。

表4 全国135家森林康养基地试点区域分布

	第一批	占比(%)	第二批	占比(%)	小计	占比(%)	最多省份	数量
东北地区	7	19.44	11	11.11	18	13.33	吉林	13
中部地区	13	36.11	27	27.27	40	29.63	湖南	15
西部地区	10	27.78	40	40.40	50	37.04	四川	14
东部地区	6	16.67	21	21.21	27	20.00	浙江	12
合计	36家	100	99家	100	135	100		

表5 全国135家森林康养基地试点命名

地区	省、区、市	第一批36家森林康养基地	第二批99家森林康养基地
东北地区	黑龙江	漠河北极村张仲景养生院;加格达奇林业局翠峰林场	—
	吉林	雁鸣湖国家级自然保护区;通化壹号庄园;兰家大峡谷国家森林公园;集安市五女峰国家森林公园	松花湖实验林场;龙湾国家级自然保护区;梨树县四台子林场;敦化市大沟林场;森工集团露水河长白山狩猎场;长白山森工集团黄泥河老白山森林康养基地;长白山森工集团珲春大荒沟森林康养基地;长白山森工集团八家子仙峰湖国家森林公园;长白山森工集团白河森林康养基地
	辽宁	桓仁枫林谷森林公园	大连金普新区大黑山风景区;阜新海棠山国家森林公园
中部地区	山西	乌金山国家森林公园	—
	河南	信阳市南湾森林公园	三门峡甘山国家森林公园;洛阳白云山景区;世界地质公园黛眉山景区;济源王屋山风景区;郑州市长寿山景区;驻马店金顶山景区;修武县云台山风景名胜区
	安徽	大龙山国家森林公园;徽州国家森林公园;兴隆森林康养基地;琅琊山国家森林公园	天柱山国家森林公园
	湖北	宜昌市夷陵区樟村坪林场	鹤峰县九连山林场;华中绿谷森林康养基地;大冶市龙凤山乡村旅游体验乐园;京穗森林康养基地;赤壁市陆水林场;恩施州掠燕文化体育森林康养基地

地区	省、区、市	第一批 36 家森林康养基地	第二批 99 家森林康养基地
中部地区	湖南	青羊湖国有林场;长沙杜家冲林场;金洞猛江河国家湿地公园;资兴天鹅山国有林场	华冠中国银杏文化健康产业园;大围山国家森林公园;炎陵县神农谷国家森林公园;津市毛里湖国家湿地公园;慈利县江垭森林公园;东安舜皇山国家森林公园;石门县森林康养示范区;常德市鼎城区花岩溪林场;穿岩山森林公园森林康养基地/山背花瑶梯田景区高函康养基地;衡山萱洲华夏湘江森林康养基地;汉寿鹿溪森林公园
	江西	安福县明月山林场;贵溪市双圳林场	虔心小镇森林康养基地;全南大岳笔架山森林康养基地
西部地区	重庆	—	玉峰山生态园;重庆摩围山风景区;重报怡家人森林康养基地
	四川	瓦屋山国家森林公园玉屏山景区	宝兴县夹金山国家森林公园;白马王朗森林康养基地;福宝景区;宣汉森林公园;梓潼七曲山森林康养基地;川罗纯岗景区/毛岗子森林康养基地;乐山大风顶森林康养基地;凉山美姑洛木干森林康养基地;绵阳市药王谷旅游景区;南江县米仓山国家森林公园;唱歌乡森林康养基地;攀枝花市欧方营地森林康养基地;峨眉山国际旅游度假村
	贵州	梵净山国家级自然保护区森林、扎佐林场;荔波茂兰国家级自然保护区;思南白鹭湖国家湿地公园	赤水恒信·森林21度国际养生度假区;大方县油杉河旅游区;独山县国有林场;枕泉翠谷森林康养基地;椿悦·南江旅游疗养中心;贞丰双乳峰景区;剑河县国际森林温泉康养基地
	云南	—	天宁矿业森林康养基地;永仁县万马林场;景洪市大黑山林场;卧云山景区;普洱三国庄园;利鲁百草园森林庄园
	西藏	—	—
	陕西	—	宁东旬阳坝森林体验区;周至县黑河国家森林公园
	甘肃	—	—
	青海	北山国家森林公园	—
	宁夏	苏峪口国家森林公园	—

地区	省、区、市	第一批 36 家森林康养基地	第二批 99 家森林康养基地
西部地区	新疆	乌苏佛山国家森林公园	天山国家森林公园;天山大峡谷国家森林公园
	内蒙古	—	鄂尔多斯野生动物园;鄂尔多斯市恩格贝生态示范区;梅力更自然生态风景区;森工集团毕拉河达尔滨国家森林公园
	广西	贺州市姑婆山国家森林公园;龙胜温泉国家森林公园	贺州市西溪森林温泉康养基地;广西大明山国家级自然保护区;广西君武森林景区
东部地区	河北	—	—
	北京	—	房山区上方山国家森林公园
	天津	—	—
	山东	—	淄博博山中郝峪村森林康养基地;青州仰天山国家森林公园
	江苏	游子山国家森林公园	东台黄海海滨国家森林公园
	浙江	雁荡山国家森林公园;淳安千岛湖森林公园	安吉县森林康养示范区;安吉灵峰旅游度假区;安吉县山川乡森林康养基地;安吉县天荒坪镇森林康养基地;磐安县花溪景区;衢州水月湾景区;衢州药王山景区;富春江大奇山国家森林公园;富春山健康城;永嘉书院森林康养基地
	上海	—	—
	广东	龙门南昆山省级自然保护区	阳春孜润中医药森林康养基地
	海南	—	万宁吉森·北纬18度温泉山庄;三亚亚龙湾热带森林旅游区;霸王岭国家森林公园;三亚山水风情森林康养基地
	福建	将乐国有林场;旗山森林温泉度假村	将乐县森林康养示范区;龙栖山国家级自然保护区

（三）康养产业园区和小镇建设成为地方康养产业发展的抓手

产业园是指由政府或企业为实现产业发展目标而创立的特殊区位环境。康养产业园区的建设逐渐成为地方推进康养产业发展的基本抓手。这里"康养产业园区"可以指"康养产业园""康养示范园""康养示范基地""健康城""康养小镇"等概念的综合体。

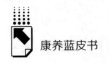
1. 立足于地方文化特质的康养产业园区

孟母养生健康城。2017 年 6 月，山西省投资集团与迎泽区政府、山西医科大学第一附属医院、山西省青年志愿者协会、太原市校企联合会等单位正式签约，合作建设太谷县孟母养生健康城。总体规划面积约 350 亩，建筑总面积 39 万平方米，投资总额约 21 亿元。规划安置养老常住人口 6000 余人，形成以居家社区安养照护为基础、以机构基地安养照护为依托、以全球休闲旅游流转养老为补充的完善体系，成为最完善、最人性化的"养老、养身、养心、养灵、养病"的健康养老产业园区。推出"全人、全龄、全生活、全时段、全球化"的"五全合一"服务模式，打造全产业链式的安养体系，树立安养养老品牌。园区以孟母文教精神为底蕴，以公园式环境为载体，成为结合健康生活功能的健康养老产业园区。东部为国家康复医院山西分院、安养介护中心、孟母文化创意园等，西部为孟母养生健康园区，配有品茶阁、安养公寓群、园区适老配套中心、安养书苑等场馆。

健康养生养老示范区。河南省许昌市提出建立养生养老小镇，打造中医药健康养生养老示范区。规划面积为 28.86 平方公里，位于鄢陵县境内，包括以鹤鸣湖风景区为主的休闲旅游度假小镇、以陈化店为主的特色温泉小镇、以县中心医院怡馨园医养中心为主的药膳及医养小镇，打造"国际知名、国内领先、中原一流"的健康养生养老示范区。

养生小镇。安徽省黄山市徽州区潜口镇，拥有生态一流的自然环境、千年古镇的山水格局、集中医养疗的新安医学、传播健康生活方式的茶文化和系列体育赛事，明确提出"养生小镇"的创建工作，建设 2 条特色产业带：养疗产业活力带、健康休闲产业带；3 个养生产业区：颐养度假区、旅游养生区、生态体验区；7 个养生产业拓展节点：高端养疗服务基地、养生民宿基地、生态农业观光体验基地、康健运动体验基地、茶疗度假基地、艺术创作怡情基地、风水村落养生度假基地。

康养小镇。安徽省安庆市宜秀区杨桥镇素有"城市后花园"和"鱼米之乡"之美誉，2016 年提出以智农物联农产品电商服务中心、省级现代农业示范区、龙山古寨、月溪郦园、灵山石树、皖能光伏发电、鲍冲湖景区、余湾美食街、贴心之家养老等项目建设为承载，开展集休闲、养生、健康、旅游、民宿于一体的"康养小镇"建设。并同时通过康养小镇的建设，进行橘园改造、水系整治、农家乐及民宿的提升改造。

森林康养度假小镇。鄱阳县莲花山国家森林公园"东篱客"森林康养旅游综合体项目，即建设"东篱客"森林康养度假小镇，一个集自然教育、有机种植、森林康养、休闲度假、乡村旅游于一体的新型综合性康养度假区。莲花山国家森林公园的主题定位是森林科普、森林探秘、森林养生，公园集古树、幽壑清泉、古寺庙、红色苏维埃政府遗址、江南典型民宅于一体，规划总面积8万余亩，森林覆盖率达96.4%，有银杏、南方红豆杉等8种国家一、二级保护植物，鹰嘴龟、穿山甲等6种国家一、二级保护动物，还有多种省级保护动植物。

2. 立足于地域特质的全域旅游康养目的地

候鸟旅居县。2015年12月，在第二届中国（深圳）国际旅游博览会国际候鸟旅居健康产业发展论坛上，由国际候鸟旅居组织评价中心发布的首届中国候鸟旅居县口碑榜，提出了"候鸟旅居县"的概念，也成为"全域康养"的一种创新模式。"候鸟旅居县"是气候生态环境宜游宜居目的地的代名词。该榜主要以气候、物候资源对旅居活动的不同影响为导向，将不同特色的代表性候鸟旅居县域（包括县级市、区）细分为"温暖猫冬、凉爽消夏、清新御霾、激情滑雪、温泉康养、惬意踏春、山花烂漫、茶海飘香、诗意田园、赶海嬉浪、婵娟赏月、斑斓红叶、亲水琼台、森林乐活、草原牧歌、登高望远、观鸟绝胜、五谷丰登、瓜果采摘、秋耳夏菌、观竹品笋、甜甜蜜源、绿道骑行、农业公园"等24个特色类型，择优向不同需求的康养旅游者推荐。其实，这是对"全域旅游康养"的另一种表达。

全域旅游康养目的地。湖南宁乡，融名山、名泉、名人、名寺、溶洞于一体，是全国首批旅游强县，有"传奇之地·宁静之乡"之说。宁乡是刘少奇、何叔衡、谢觉哉等伟人的故乡，并且有近30个国字品牌，如国家5A级景区花明楼少奇故里、国家4A级景区紫龙湾温泉度假区，还有千佛洞、回龙山、天紫漂流等国家3A级景区，以及灰汤温泉、沩山、凤凰山、青羊湖、金洲湖、炭河里西周城址等一批国家旅游度假区、国家风景名胜区和各

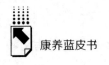

类国家公园，其提出建设"全域旅游康养目的地"的战略目标。安徽金寨县提出"全域旅游、康养天寨"的目的地建设规划。位于金寨县西南部的天堂寨是大别山的第二高峰，植被丰富，云海飞瀑，山石奇异，是国家 5A 级旅游景区、国家森林公园、国家级自然保护区、国家地质公园，被称为"华东最后一片原始森林"。除了四季的秀美景色外，天堂寨还有野生植物 1487 种、动物 634 种。有稀有植物连香木、香果树及天堂寨独有的草本植物白马鼠尾草。景区内还有野猪、穿山甲、金钱豹、不衰猫、大小鲵、豺狼、水獭、长尾雉、珍珠黄羊等珍稀动物，天堂寨还是中国七大基因库之一。

（四）康养产业发展规划成为各地康养产业发展的指导

进入"十三五"时期，养老和康养领域的规划呈现这样一种态势：从传统的单一部门规划走向综合性的健康发展规划，从单一产业部门规划走向综合性的健康产业规划。

1. 从传统单一部门规划到综合性的健康发展规划

2016 年 10 月，国务院印发了《"健康中国 2030"规划纲要》，并发出通知，要求各地区各部门结合实际认真贯彻落实。2017 年以来，各省区纷纷出台综合性健康规划纲要，如《"健康中原 2030"规划纲要》《"健康湖南 2030"规划纲要》《"健康江西 2030"规划纲要》《"健康湖北 2030"规划纲要》等，成为传统的单一卫生部门各项规划的总纲。

山西省自 2014 年以来先后颁布《山西省加快推进健康服务业发展的实施方案》《山西省中医药发展战略规划纲要（2016～2030 年）》《山西省"十三五"养老服务规划》《"健康山西 2030"规划纲要》等系列规划，在《山西省加快推进健康服务业发展的实施方案》中明确了今后一个时期的主要任务，包括努力完善医疗卫生服务体系、加快形成多元办医格局、持续推动服务模式转变、积极推动健康管理的转变、着力推动医养融合发展、丰富健康养老内涵质量、丰富商业健康保险产品、发挥商业健康保险功能、提升中医药健康服务能力、推广中医药保健知识及产品、促进全民体育健身发展、融合发展健康文化和旅游、支持自主知识产权研发应用、加速发展医药保健产业和体育用品制造业。

安徽省政府办公厅 2016 年 6 月发布的《关于加快发展生活性服务业促进消费结构升级的实施意见》（皖政办〔2016〕20 号）中提出，打造 10 个健康养老示范基地。到 2020 年，生活性服务业占全省 GDP 比重将进一步提高。按照实施意见，今后将重点发展文化体育、商贸服务、健康养老、旅游服务、家庭服务、法律服务、教育培训等生活性服务。随着老龄化加剧，健康养老需求也随之升高。对此，安徽省加快老年人日间照料中心、养老院、老年人社区助残服务点、老年活动中心等养老设施建设。推进医养融合发展，鼓励开通养老机构与医疗机构预约就诊绿色通道。发展社区健康养老服务，提高社区为老年人提供健康教育、日常护理、咨询、慢性病管理和康复等服务能力，鼓励医疗机构将护理服务延伸至居民家庭。此外，以建设国家级养老服务产业试点省为契机，深度挖掘和进一步放大"北华佗、南新安"传统优势，到 2020 年，建成健康养老示范基地（园区）10 个、健康养老示范机构 100 个、健康养老示范社区 300 个。

2017 年 2 月，安徽省在《"健康安徽 2030"规划纲要》中进一步明确了健康安徽的主要任务是普及健康生活、优化健康服务、完善健康保障、建设健康环境、发展健康产业。在纲要的发展健康产业部分，全面部署了健康产业的发展内容。一是发展非基本医疗服务。优先支持社会力量举办医疗机构提供非基本医疗服务，鼓励三级公立医院在满足基本医疗服务供给的基础上发展特需医疗服务。二是发展专业护理、健康体检、母婴照料、康复、心理健康等专业健康服务机构。三是发展健身休闲运动。打造健身休闲综合服务体。进一步推动体育与健康、旅游、养老等产业融合发展。鼓励发展多种形式的体育健身俱乐部，打造具有区域特色的健身休闲示范区、健身休闲产业带。以皖南国际文化旅游示范区建设为契机，加快体育健康休闲产业园建设。打造 8 个国家级体育产业示范基地（单位、项目）、20 个省级体育旅游产业基地和 20 个省级体育产业基地。四是发展现代医药产业。建立全省中成药、医疗器械、化学药、生物制药等产业联盟，加强首仿药、原研药、中药、高端医疗器械、新型制剂等领域创新能力培养，支持合肥建设国内一流的生物医药专业孵化器，加快建设阜阳太和现代医药产业集聚发展基地、亳

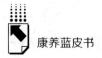
州现代中药产业集聚发展基地。五是发展健康养老产业。推进各类养老机构与各级医疗机构建立协议合作关系，鼓励开通养老机构与医疗机构的预约就诊绿色通道，协同为老年人提供健康管理、预约就诊、巡诊、保健咨询、中医养生保健、急诊急救等服务。支持组建医疗养老联合体。打造健康养老服务产业集群，培育发展适老化的养老地产、健康养老服务综合体、老年宜居社区。六是发展健康旅游产业。以"北华佗、南新安"中医药传统文化为支撑，以合肥为中心，向南打造皖南医疗康复养生旅游示范区，向北打造以亳州为中心的华佗、老子中医药保健康复养生基地，向西南打造以六安为中心的大别山健康生态养生基地，逐步形成皖南、皖北、大别山和环巢湖四大健康医疗旅游板块，重点培育皖中温泉养生、皖南山地运动养生、皖北中医药养生、大别山生态养生等品牌。支持发展疗养康复、美容保健等旅游新业态。积极开发多层次、多样化的老年人休闲养生度假产品。七是发展智慧健康产业。建设全省统一的互联网"健康云"信息服务系统，推进健康大数据应用。八是发展健康食品产业。形成功能完善、布局合理、资源节约、特色突出的现代健康食品产业集群。九是发展健康保险产业。鼓励企业、个人参加商业健康保险及多种形式的补充保险。十是发展中医药产业。规划建设 2 ~ 3 个现代中药产业创新聚集区。形成 3 ~ 5 个中医药健康服务产业集团或联盟，成为全国性的中医药健康服务知名品牌，倾力打造十大皖药（皖产中药）。

表 6 安徽省健康产业发展规划

高端医疗产业	合肥离子医学中心、肿瘤医学中心、区域细胞制备中心
现代医药产业	阜阳太和现代医药产业集聚发展基地、亳州现代中药产业集聚发展基地、亳州中药材交易中心
健康养老产业	安徽皖南爱晚中心
健康旅游产业	九华山健康文化园、黄山太极中医药健康医疗旅游基地、宣木瓜文化旅游景区、合肥市环巢湖健康旅游基地
智慧健康产业	宿州世纪互联智慧云计算产业园、宿州华为云数据中心
中医药产业	中药农业重点项目、中药饮片现代化生产基地项目、中药大品种和龙头企业扶持项目、重大新药创新重点项目、现代中药产业集聚基地（园区）建设项目、中药现代物流体系重点项目、中药服务贸易示范区建设项目、中药养生保健基地建设项目、中药文化科普基地项目、中药大健康产业科技创业试点项目

2. 从单一产业森林康养规划到综合性的健康产业发展规划

对于康养产业规划的总体发展，也从单一产业的康养旅游规划、森林康养规划走向综合性的健康产业发展规划。如 2017 年 4 月湖南省林业厅和湖南省发展和改革委员会联合颁布的全国首个省域的森林康养发展规划《湖南省森林康养发展规划（2016～2025 年）》、2017 年 2 月山西省大同市阳高县颁布的《山西阳高县康养旅游发展规划（2016～2025 年）》等。

地方政府开始编制康养产业规划，如 2016 年 12 月山西省大同市组织相关专家编制的《大同康养产业发展规划》、2016 年 12 月湖南省发展和改革委员会和湖南省卫生和计划生育委员会印发的《湖南省健康产业发展规划 (2016～2020 年)》、2017 年 3 月江西省人民政府颁布的《江西省"十三五"大健康产业发展规划》，均成为中部省域全省健康产业发展的纲领性文件。

（五）康养产业政策不断健全成为各地康养产业发展的保障

目前中部省域的康养产业政策关注的核心在于：一是建立合理的准入制度，加大养老与健康服务业领域开放力度。同时民政、卫生部门应沟通配合，打造"无障碍"审批环境。二是支持相关企业积极运用合法融资工具筹措资金；推进金融机构创新符合康养产业特点的金融产品和服务方式，加大对康养企业的信贷支持力度；鼓励各类创业投资机构和融资担保机构对康养领域的小微企业开展业务；同时引导、推动设立康养产业投资基金。三是壮大龙头企业，创建优势品牌。培育壮大一批重点产业园区，促进规模化、集约化发展。四是健全服务标准体系。强化诚信优质服务，树立品牌效应。

难点之一是需要进一步推进医养结合。首先，政府应当发挥主导作用，打破医疗、养老机构之间服务界限，明确医养结合养老服务体系建设的监管责任主体，形成管理合力。二是推进社区型养老机构的发展，逐步完善符合老年人实际需求的社区养老模式，提供日常生活、精神和护理等多维度的养老服务以及人性化的连续性医疗服务。

在具体实施的意见中，安徽省提出建立完善全省统一的家庭服务业公益性服务平台、呼叫中心平台，打破行业内各自为政的局面；将一些生活性服

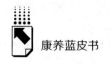

务业纳入居民生活的范畴，对养老机构等社会福利场所的生活服务设施按有关规定执行居民生活用电、用水、用气、用热价格。同时为了强化人才的支撑作用，安徽省还鼓励省内高等院校和职业学校调整或增设家庭、养老、健康等生活性服务业相关专业，扩大人才培养规模。

山西省于 2014 年出台《关于加快发展养老服务业的意见》，2016 年又出台《关于实施财政贴息扶持养老服务业发展的意见》《山西省养老机构设立许可实施办法》《全省扶持养老服务业发展财政贴息暂行办法》等政策办法，为其行业发展提供制度保障，放宽养老服务业的准入条件，简化审批程序，财政贴息鼓励发展养老服务产业，推动"医养融合"的养老服务新模式，建立"住、养、医、护、康"五位一体的养老服务新模式。在 2016 年《关于支持社会力量发展养老服务业若干措施的通知》中，明确了社会力量在养老事业中的主体作用，提出了"到 2020 年全省养老机构超过 1500 家，其中民办养老机构和公办民营养老机构占 70% 以上"的目标。鼓励社会力量采取独资、股份制、PPP（政府和民间资本合作）等模式投资建设养老机构，鼓励社会力量举办规模化、连锁化、异地互动等形式的养老集团，扶持培养一批竞争力强，具有示范性、窗口性的养老服务品牌。

二　中部地区康养产业发展分省特色

（一）山西：确立全省康养产业布局和组织养老服务十大工程

1. 确立全省康养产业发展布局

山西省规划整合美食、温泉、养生养老、康复医疗、中医药等各类旅游产品资源，开发康养旅游产品，将山西省打造为集康体疗养、养生养老、休闲度假等功能于一体的康养旅游胜地。并确立了"一个创新发展核心区"加"五个特色发展示范区"的产业发展布局。

"一个创新发展核心区"是指以太原都市圈为重点，建设康养产业创新发展核心区。太原都市圈聚集了山西全省主要的康养优质资源，是全省养老与健康服务业的核心引擎，可依托较为完善的城市功能和丰富的健康医疗资源，建设养老健康服务业创新发展示范区。同时积极打造太谷县和汾阳市两大康养产业增长极，构建健康产业示范点。太谷县依托生态资源、孟母文化养生健康城、中医药养生文化，构建养老产业示范点；汾阳市依托汾阳医院、汾阳学院、贾家庄，发展康养健身、绿色有机保健食品和相关餐饮业，构建健康产业示范点。

"五个特色发展示范区"是指以大同市城市群为主体，依托特有气候资源，建设以消夏避暑为特色的季节性康养产业发展示范区；以吕梁市汾阳、交城等地为中心，以森林景观、森林食品等为主要资源，建设森林康养产业发展示范区。以临汾市洪洞、尧都等地为中心，挖掘山西省丰富的历史文化遗产，建设以寻根祭祖为特色的华夏古文明康养产业发展示范区。以晋中市太谷、榆社、祁县等地为中心，利用得天独厚的生态优势、源远流长的中药养生和产品丰富的农业优势，建设中医药保健康养产业发展示范区。以长治及周边地区为中心，结合当地优质医疗资源，建设健身休闲康养产业发展示范区。

2. 组织实施养老服务十大工程

公办养老机构全覆盖工程。加快推进太原、晋中等5个市市级公办养老机构以及清徐县、山阴县等9个县县级社会福利中心建设。到2020年，市、县两级公办养老机构实现100%全覆盖。

城市社区养老服务示范工程。建设品牌化、规范化、连锁化的城市社区养老服务网点。全省11个设区市和市辖区在2020年底以前建成2~3个具有示范作用的综合性社区服务中心和3~5个城市日间照料中心。

农村老年人日间照料中心示范工程。创建一批各具特色的先进典型，力争到2020年在全省创建20个示范县、300个示范村，达成全省农村老年人日间照料幸福工程基本覆盖千人以上行政村的目标。

健康产业规划工程。聚集全省主要的养老优势资源，充分发挥旅游、区位、气候、文化等资源的支撑作用，打造具有全国知名度的养生养老目的地。规划实施"1310"工程，即规划建设1个省级康养综合示范园区、3个

省级康养园区、10 个特色康养小镇。

大同市康养产业园区建设工程。大同先行先试，建设康养产业综合园区。园区建设采取"1+3"模式，在市区规划建设大同市康养产业示范园区，在阳高县罗文皂、大同县火山群、浑源县汤头温泉建设特色养生养老基地。

医养结合示范工程。实现医疗资源与养老服务的无缝对接，力争到2020 年，80% 以上的三级综合医院和 50% 以上的二级综合医院开设老年病科，基层医疗卫生机构为入住养老机构和居家老人提供健康管理服务，65岁以上老年人健康管理率达到 70% 以上，所有养老机构能够为入住老年人提供医疗卫生服务等。

长期照护保险试点工程。确定 1~2 个市进行试点，探索长期照护保险的保障范围、参保缴费、待遇支付、管理办法、运行机制等体系建设，力争在"十三五"期间，形成长期照护保险制度架构体系。

养老信息化工程。整合老年人口、养老机构、社区居家养老等资源，建设集经济困难的高龄失能老年人与百岁以上老人补贴管理系统、社区居家养老服务信息系统、养老评估系统等于一体的省级养老服务信息系统。

公办养老机构改革试点工程。将政府出资兴建并拥有所有权的养老机构，委托给具有一定资质的社会主体进行整体性的运营管理。2017 年底，每个市确定 1~2 个公办养老机构进行公建民营试点。预计到 2020 年公建民营机构将达到各级公办机构总数的 30% 以上。

养老服务人才培养工程。吸引懂得养老业务经营管理的人才入职养老产业。加快培养老年医学、康复护理、膳食营养等方面的专门人才，建立护工培养实训基地，对农村转移劳动力开展职业技能培训，解决养老护工短缺等问题。

（二）河南：森林康养推动绿色扶贫和全省布局养老健康示范园

1. 以森林康养和乡村旅游推动绿色扶贫

河南省现有森林公园 117 个，总面积 447.17 万亩，森林资源丰富。《河南省林业扶贫规划（2016~2020 年）》提出依托丰富的森林资源，推动绿色生态扶贫。建设一批具有一定规模的森林康养设施和基地，培养一系列森林康养知名品牌和森林康养电商平台。促进森林康养产业的人才培养，发展一批从事森林康养产业服务的专业合作组织、森林康养人家。培养壮大一批带动能力强的森林康养龙头企业。全面推动森林康养市场体系不断发育壮大，从而实现带动一批人口脱贫。依托森林公园、自然保护区以及帝陵遗址等资源优势，建设森林养生体验基地和森林康养中心，开展慢生活休闲体验区建设，发展山地旅游、生态旅游、休闲旅游，带动周边发展旅游服务、餐饮商贸等产业。

发展乡村旅游，不仅是优化旅游产品结构的重要途径，也是精准扶贫的有力抓手。河南三门峡市根据自身条件，通过乡村康养旅游线路建设来推进扶贫攻坚战略。三门峡市拥有 2 个中国乡村旅游示范村、14 个省级传统古村落等，乡村旅游资源丰富。三门峡市的六条乡村旅游线路，囊括了"景区带动、城市依托、休闲农庄、古村聚落、民俗体验"等多种模式的乡村旅游点。一是生态康养旅游线路，以温泉旅游为主；二是古村风情旅游线路，以古村古寨为主；三是乡村（休闲度假）旅游线路；四是民俗体验旅游线路，以民俗文化村为主，注重民俗体验；五是风味美食旅游线路，以当地农家乐为主；六是果品采摘旅游线路，主要包含当地的果园、农场。

2. 全省构建和布局养老服务健康示范园

在《河南省建设中原城市群实施方案》的"健康中原"部分和相关规划中都对医疗健康产业作了规划。在第（95）条"高水平建设中国（河南）自由贸易试验区"中，分郑州、开封、洛阳三大片区进行了相应规划，其中郑州、开封两大片区均提到了医疗产业，并将其作为重点发展领域。开封片区重点发展医疗旅游等服务业，郑州片区重点发展健康养老、生物医药等现代服务业，将洛阳打造为全国知名健康养老基地，将新乡和焦作建设成为健康休闲基地和健康养生基地。

为推进"居家为基础、社区为依托、机构为补充、医养相结合"的养老服务体系，2015 年河南省政府工作报告明确提出要"规划一批养老健康产业发展示范园区（基地）"。河南各市高度重视，依托资源优势，突出地

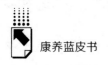

方特色，积极采取措施进行探索谋划。漯河市把"漯河市养老产业综合服务园"项目列为 2015 年 15 件民生实事之一，安阳市 2015 年政府工作报告对"安阳县祥和小镇养生养老健康产业园"项目做出安排，南阳市规划建设"河南万家园莲花养老城"，完成投资 22 亿元，郑州市上街区委、区政府主导规划建设 11.4 平方公里的休闲养老生态园，完成投资 10 多亿元，鄢陵县把若干个养老项目围绕鹤栖湖布局，打造集养生养老、休闲度假、产学研于一体的养老健康产业基地，完成投资 3.5 亿元。

河南省养老产业示范园区自 2015 年以来呈现快速发展态势。据统计，截至 2016 年底正在规划建设的集医疗、康复、养老、休闲娱乐等于一体，具有一定规模的养老产业示范园区或养老社区有 84 个。其中，已具备或基本具备开工建设条件的有 40 多个。河南省每年将重点支持发展 10 个左右的养老产业示范园区，力争到 2020 年建成 50~60 个养老产业示范园区。

表 7　河南省在规划养老产业示范园区或养老社区分布情况

分布地	数量	分布地	数量
省直	2	郑州市	5
开封市	2	洛阳市	18
新乡市	8	焦作市	8
安阳市	1	鹤壁市	1
许昌市	9	漯河市	3
南阳市	4	商丘市	6
信阳市	2	驻马店市	1
周口市	4	省直属县（市）	1

（三）安徽：首创康养旅游地方标准和打造国际养生旅游产品

1. 在全国首先制定康养旅游地方标准

安徽亳州市健康养生旅游文化底蕴深厚，现代中药产业是首位产业，文化旅游是重要支柱产业，康养旅游与亳州首位产业、支柱产业具有较高的契合度。泡温泉、饮美酒品药膳、练五禽戏、读道德经、享受中医保健、探求长寿秘诀、体验养生之道、寻觅养颜秘方等一系列特色产品，符合康养旅游理念，也符合产业发展实际。

2016 年 11 月，安徽省康养旅游省地方标准审定会在亳州召开，由亳州市政府提出、省旅游局归口、省质监局确定制定的地方标准《康养旅游术语》《康养旅游购买区服务质量规范》通过专家审定。安徽成为全国第一个制定康养旅游地方标准的省份。

2. 走向国际的养生旅游产品

天柱山国家森林公园是安徽省唯一一家全国森林康养基地试点（第二批），森林覆盖率高达 97% 以上。古时天柱山为"道家第十四洞天、第五十七福地"，是禅宗文化发源地、道教文化兴盛地。天柱山利用其大自然气场、独特环境、神奇文化，开发"天柱养生功"，借助长江和俄罗斯伏尔加河"两河流域"合作平台，不断深化与俄罗斯旅游部门、媒体、旅行商和武术联合会等部门的合作，通过武术赛事、景区采风、户外体育等形式，成功打开俄罗斯、欧美和东南亚旅游市场，形成了国际养生旅游产品"俄罗斯村"。

天柱山围绕"生态养生"主题品牌，初步形成了"美景养眼、美食养身、戏曲养耳、禅修养心"系列生态养生旅游产品，天柱山养生游精品游线已被安徽省旅游局推介为省十大精美游线和华东最精华的养生游线路，为广大游客提供集观光、休闲、养生于一体的综合旅游方式。天柱山还将创建国家康养旅游示范基地，全力打造华东地区最大的生态养生旅游目的地。

（四）湖南：首颁省域森林康养发展规划和健康产业发展规划

1. 首颁省域森林康养发展规划

湖南是全国开展森林康养行动最早的省份之一，2009 年即开始倡导培育具有保健效益的优质森林资源。2013 年，湖南建立了全国首个由林业部门、著名企业和医院联合的森林康养中心。2016 年 2 月，省政府明确要大力发展以"走进森林、回归自然"为特点的森林康养产业。2017 年 4 月，湖南省林业厅和湖南省发展和改革委员会联合颁布《湖南省森林康养发展

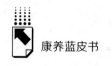

规划（2016～2025年）》，明确全省森林康养发展目标。提出通过建设康养基地、打造产业品牌、优化结构、壮大产业集群的方式，推进林业、旅游业、中医药等健康服务要素的融合发展，引领森林康养产业发展。争取到2025年建立覆盖全省的森林康养服务网络，构建科学规范的森林康养技术体系，形成集旅游、疗养、养生、康复、保健、养老、教育、文化和扶贫于一体的森林康养产业，培育一支高素质的森林康养队伍，在满足民众不断增长的健康需求的同时，推动全省林业产业转型升级。并且提出利用10年左右的时间，到2025年达到如下目标：加快森林康养林培育和建设。建设国际森林康养示范基地1～2个、森林康养培训和国际交流中心1个、森林康养研究中心1个、森林康养健康管理和信息中心1个。每个市州建设具有国内先进水平的森林康养基地1～2处；每个县市区建设具有特色的森林康养基地1～2处。培育高标准森林康养林500万亩；年吸聚康养人群超过3000万人次。构建森林康养技术标准体系。制定森林康养基地（机构）、人员和产品标准规范30个；开展森林康养科学技术研究与开发。研制开发森林康养产品50个，适宜技术20种。培育和发展森林康养产业和企业集团，并加大森林康养国际国内的合作交流。培育1～2家在国内外具有重要影响力的森林康养产业集团及若干个森林康养龙头企业，年综合收入超过1000亿元。加强森林康养人才队伍培训与建设。培训各类森林康养讲解员1000名、森林康养师500名。

2. 制订省域健康产业发展规划

2016年12月，湖南省发展和改革委员会和湖南省卫生和计划生育委员会印发《湖南省健康产业发展规划（2016～2020年）》，成为湖南全省健康产业发展的纲领性文件。

湖南省健康产业发展目标：基本建立以省级核心园区为龙头、市州为枢纽、县市为支撑的三级健康产业发展体系。各市州、有条件的县（市）可结合实际规划建设健康产业集聚区，构建多层次、规模适度、各具特色、产城融合、上下协同的健康产业发展模式。建设一批国内领先、国际一流的健康产业集群，包括养老产业、中医药产业、健康医疗旅游示范基地和森林康养示范基地。重点实施"12211"工程，即建设 10 个省级及以上健康产业集群和 20 个市级产业集群，培育和发展 20 个医药、医疗器械和中医药龙头企业，实施 100 个重大项目，引进 100 名海内外高层次人才。到 2020 年，建设年总产值过 100 亿元、过 1000 亿元的健康产业集群，努力打造全省 5000 亿元健康产业，成为全省经济发展新增长极，"十三五"期间，健康产业年均增长率达到 15%。到 2025 年，力争将健康产业打造成湖南万亿级产业和重要支柱产业。

湖南省健康产业将重点发展生物医药、医疗服务、中医药服务、医疗器械、健康医疗旅游文化、健康养老养生、体育健身休闲、健康管理与信息化、健康食品与保健品、健康保险、森林康养等十一大健康产业。

湖南省健康产业总体规划布局：构建"一核一圈三片"健康产业集群模式，规划建设省级健康产业核心园区、长株潭城市群健康产业圈、湘西湘南湘北三大片区健康产业集群，重点建设湖南健康产业园区和长沙国家生物产业基地。实施"一高地二顶尖三特色"战略，建造国际一流人才集聚高地，打造全球顶尖干细胞和顶尖医疗器械产业，创建中医药、健康旅游文化和健康颐养三大国际品牌，成为促进湖南省经济发展的重要支撑。

（五）江西：体制创新的康养小镇建设和省域大健康产业发展规划

1. 体制创新的康养小镇建设：赣州虔心小镇

赣州"虔心小镇"深居国家自然保护区九连山东北麓，是以特有的茶、土鸡、脐橙、油茶、竹等生态农业产业为核心基础，以"虔"文化为主题，结合丰富的山水茶竹资源打造的集客家民俗、自然风景、虔茶文化、田园风光于一体的家庭休闲度假体验式基地。

虔心小镇森林康养基地是 2017 年被列为全国第二批森林康养基地试点的茶旅文化特色康养小镇，小镇有着创新的建设模式。通过大力发展虔心小镇的"村民"（相当于会员），私人（企业）订制茶园，提高参与者的体验感。成为"村民"后，可通过移动端可视化视频实时在线监控茶园管理，不仅可以到基地体验采茶、制茶，按比例获赠私人订制干茶，还可享受基地

自产生态有机农产品食材，带家人免费到虔心小镇旅游休闲度假。特色小镇里，复古的宋代茶礼极具吸引力。游客们可以体验宋代点茶和传统手工炒茶表演。这也是虔心小镇有机茶品牌——"虔茶"的文化展示现场。"虔"是古赣州的称谓，具有千年文明。在宋朝，虔州居全国十三大茶产区之首，其中"泥片"为贡茶，"芥香"曾被誉为全国第一香。如今，虔心小镇在每年的虔茶开园这天都会举办一次复古的祭茶仪式，通过还原宋代茶礼展现中国茶文化的丰富文化内涵，为现代产业增添文化价值。虔心小镇规划"镜心湖""樱花谷""沐心谷""虔山寺"四大景区，建成集茶叶采摘、观光于一体的万亩生态有机茶园和容量超百万的土鸡散养基地；还有一座传统手工油坊、腐竹坊和竹文化主题餐厅；小镇内的"四闲山房""竹隐山居"村落可同时容纳 200 名"村民"入住；终端服务通过线上商城，为"村民"提供茶、鸡、蛋、茶油等基地自产农产品。虔心小镇以茶园为基础，以绿色生态为品牌，以健康安全为目标，构建了集茶叶采摘品鉴、有机农业生产加工销售和旅游观光、休闲度假于一体的绿色产业链条，不但实现了农业产业"1+2+3"融合发展，更是践行了国家倡导的特色小镇建设，开创了国内首家成熟的茶旅文化小镇的创新尝试。

2. 江西大健康产业发展规划

2017 年 3 月，江西省人民政府颁布《江西省"十三五"大健康产业发展规划》，明确大健康产业是以维护、修复与促进健康为中心，直接或间接为广大人民群众提供健康生活解决方案的融合性产业，主要涵盖生物医药、养生养老、康体旅游、医疗服务、健康管理、健康食品等领域。

江西大健康产业发展目标：到 2020 年，基本形成特色鲜明、产品丰富、布局合理的大健康产业体系，构建"一核三带四板块"的大健康产业总体布局，"健康江西"建设取得明显成效，努力打造成为全国大健康产业发展示范区、"健康中国"建设样板区和健康养生最佳目的地。形成一批规模产业，大健康产业总规模力争突破 10000 亿元，其中，生物医药力争达到 2000 亿元，医疗服务力争达到 1000 亿元，康体旅游力争达到 3350 亿元，健康食品力争达到 2500 亿元，养生养老力争达到 500 亿元，健康管理力争达到450亿元。打造一批功能平台。在全省创建10家大健康产业人才培养基地，建设20个健康小镇，搭建20个大健康产业信息服务平台，建设20个大健康产业重点园区（基地），每年滚动实施100个大健康产业重大项目。培育一批知名品牌。在生物医药、康体旅游、健康食品、养生养老等领域形成一批具有核心竞争力的知名品牌，培育100家大健康产业骨干企业（机构）和100个大健康产业知名品牌。

江西大健康产业发展重点领域：围绕健康管理、生物医药、健康食品、康体旅游、养生养老、医疗服务等六大领域，构建"管、药、医、食、游、养"六位一体的大健康产业体系。

江西大健康产业总体布局：按照城市发展规划和产业发展布局的要求，结合各地的地域特色和产业基础，构建"一核三带四板块"的大健康产业总体布局，即以南昌都市区为核心，沿"京九高铁、沪昆高铁、向莆铁路"打造三个特色产业带，加快形成"赣南食品医药、赣东北养生旅游、赣西康养户外、赣北休闲疗养"四个特色板块，推动核心区、产业带、特色板块之间的产业整合、功能互补，形成以核心区为引领、沿产业带辐射、特色板块协同发展的空间布局体系。

（六）湖北：首个全民健康管理试点城市和中医药健康服务发展规划

1. 全国首个全民健康管理试点城市：湖北宜都

湖北省宜都市是中国健康管理协会授予的全国首个"全民健康管理试点城市"。此外，宜都市以其主导的清江（宜昌）康养产业国家实验区成为中国继秦皇岛和攀枝花之后的第三个得到康养产业实验区命名的城市。

宜都市将康养实验区整体定位为"立足市民，面向社会，以人的全龄健康为目标，以清江流域康养产业为重点区域，全域规划与全面发展，实现人的健康与经济发展共赢，打造'健康宜都'全国康养产业实验区"。清江康养产业国家级实验区规划面积150平方公里，投资200多亿元，打造"黄荆健身、宋山医养、青林养老、柳津养老、红花养生"等五大板块，重点

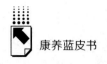

建设三江康养新区、清江青林古镇、国家柑橘农业公园、大宋山国际健康城等项目，全面整合休闲、健康、医疗、旅游、养生、生态等关联产业，建成具有全国影响力的中部康养中心。打造全民健康管理城市是一项系统工程，要认真进行全民健康教育、全民健康筛查、健康信息采集、健康电子档案建立试点以及"十百千万工程"，同时要建立健康管理大数据平台，对采集的数据进行科学的分析评估，为后期工作奠定良好的基础，完成全民健康管理试点任务。

2. 湖北省中医药健康服务"十三五"发展规划

2017年2月，湖北省人民政府办公厅印发《湖北省中医药健康服务"十三五"发展规划》，其发展目标为：到2020年，基本建立湖北省覆盖全生命周期、内涵丰富、优势突出、结构合理的中医药健康服务体系。中医药服务能力明显提升，发展环境优化完善，产业规模不断扩大，成为湖北省推动经济社会转型发展的重要力量。中医医疗和养生保健服务网络基本健全，防治重大疾病的能力显著提高，中医药养生、养老、康复等服务机构进一步发展，治未病服务能力明显提升，基本适应全社会中医药健康服务需求。中医药健康服务政策基本健全，行业规范与标准体系不断完善，政府监管和行业自律机制更加有效，形成全社会积极支持中医药健康服务发展的良好氛围。中医药养生、养老、医疗、康复、文化、旅游、保险、信息等服务产业优化发展，相关产品研发、制造与流通规模不断壮大。中药材种植业绿色发展和相关制造产业转型升级明显加快。建设一批中医药健康服务示范基地，形成一批产业集群和完整的产业链，打造一批知名品牌。中医药健康服务产业产值总规模超过2000亿元。

湖北省中医药健康服务业发展的重点任务：一是大力发展中医养生保健服务。建立健全中医养生保健服务体系，规范中医养生保健服务，开展中医特色健康管理。二是大力发展中医医疗服务。不断提升中医医疗服务能力，创新中医医疗机构服务模式。三是支持中医特色康复服务的发展。促进中医特色康复服务机构发展，拓展中医特色康复服务能力。四是积极推动中医药健康养老服务。加强中医药特色养老机构建设，促进中医药与养老服务结合。五是发展中医药文化和中医药健康旅游产业。六是积极促进中医药健康服务相关支撑产业发展。支持相关健康产品研发、制造和应用，促进中药资源可持续发展。开展第三方质量和安全检验、检测、认证、评估等服务，培育和发展第三方医疗服务认证、医疗管理服务认证等服务评价模式，建立和完善中医药检验检测体系。发展研发设计服务和成果转化服务。发挥省级药品集中采购平台作用，探索发展中医药电子商务。七是大力推进中医药服务贸易和交流。加强中医药国际交流合作，推动中医药健康服务"走出去"。

B.14
西部地区康养产业发展报告

沈 山 王欢欢 徐思洋 戴宁蔚*

摘 要： 西部地区拥有较为优质的康养旅游资源，但由于交通等因素
制约，除四川外，大多数省份仍未充分开发资源，产业的建
设与发展较慢，并且以纯粹资源性康养为主导，区域康养产
业发展差异较为明显。报告总结了西部地区康养产业发展的
总体态势：以四川为龙头的森林康养产业，以甘肃为中心的
中医药康养产业，由四川、云南率先发展的温泉康养产业，
康养城市战略成为西部地区康养发展战略的特色，全域康养
是宁夏和云南两省区的老年康养战略导向，推动市场主体建
设是西部地区康养旅游产业发展的核心任务。对西部十二省
区市的康养产业发展特色分别作了阐述。

关键词： 森林康养 温泉康养 中医药康养 全域康养 西部地区

中国西部地区包括四川、贵州、云南、青海、广西、宁夏、甘肃、西藏、内蒙古、新疆、重庆、陕西等十二个省、自治区和直辖市。土地面积681万平方公里，占全国总面积的71%；人口约3.5亿人，占全国总人口的25%。西部地区疆域辽阔，大部分地区是中国经济欠发达、需要加强开发的

---

* 沈山，博士，教授，江苏师范大学地理测绘与城乡规划学院副院长，主要研究方向为城乡规划学、文化战略学和区域公共服务；王欢欢、徐思洋、戴宁蔚，江苏师范大学人文地理学专业硕士研究生。

地区。

西部地区处于温带大陆性气候带和青藏高寒气候区，干旱少雨，昼夜温差和气候变化幅度较大，草原、沙漠、高原、山川、河流、森林等自然景观众多，民族风情、节庆活动等人文旅游资源丰富多彩。西部地区拥有国家重点风景名胜区、世界自然遗产、世界地质公园、国家级自然保护区和国家森林公园的数量在全国的比例较高，具有独特的自然景观、气候条件和生态环境。

目前，西部地区的康养产业仍处于开发状态。西部地区拥有较为优质的康养旅游资源，但由于交通等因素制约，除四川外，大多数省份仍未充分开发资源，对康养相关产业定位不够明确，产业的建设与发展较慢，并且以纯粹资源性康养为主导，区域康养产业发展差异较为明显。

一 发展总体态势：根据地域发展多种类型的康养产业

（一）以四川为龙头的森林康养产业

四川省是森林大省，拥有林地面积 2402.4 万公顷，建成自然保护区 123 个，森林公园 123 个，重点森工企业 28 个。森林康养是四川省林业转型发展的必然趋势，同时也是国有林区改革发展的一个新方向，受到四川省政府的高度重视。在顶层定位上，得到了国家林业局和四川省委省政府的充分肯定，森林康养被纳入全国林业"十三五"发展规划，写进《中共四川省委关于国民经济和社会发展第十三个五年规划的建议》和《四川省养老健康服务业"十三五"规划》中。

2016 年，《四川省林业厅关于大力推进森林康养产业发展的意见》（以下简称《意见》）在全省正式印发。《意见》提出，到 2020 年，全省建设森林康养林 1000 万亩，森林康养步道 2000 公里，森林康养基地 200 处，把四川基本建成国内外闻名的森林康养目的地和全国森林康养产业大省。为实现上述目标，《意见》强调六项重点任务：一是在首次提出森林康养林概念基

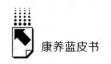

础上，要求大力营建森林康养林体系；二是加强森林康养基地建设；三是加强森林康养步道建设；四是促进森林康养市场主体培育；五是大力支持森林康养产品与品牌建设；六是大力推进森林康养文化体系建设。《意见》指出，发展森林康养产业既是林业行业贯彻落实党的十八届五中全会关于"推进健康中国建设"决策部署，积极响应人民群众生态和健康需求，充分发挥森林资源独特优势，大力拓展森林多重功能，主动融入大健康服务产业领域的重要机遇和有效载体，也是四川省林业实施"162"发展战略，推进供给侧结构性改革和林业产业转型升级，以及科学利用森林资源，推动生态扶贫的客观需要和路径选择。

西部地区发展森林康养具有天然优势。2015年，国家林业局根据"十三五"林业发展规划中关于大力发展森林康养产业的精神启动"全国森林旅游示范县"的命名工作，其中西部地区共有13个县（区）被列入"全国森林示范县"，在全部命名的44个"示范县区市"中占29.5%。

2016年7月，国家林业局森林公园管理办公室发布《关于公布第一批全国森林体验基地和全国森林养生基地试点建设名单的通知》（林园旅字〔2016〕18号），公布了第一批9家全国森林养生基地试点单位和9家森林体验基地试点单位，其中西部地区共有5个基地被列入其中，占全部试点单位的28%。

2016年中国林业产业联合会启动森林康养基地建设试点项目工作。其中，西部地区的内蒙古苏木山自治区级森林公园、四川泸州叙永西溪村和新疆乌鲁木齐天山国家森林公园被列入"中国森林体验基地"；内蒙古根河源国家湿地公园、四川泸州大旺竹海和新疆乌苏佛山国家森林公园被列入"中国森林养生基地"；宁夏平罗县陶乐镇和海南琼中黎族苗族自治县被列入"中国慢生活休闲体验区、村（镇）"。

2016年9月，中国林业产业联合会（中产联〔2016〕64号）森林医学与健康促进会公布了首批36家"全国森林康养基地试点建设单位"，并于12月在北京举行了授牌仪式。2017年6月，森林医学与健康促进会又公示了第二批99家"全国森林康养基地试点建设单位"。在135家全国森林康养基地试点建设单位中，西部地区共有 50 家，占 37%，其中四川和贵州两省各有超过 10 家森林康养基地试点。

（二）以甘肃为中心的中医药康养产业

甘肃旅游自然资源丰富，是华夏古文化的发祥地之一，完整保留了丝路文化、远古始祖文化、政治文化、长城文化、黄河文化等多种文化遗迹，系统记载着中华民族的八千年历史。甘肃省拥有优越的中医资源优势，全省主产将近 300 种国家重点医药品种，拥有 1600 多种药用资源，是重要的药材产区。

2013 年 11 月，甘肃陇东南地区启动"陇东南国家中医药养生保健旅游创新区"建设。2015 年 11 月，甘肃省推介五市中医药养生保健旅游产品，并与省内外旅行社签署了合作协议。

甘肃省发展中医药保健养生旅游基地首先要依托省内生态环境多样性、中医药历史文化和中草药种植等优势，建设一批中医药养生保健旅游产业园、产业基地。其次，充分利用自然资源和人文历史优势，开发出吸引力强、类型丰富、优势明显中医药养生保健旅游产品，形成特色中医药生态保健旅游品牌。

（三）由四川、云南率先发展的温泉康养产业

西南地区包括重庆、四川、云南、贵州、西藏。西南地区拥有丰富的温泉资源，且都属于旅游热点区域，具有良好的温泉产业前景。西南地区温泉产业在旅游发展的大背景下已经具备一定基础，其浓郁的民族文化有助于温泉主题文化的形成，使各个温泉度假村项目实现差异化发展，成为温泉多元文化聚集区域。

中国共有温泉两千多处，其中云南最多，共有 400 多处，主要分布在洱海南北滇池附近、澜沧江流域、怒江流域及腾冲地区。云南的温泉产业正处于开发的高峰期，又以该省西部腾冲火山区的温泉群最为著名。腾冲被称为"地热之乡"，全县有温泉和高温热泉 79 处，90℃ ~ 105℃的有 9 处，其余也

均在50℃以上。这里有一处黄瓜箐温泉属于一种热气泉,从地下喷出95℃的热气,并含有放射性氨及其他十余种化学成分。黄瓜箐温泉除了一般的洗浴治疗,还施行一种特殊的熏蒸疗法。以地下热蒸汽直接熏蒸人体,达到治疗目的。黄瓜箐温泉可以治疗高血压、风湿性关节炎、皮肤病、腰肌劳损等二三十种疾病。附近还有硫黄矿大滚锅沸泉及特殊的地热显示,如低温碳酸泉、毒气孔等,对一些病症有特殊疗效。

云南多地积极开展温泉旅游项目建设。云南大理热海旅游生态城一期项目开工,项目定位为复合型温泉旅游地产。云南保山市制定《云南省保山温泉之都旅游总体规划》并通过评审。云南施甸县将投资25亿元,用以打造以民居风格、温泉养生、民族特色、旅游文化为载体的"温泉茶马古镇"。

在中国西南号称"世界屋脊"的青藏高原上,不少温泉出露在海拔四五千米的高山地区。在西藏首府拉萨,藏北重镇黑河附近,甚至巍峨的喜马拉雅山北麓的玛那萨罗沃池一带,都有温泉出露。在这样高寒的山区,山上是白皑皑的冰雪,山下竟是热腾腾的清泉,两者相邻,鲜明对照,可以说是一幅独特的自然奇观。

西北地区地域辽阔,温泉资源储量十分丰富。全国唯一以温泉命名的县——温泉县就处于西北地区的新疆博尔塔拉蒙古自治州。从开发情况看,西北地区的温泉产业发展相对缓慢,温泉产业处于成长期。相对于中部及东部地区,西北的区位条件制约了本地的经济发展速度,而相对不成熟的消费市场则大大延缓了西北温泉产业的发展。但是随着区域交通条件的改善,以及区间交流的增加,一些来自东部地区的温泉投资方也开始启动西北温泉项目的投资活动。

(四)康养城市战略成为西部地区康养发展战略的特色

西部地区的攀枝花市在全国第一个明确提出"阳光康养"城市定位,广元市在全国第一个启动建设"中国生态康养旅游名市"工作,昆明大健康产业示范区是国务院批准的全国第一个西部国家级生命健康产业创新示范区。

中国阳光康养城。2010年，攀枝花市在全国第一个明确提出将"中国阳光花城"作为未来发展的战略定位之一。利用自身比较优势，以充沛的阳光、冬暖夏凉的气候、丰富的物产、独特的生态资源为依托，通过景区景点建设、旅游项目设计、旅游活动组织等形式，大力开发四季花卉、蔬菜水果、历史文化、民族风情、体育健身设施等五大特色资源，为旅游者提供观光加运动、健身、休闲、度假、养生、养老等"1+6"七大类体系化的康养旅游产品。"阳光康养"的康养城市战略也掀起了西部区域康养产业发展的大幕。

中国生态康养旅游名市。2016年12月，中共广元市委颁布《关于推进绿色发展实现绿色崛起建设中国生态康养旅游名市的决定》，启动建设中国生态康养旅游名市工作。以全域旅游为统领，以生态康养为特色，推动生态、文化、康养、旅游深度融合发展，打造"绿色广元、康养之都"品牌，加快推进绿色发展、实现绿色崛起、建成中国生态康养旅游名市。这是康养城市战略从单一品牌战略（如阳光康养、温泉康养）走向综合化生态康养品牌战略的确立。

国家级健康产业示范区。2017年5月，国务院正式批示同意建设昆明大健康产业示范区，这是国务院继2016年9月批准全国第一个国家级生命健康产业创新示范区——北戴河生命健康产业创新示范区之后批准的第二个大健康示范区，也是昆明康养城市战略的核心区。昆明依托独特的气候优势、生态优势和生物多样性资源优势，规划"药、医、养、健、游"五位一体的"健康蓝图"：生物医药产业基地、医疗卫生服务高地、康体养生养老福地、体育运动健身宝地、休闲度假旅游胜地。

（五）全域康养是宁夏和云南两省区的老年康养战略导向

2016年以来，宁夏和云南先后分别提出"颐养宁夏""七彩云南·养老福地"的养老服务品牌，成为省域康养战略的典型类型。

颐养宁夏。2017年6月，宁夏回族自治区人民政府办公厅发布《关于全面放开养老服务市场加快养老服务业转型升级的实施意见》（宁政办发

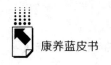

〔2017〕106号），提出打造"颐养宁夏"养老服务品牌。

七彩云南·养老福地。根据《云南省养老服务体系建设"十三五"规划》，提出促进养老服务与生物医药、大健康、旅游文化、房地产等产业深度融合，立足"七彩云南·养老福地"品牌。重点发展旅游养老健康服务优势产业，将云南省打造成为集生态观光、休闲度假、长寿养生、康体疗养、民俗文化体验于一体的养老养生热点旅游目的地。云南依托气候、旅游资源和物价水平优势，在发展老年社区、异地养老、疗养养老、旅游养老、候鸟式养老等业态中具有巨大比较优势。云南以温泉康疗、乡村休闲、民族医药、生物保健和民族宗教文化等云南特色优势和养老旅游资源为依托，打造与之相匹配的社区型、乡村型、景区型、酒店型、养老院型旅游养老业态。大力发展"养生、度假、休闲＋养老院"模式的旅游养老服务，开发多种类型的养老旅游产品。以昆明、玉溪、曲靖、大理等经济较发达、医疗条件较好的旅游城市，以及环滇池、环阳宗海、环抚仙湖、环洱海等湖滨区域的大型旅游地产为依托，打造自理型、介护型、介助型一体化的候鸟式度假养老社区。同时，以国家特色景观旅游村、中国历史文化名村、中国传统村落和云南旅游特色村寨、民族特色旅游村为依托，打造宜游宜居宜养的乡村颐养新村。以省内国家级旅游度假区、省级旅游度假区和高A级旅游景区为依托，打造具有养老旅游功能的景区；把温泉、康复、理疗、营养、膳食等功能一体化，开发一批适宜个人短期居住的度假型养老旅游酒店。

（六）推动市场主体建设是西部地区康养旅游产业发展的核心任务

四川省在市场主体培育上，提出将通过PPP等投融资方式吸引社会资本和民间力量。全省将培育各类康养产业相关企业300家。同时，推进产业的信息化、智慧化，建设森林康养电商平台。

云南在《云南省旅游产业转型升级三年（2016～2018年）行动计划》中提出，培育120家以上旅游骨干企业，力争到2018年，全省在主板、创业板上市和在新三板挂牌的大型旅游企业达到10家以上规模。在全省逐步培育120家以上主业明确、竞争优势明显的旅游骨干企业。其中，重点培育扶持 10 家精品度假酒店企业、10 家旅游交通运输企业、20 家旅行社企业、30 家重点旅游景区企业、30 家旅游商品生产和购物企业、10 家本土餐饮企业、10 家旅游娱乐企业，推动骨干旅游企业品牌化管理、连锁化经营、人性化服务和特色化发展。在全省分类选择 1000 家具有竞争力和发展特色的成长型旅游中小企业，作为银行信贷、财政资金重点扶持和服务的对象，通过资金投入、智力支持等方式，扩大经营规模，提升服务质量，提高管理水平和竞争能力，形成 20~50 家国内一流的特色型、创新型旅游企业。

二 西部地区康养产业发展分省特色

（一）陕西：打造养生文化名城，开发森林康养旅游

1. 打造养生文化名城

陕西咸阳依托传统中医保健资源和丰富的地热资源，倾力打造"中国第一帝都、养生文化名城"的品牌形象。咸阳紧紧抓住国内外养生产业加速发展的机遇，顺应广大群众养生保健意识不断提高的时代潮流，大力发展足疗、水疗、药疗、茶疗、食疗、医疗等养生保健企业，利用丰富的地热资源，加快休闲养生项目建设步伐。目前，历史文化旅游和休闲养生旅游已经成为带动咸阳旅游业迅猛发展的两大动力。

2. 大力开发森林康养旅游

陕西发展森林康养有着独特的人文和自然资源优势，以及较强的医疗、科技、区位等优势，蕴含着巨大的产业商机和发展潜力。全省有林地面积1.8 亿亩，森林覆盖率为 43.06%，有森林公园 88 个，其中国家级 51 个、省级 37 个，林业自然保护区 48 处，湿地公园 26 个，国有林场 262 个，自然资源优势明显。同时，省森林资源管理局系统的六大林业局有着多年保护和经营森林的经验，且有一定的基础设施，为开展森林康养打下了良好的基础。

2017 年 9 月，陕西省成立森林康养联盟助推森林康养产业发展，加大了森林康养的工作步伐。在推进森林康养产业发展中，省宁东林业局成立了以森林康养、自然体验为主的"宁东自然学校"，组建了森林康养团队，积极参加全国森林康养实训班和培训会，并成功开展了 4 次森林康养体验活动。此外，陕西省宁东林业局旬阳坝森林体验区森林康养基地、黑河国家森林公园森林康养基地被中国林业产业联合会确定为全国森林康养基地试点建设单位。

（二）四川："康养＋"产业融合

2016 年，四川省旅游总收入达到 7705.5 亿元，接待游客 6.3 亿人次，旅游业增加值占全省 GDP 的比重达到 8.4%，占第三产业增加值的比重为 18.4%。全省有中国最佳旅游城市 1 个、中国优秀旅游城市 21 个，还有 A 级景区 440 家，其中 5A 级景区 12 家、4A 级景区 200 家。一批农业公园、特色民宿、健康养老、房车露营地等新兴旅游业态也蓬勃兴起，"近者悦、远者来"的良性旅游发展格局在四川初步形成。

2013 年以来，国务院先后出台了《关于加快发展养老服务业的若干意见》《关于促进健康服务业发展的若干意见》等指导性文件。四川省也将健康服务、养老服务等康养产业与科技服务、电子商务、现代金融、现代物流一并明确为全省五大新兴先导型服务业，并制定了相关支持政策。

四川省坚定不移地推动攀西经济区打造为全国知名阳光康养旅游度假胜地，以西攀高速为轴线联合推动攀西阳光康养旅游带建设，创建国家级阳光康养产业发展实验区。挖掘"阳光产能"，打造集医疗、养生、养心、休闲于一体的健康旅游综合体，成为攀枝花市培育未来接替产业的基本抓手。花舞人间、红格温泉度假酒店、普达十方养生会馆、梅花园等一批特色健康旅游项目应运而生。值得一提的是攀枝花创新旅游区健康管理服务，在酒店、旅游区、老年公寓规划设置"健康自助小屋"，实现心电图、血压、血糖、肺功能等多个项目自助检测。

2016 年，攀枝花全市接待过冬康养老人 15 万余人次，全年旅游总人数达 2062.56 万人次，旅游总收入从 2011 年的 50.5 亿元增长到 2016 年的 242.62 亿元。庞大的康养人口催生出"康养＋农业""康养＋工业""康养＋旅游""康养＋运动""康养＋医疗"等新型融合业态。不仅如此，攀枝花统筹建立了"康养＋医疗"项目库，已入库项目 34 个，总投资 130 亿元。

2017 年 7 月，首届中国西部康养产业发展论坛在四川省攀枝花市攀枝花国际康养学院举行。康养产业发展的突破口在于养老服务业。成都市社科院副院长王苹研究员提出三点建议，一是要建立以需求为导向的养老服务供给体系，二是要引导和支持社会力量促进养老服务市场繁荣，三是要尽快建立一支专业化、职业化的养老服务人才队伍，并促进养老服务与医疗服务资源布局规划衔接，从而形成复合型康养多产业统合发展的大格局。

（三）云南：加快中医康养步伐，完善森林康养体系

1. 加快中医康养步伐

2017 年 8 月，宜良县与云南中医学院、昆明发展投资集团有限公司签订《云南中医康养特色小镇项目战略合作框架协议》，共推生物医药大健康产业发展，探索实现互利共赢。

据悉，云南中医康养特色小镇项目位于狗街镇龙山社区骆家营村，以云南中医学院为依托，构建中医教学科研、中医理疗、中药种植及实训基地、中医康养、温泉药浴、中医康复治疗为主体的"医、药、养"相结合的"产学研"一体化，致力于打造独具"中医康养文化"的康养特色小镇。

2. 完善森林康养体系

昆明市森林资源丰富，具有发展森林康养业的有利条件。昆明市发展绿色体验经济和森林康养产业总体规划可在摸清大昆明地区森林"疗""养"资源的基础上，结合高原特色农业和林下种养等绿色体验经济，综合考虑市场需求变化和市民福利提升要求，统筹制定发展绿色体验经济和森林康养产业中长期目标。

全面建设森林康养内容。昆明市森林康养业有五项主要内容。一是森林

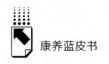
步行。在森林中修建步道，建立专门标识系统，用来说明各个步道的长度、坡度、海拔、所需时间以及步行速度，体验者可以自行选择步道。二是森林浴。在森林中进行水浴、日光浴和空气浴。三是森林文化康养。通过对森林文化、民俗文化的认知、体验等使文化元素在人的机体内产生反响，产生不同程度的心理和情感反应。四是森林休闲康养。包括森林养生度假区、森林艺术家村、森林人家等；发展养生中草药种植业；发展种植业、特色动物和宠物养殖业，如开辟茶园、花园、果园、养蜂场等。五是森林医院。森林医院可分健康评估型和医疗度假型。健康评估型以森林景区为基地，利用"IT＋健康＋旅游"的新模式，可与保险公司合作，由健康保险提供体检系列服务，与旅行社合作推出整体健康管理。

申报森林康养基地建设试点。据中国林业产业联合会负责人介绍，试点单位申报须符合8项条件。目前，昆明市已具备完善的条件、适合申报森林康养基地建设试点的有西山滇池森林公园、海口国有林场、石林杏林大观园、轿子雪山风景区、安宁青龙峡森林公园等。

培训森林疗养师。目前，中国只有两个森林康养培训基地，一个在北京市，另一个在云南腾冲。为了让市民科学、安全和有趣地享受森林康养，在森林康养基地内，森林疗养师是必不可少的。

制度保障。康养产业的发展需要行业标准的推动。昆明市成立森林康养"产学研"协同创新战略联盟的专家组或专家委员会，在理论层面上指导森林康养活动的科学开展，在实践层面上指导森林康养项目的设计开发。开展与森林康养相关的定性与定量研究，挖掘森林康养的自然与文化资源，开办专家讲座、现场交流、专业培训等活动，鼓励专家与一线疗养工作者的交流互动，使森林康养从科学研究到产业开发的整个过程都合理有序地进行。此外，提高理念宣传，加深研究合作机制。充分利用各种媒体多途径、多层次地宣传森林康养知识，转变观念，指导和引导森林康养活动，培育良好的森林康养市场环境。加强国际合作，强化"引进来""走出去"的人才交流与培养策略，推进技术与理念的引进和消化吸收；制定优惠政策，引导社会参与合作，发挥市场作用。

（四）贵州：打造国际温泉康养旅游地

1. 国际康养

2016 年 9 月，国家旅游示范工作评定委员会推出首批 5 家国家康养旅游示范基地，其中西部地区的贵州赤水位列其中。赤水拥有良好的自然生态环境，发展康养旅游产业具有得天独厚的资源优势。赤水将围绕国际康养旅游基地这一目标，加大力度打造汽车露营、户外运动、低空航空、膳食养生、高端医疗业等康养旅游产业。

2. 地热温泉开发

大健康产业的发展对于提升城市综合竞争力、促进绿色发展有重要作用，温泉综合开发利用是发展大健康产业的一大突破口。

2017 年 3 月 1 日，遵义市温泉康养建设工作调度会召开。会议对《遵义市"3＋3＋N"行动实施方案》进行了讨论和征求意见，为加快推进地热温泉资源勘探开发及全域旅游示范区创建指明了方向。"3＋3＋N"行动指的是，2017 年被列入重点的中心城区三个五星级酒店建设项目（含新蒲新区高铁新城五星级酒店、汇川区遵义威斯汀酒店和新蒲新区开元名都大酒店）、三个温泉综合体项目（含汇川区圣地汇川温泉度假区、汇川区温泉康养城和播州区枫香温泉小镇）以及各地根据实际建设的若干高星级酒店和温泉综合体项目。

遵义市打造的"3＋3＋N"温泉康养建设行动必须具有前瞻性，坚持高端定位，打造一流品牌，按照"省内一流、全国前列、国际水准"的理念，规划先行、立体开发、梯度推进、多元发展，做到有序、科学开发，高品质、有特色建设，务必实现"一年中部区域突破、两年全市见成效、三年建成国际温泉康养旅游目的地"的总目标，到 2019 年，全市建成高星级酒店 37 家，其中中心城区（含红花岗区、汇川区、播州区、新蒲新区、南部新区）建成高星级酒店 20 家，包含 4 家五星级酒店，其余各县市建成 17 家；全市建成温泉综合体 27 个，其中中心城区建成 9 个，其余各县市建成 18 个。

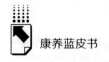

3. "温泉+"多产业融合发展

贵州省将推动"温泉+"多产业融合发展。大力培育温泉文化,学习借鉴国内外发展温泉产业的先进经验,整合生态资源和民族文化资源,发展主题鲜明、特色各异、功能综合、吸引力强的温泉度假产品和业态。同时,强化产业联动,充分利用温泉产业综合性强、带动力大、辐射面广的特点,推动温泉产业与影视娱乐、景观地产会展博览、商务会议、疗养保健、文化创意等现代服务业互动发展,与农业及农产品加工、体育、文化、卫生等行业有机结合,培育一批"温泉+"产业聚集区。特别要将温泉产业发展与贵州省民族医药紧密结合,体现贵州在国际温泉领域的唯一性,形成独特的竞争力。

(五)广西:大力建设中医药健康产业

2017年,广西推出的首批健康产业重点招商项目共有130个,其中康养小镇、特色小镇项目23个,总投资496.926亿元,包括梧州市苍海新区城市综合体项目、南宁市马山县红浪康养城项目、北海市新营候鸟休闲小镇项目、贺州市大桂山水森林颐养小镇项目等。

目前,广西正打造一批健康产业集群,重点建设南宁养老服务、桂西休闲旅游养生养老、桂西养生养老长寿、西江生态养老北部湾国际滨海健康养生等五个示范区,并积极打造巴马养生健康产业聚集区北部湾滨海健康旅游产业聚集区、桂林中医药健康旅游产业聚集区的建设,满足不断增长的健康需求。

作为中国五个少数民族自治区之一的广西壮族自治区,拥有丰富独特的中医药药用植物、药膳等传统医药健康资源,长寿之乡数量占全国的1/3,集群度全国第一。广西正依托丰富的少数民族中医药资源,加强民族医药与养生养老旅游业的融合开发,重点发展盘阳河流域、右江流域、左江流域、桂东北、桂东北部湾沿海地区、大瑶山共六大中医药健康旅游板块,打造一批中医药健康旅游品牌,打造成为国际一流的中医药养生国际旅游目的地。

2015年12月,巴马论坛——2015中国—东盟传统医药健康旅游国际论坛在广西南宁及巴马瑶族自治县举行。论坛以"推进传统医药与健康旅游融合发展，发挥产业集聚功能与示范带动效应，提升传统医药健康旅游品牌形象和市场影响"为宗旨，共同探讨中国和东盟传统医药健康旅游的发展路径、推进模式与合作机制。

广西将结合实际，建立部门合作机制，加快产业发展研究，编制产业发展规划，创新融合发展模式，建立政府领导、社会资本积极参与的良性资金投入机制，促进项目建设；建立信息共享网络平台，加强与东盟的传统医药健康领域的交流与合作；开发传统医药健康旅游产品，打造特色旅游品牌，探索人才队伍培养新模式，提升从业人员素质，建立一套完整的宣传推广体系；提升全民的健康旅游意识和促进新产品的消费，推动传统医药健康旅游稳步发展。

（六）甘肃：打造中医药养生旅游业

2011年，甘肃省卫生厅、旅游局、农牧厅、林业厅、商务厅、文化厅6个部门联合制定了《甘肃省中医药养生旅游工作实施方案》（以下简称《方案》），将利用当地丰富的中医药养生及旅游资源，打造中医药健康养生旅游新模式，打造中医药养生旅游业。

根据《方案》，甘肃将在前期充分发挥该省中医药文化与健康养生资源丰富、品质高端的优势，挖掘、整理和传承甘肃的岐伯、皇甫谧等古代名医和敦煌医学、武威汉简医学的中医药优秀文化，推动中医药文化与旅游结合，促进中医药与旅游两大产业融合发展。中期将充分发挥地方中医药文化特色或中药材种植、加工、经营等优势，通过定期举办与中医有关的旅游节庆或会展来扩大影响力。同时，借助已有的旅游节活动，为中医药养生旅游提供普及和推广的平台。

力争通过加强旅游生态园区的中医药文化建设，努力打造一批集科技农业、名贵中药材种植、田园风情生态休闲旅游体验于一体的养生观赏基地，开展养生授课、名医问诊、养生茶和药膳养生餐的开发，将知识性、趣味性、观赏性完美结合，使游客在旅游休闲中了解中医药传统文化的精髓及发展历程。发挥地方特有的温泉、沙漠、湿地等自然资源优势，在加强旅游开

发的同时，注重中医养生的宣传。充分发挥中医药特色，大力开发药浴、沙疗、泥浴等系列项目，开展中药热敷、真气运行、推拿按摩、穴位注射、中医蜡疗、中药熏蒸等特色项目，达到吸引游客和中医养生的目的。

支持庆阳、武威、天水、定西、酒泉、平凉等市充分发挥地产道地中药材种植优势，建设中医药旅游生态园。推广平凉"养生平凉"的经验，政府牵头推动，结合当地实际，筛选适合当地栽种的观赏性中药植株，在城市公共场地或旅游景区组织栽种，达到美化环境，提升城市形象和品位的效果。积极扶持发展和扩大生态中药树的种植规模，并围绕中药树种植，开办中药加工企业。

《方案》要求在中医养生项目开发过程中，注重对防治常见病和多发病中医养生项目的开发，如建设"中医药文化墙"，突出对养生知识、汤头歌、中医三字经等内容以及常见病、多发病防治的宣传，达到"一墙治一病"的效果。要加强中医药养生和中医适宜技术互动项目开发推广，让游客在医师指导下，通过在中药采摘园亲自辨认和采摘中药材或通过现场示教中医养生技术和保健器械的使用，引导游客积极参与体验并掌握相关的养生知识和养生技术，带动相关养生保健产品的推广使用。

《方案》还要求，政府应在引导性投入和基础设施配套投入的同时，制定更为宽松的政策，鼓励优势行业、优势企业和民间资金参与中医药健康养生旅游开发。有关部门要加强执法监督检查，规范中医药健康养生领域旅游市场秩序。

2013 年，庆阳、平凉、天水、定西、陇南 5 市被国家旅游局和国家中医药管理局确定为全国中医药养生保健旅游示范区，甘肃向打造中医养生保健旅游目的地又迈进了一步。

（七）青海：医养融合

康养结合涵盖养生、体育、文化、医疗、旅游、养老等诸多业态，发展潜力巨大。省政协将"康养结合和健康产业发展"作为重点调研课题纳入《政协第十一届青海省常务委员会 2017 年工作要点》。当前，康养结合和健康产业发展处于探索阶段，概念尚不清楚，政策体系还不完善。要分清"健康产业"与"医疗卫生事业"、"医养"与"康养"的概念，并结合海西实际，立足"医养融合"助推康养产业发展、依靠"旅游资源"力促康养产业发展。

海西依靠得天独厚的旅游资源和气候条件，很多景点呈现出井喷式发展，虽然起步较晚，但站位高、定位准，后发优势十分明显，这些都为康养结合和健康产业发展打下了坚实的基础。海西州以科学规划为先导，以生态环境为依托，抓住"一带一路"新机遇，结合实际发展海西州全域全季旅游。以"四个转变"新理念为指导，加大政策支持力度，广泛吸引社会资本投资发展旅游业；以蒙藏医药服务为特色，更好地融合旅游业，加大蒙藏医学工作者的培训力度和蒙藏医的宣传力度；以医疗资源为保障、以规范标准为基础，推进医疗机构和养老机构的融合，积极探索"医养结合"新路子、新标准，助推海西州康养产业和旅游产业再上新台阶。

（八）宁夏：发展中（回）医药健康旅游

从目前市场结构分析，宁夏回族养生旅游主要有银发市场、中年白领市场和外国穆斯林市场。在发展医药健康旅游产业方面，将整合区内中医医疗机构、中医养生保健机构和养生保健产品生产企业等资源，建设六盘山生态养老旅游基地、白芨滩自然保护区沙疗康复旅游基地、中宁枸杞产业园、滨河旅游度假休闲区"淤泥疗"休闲养生旅游基地、中卫沙坡头旅游区沙疗沙浴基地等特色旅游基地和产业园区，打造具有宁夏特色、优势突出的中医药健康旅游养生品牌。鼓励研发、开展温泉洗浴、中药熏蒸、中（回）医药文化体验、中药浴等养生保健项目，发展中（回）医药健康旅游。依托银川地区优势医疗、回族医药、生态旅游等优势资源，推进滨河新区国际医疗城、中阿文化城和永宁三沙源国际生态旅游及休闲度假园的养老服务和健康医养产业发展，开发建设一批集养老、医疗、康复与旅游于一体的医药健康旅游示范基地和休闲度假康体养生旅游产品，进一步健全社会养老、医疗、康复、旅游服务综合体系。

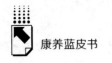
（九）西藏：形成具有自治区特色的医疗旅游产业

2016 年，西藏根据国家健康产业发展总体安排部署，结合藏医药实际，编制了《藏医药事业发展"十三五"规划》和《"十三五"藏医药重大科技专项规划》，印发了《关于藏药材保护和利用的意见》，将发展藏医药健康产业作为一项重要内容进行了安排。充分发挥藏医药在医疗、预防、保健、康复和护理等方面的特色优势，研究制定成本效益高、规范的藏医预防保健、康复护理技术，并逐步向其他藏医医疗机构推广，形成具有自治区特色的藏医药健康服务业和以藏医药为主要内容的医疗旅游产业。

（十）新疆：发展先行先试区

2016 年 6 月 17 日，新疆维吾尔自治区政协人口资源环境委员会与自治区旅游局联合组织乌鲁木齐县、奇台县、尼勒克县、特克斯县及昌吉市，在乌鲁木齐县举办了首届"自治区康养旅游产业发展先行先试区"座谈会。会后，以自治区政协办公厅名义向自治区党委全面深化改革领导小组办公室提交了将 5 县市纳入自治区试点示范区；推进自治区成立旅游发展委员会，支持在试点示范县市率先成立；加大对 5 县市政策扶持和项目资金倾斜等建议，助力 5 县市发展成为新疆康养旅游产业的领跑者。近日，委员会应邀赴自治区深改办，参加自治区深改办提出的《关于自治区发展康养旅游产业有关情况的报告》座谈讨论，通过座谈会和报告反映，这些建议得到自治区深改办采纳，把推进发展康养旅游产业纳入自治区改革要点。

自治区政协积极推动康养产业发展工作在有关部门和地县深入开展。自治区旅游局召开了"健康新疆——康养旅游产业发展专家咨询会"，已启动康养产业发展规划编制工作；昌吉州制定了发展意见，高起点编制了《新疆生态康养示范区启动区规划设计》；伊犁州政协召开了"发展康养产业"季度协商会；6 月 28 日，由自治区政协人口资源环境委员会牵线搭桥，促成攀枝花市与伊犁州签订战略框架合作协议，在发展康养产业等方面加强交流合作，实现互惠共赢。

2017年2月，博尔塔拉蒙古自治州温泉县博格达尔镇以其优质的自然环境和良好的生态保护以及蓬勃发展的健康养生休闲旅游产业，成功入选国家发改委《西部大开发"十三五"规划》重点工程项目名单。根据《西部大开发"十三五"规划》，国家在西部地区以县城为重点，发展小城镇，"十三五"期间，打造百座特色小城镇，而博格达尔镇以打造健康疗养型城镇入选。

（十一）内蒙古：旅游＋蒙医疗

当前，内蒙古地区"旅游＋"正在如火如荼地进行中，"旅游＋蒙医疗"可以成为未来方向之一。蒙医疗法是蒙古族在长期的医疗实践中逐渐形成的具有鲜明民族特色和地域特点的医学，有酸马奶疗法、蒙古灸疗术、蒙医放血疗法等。

内蒙古出台的《关于促进健康服务业发展的实施意见》明确了将蒙药与内蒙古特色旅游相结合，将内蒙古打造成面向蒙古国等相关国家的健康保健及医疗旅游基地，欣赏草原的美丽，感受草原的文化，体验内蒙古大草原抗衰老产业的发展，都是蒙医药健康旅游的具体体现。

（十二）重庆：建设森林康养基地

重庆现有森林6500万亩，覆盖率达45%，这为重庆发展林业经济奠定了基础，也为林旅融合创造了条件。2017年，重庆在继续加强生态建设的同时，将进一步加快森林旅游、笋竹、森林康养、林产品加工、木本油料等林业主导产业的发展，力争全年林业总产值增长10%以上。森林康养产业将成为重庆林业产业发展的新亮点。重庆的森林康养基地主要分为两大类，一类是森林体验基地，主要涉及接触体验（与野生动植物、岩石、水体的亲密接触体验）、认知体验（提高对大自然认知水平的体验）、运动体验（徒步、穿越、山地自行车、滑翔等）、休闲体验（钓鱼、划船、观星等）、生活体验（特色饮食起居体验）、生产体验（参与防火、防虫、伐木、抚育等作业体验）、文化体验（自然手工、自然笔记、绘画摄影、森林音乐会

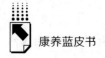
等）、探险体验（林区探奇）等。另一类是森林养生基地，主要涉及森林浴养生（指在森林中沐浴清新空气）、中医药养生（利用中医养生方式改善健康状况）、膳食养生（利用森林食品改善膳食结构）、温泉养生（发挥温泉的养生功效）、运动养生（在森林中开展各类运动改善健康状况）、文化养生（开展有针对性的文化活动改善健康状况）等。

此外，石柱将以创建黄水国家级旅游度假区和七曜山国家地质公园"双创"为抓手，打造系列康养休闲旅游产品。以重庆医科大学康复医院（黄水院区）为基础，以黄连中药材精深加工为重点，引进医学机构和养老机构打造"医养""疗养"系列产品。以银杏堂、三教寺宗教文化、懒人山谷景区综合开发为重点，打造"静养"系列产品。

案 例 篇

Case Reports

B.15
海南省康养产业发展案例

王灿娜　陈惠怡*

摘　要： 海南省具有多种可供康养产业开发的原生资源，其康养产业起步较早，已经发展成为海南省的一个重要产业，发展水平也处于全国前列。本报告围绕海南省的康养产业发展，首先从发展现状、资源条件、政策条件三个方面对海南省的康养产业状况进行了总结，并对相关产业如养老产业、医疗健康产业、康养旅游业、康养体育业等作了具体研究；最后对海南省的特色康养项目进行了重点分析。

关键词： 海南省　康养产业　康养产品　康养项目

---

* 王灿娜、陈惠怡，中山大学旅游学院硕士研究生。

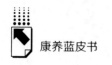
一 海南省康养产业概况

（一）发展现状

温泉、海岛、森林、南药……海南省几乎囊括了康养旅游包含的所有原生资源。早在 2003 年，海南省就在全国率先以"健康岛""生态岛"的称号初步建立起海南的康养形象。2009 年，海南省政府正式提出，要将海南省建设成为"世界一流的海岛休闲度假旅游目的地"，这也成为全省的战略目标之一。2010 年 4 月，国家发改委批复的《海南省国际旅游岛建设发展规划纲要》又对推进发展海南省休闲康养产业给出了国家层面的指导，该规划纲要提出，首先要提高全省的公共卫生水平和基本医疗服务水平，在此基础上推进休闲康养产业发展，以应对境内外游客日益增长的康养需求，充分挖掘市场潜力。并着重提出要促进养老服务产业规范、快速发展，要求省政府引进市场机制，充分发挥市场经济作用，提升养老产业的专业化管理水平以及养老产品和服务的质量。

省内政策不仅强调推进发展康养产业，也注重依托现有的产业资源，推进康养产业与其他产业的融合，推出"康养＋"产品。例如，在与旅游业的融合方面，2016 年，海南省政府在提出构建全省旅游十大产品体系的基础上，针对目标市场又重点推出了包括康养旅游产品在内的六类旅游产品。海南省康养产业起步较早，也受到了省政府的高度重视，因此已经发展成为海南省的一个重要产业，其发展水平也处于全国前列。

在各种康养产业类型中，海南省最著名的是阳光康养。海南省温暖的气候每年都吸引了大批游客在冬季来到海南省避寒。在夏季，海南省也吸引了大批国内外游客进行海边休闲度假。除了阳光康养和度假式康养外，海南省的医疗康养和中医药康养发展势头良好，森林康养也正在规划中。例如在医疗康养方面，海南省已经建设有全国唯一——批经过国家批准的国际医疗旅游先行区，这使海南省成为全国医疗康养产业的探路者。

（二）资源条件

1. 自然资源

自然资源方面，除了海岛都具备的阳光、空气、沙滩，海南省还具有数量丰富且质量优良的森林、温泉等自然资源，这些自然资源跟全国其他地区相比都具有鲜明的独特性。海南省生态条件的优越性使得其在主要的生态环境指标上都远超国内其他大部分地区。正是这些优越的自然条件，为海南省旅游业发展打下了基础，使得海南省早于全国其他省份成为高知名度的国际性旅游目的地。对于康养产业来说，这些自然条件也在继续发挥其支持作用，成为海南省发展康养产业的基础。

气候条件：在气候条件上，海南省夏季有海风，不闷热，而冬季的平均气温比国内大部分地区都高，是国内知名的"冬宫"。植被四季皆绿，空气清新，堪称"绿岛"。这样的气候条件使得海南省成为全国难得的全年、全天候的海岛度假旅游胜地，此外，海南省的空气质量堪称全国之最，森林覆盖率高，且空气中负氧离子浓度高，生态环境具有较高品质。

水体资源：海南省作为我国第二大海岛，拥有丰富的海洋资源。2012年，海南省对其拥有的广阔海域按照用途不同进行了功能区划分。其中就包括旅游休闲娱乐区和海洋保护区，还有为了后续发展准备的保留区。因其优越的海洋条件，海南省的度假休闲旅游业无疑具有广阔的发展空间。

海南省除了尽人皆知的高水质海水，内陆地区还有丰富的温泉资源，温泉群比比皆是。其温泉的水质类型多样，许多温泉不但水温高而且水的品质高，富含多种具有较高医疗保健价值的矿物质和微量元素。依托如此丰富且高质量的温泉资源，省内的温泉资源开发工作也取得了一定成效，多个高品质的温泉旅游度假区已经建立起来，例如亚洲最大的火山岩矿温泉主题公园——海口观澜湖温泉旅游度假区就坐落在海南省。

森林资源：海南省的森林资源优越，其拥有的热带森林和热带雨林面积位居全国第一。在森林建设方面，海南省通过全面推进多种护林造林项目，使得全省森林覆盖率达 62.1%。在植树造林工作取得如此大的成就的基础

上，省林业局还依托现有的优厚的森林资源条件，积极推动森林生态旅游，开展森林公园建设，目前省内已建有国家级森林公园 8 个、省级森林公园 17 个。

海南省的林业建设并没有止步于此，2017 年 6 月，海南省林业厅为进一步推进省内的造林绿化工作，计划在从 2017 年开始的 5 年内，每年增加 10 万亩森林面积，以使全省的森林覆盖率稳定在现有水平之上，并且加强对湿地的保护，完成对森林的生态修复，总修复面积达 30 万亩。由此可见，海南省的森林资源有望在一个较长时期内保持数量和质量上的优势，从而为发展森林康养产业提供足够的资源支持。

2. 人文资源

海南省有丰厚的历史文化，拥有一系列历史文化名城、名镇，如国家级历史文化名城海口，历史文化名镇崖城，以及一批省级文化名镇、具有特色魅力的村镇。海南省还有许多文化遗址，如海瑞墓、美榔双塔、丘濬故居及墓、东坡书院落笔洞遗址、五公祠、中共琼崖第一次代表大会旧址、秀英炮台等 14 项国家重点文物保护单位和 39 处省级文物保护单位。

海南省地方文化特色浓郁，在民俗文化方面，海南省的少数民族主要是黎族和苗族，这些少数民族的传说故事、民歌民乐、织锦、舞蹈和雕刻艺术等文化宝藏均具有很高的价值。黎族和苗族的共 21 项地方文化进入国家级非物质文化遗产名录。在戏剧艺术方面，有琼剧、临高人偶剧等特色地方剧种；在地方节庆文化方面，有黎族取火节、府城换花节、椰子节、军坡节等特色地方节日。

康养产品不仅强调养身，还将逐渐向养心和养神转变。目前，海南省的文化型康养产品在康养产品体系中的占比不高，而依托这些文化资源可以开发出文化型康养产品，增加文化型康养产品数量，进一步丰富海南省康养产业的产品体系，为康养产业带来活力。

3. 相关产业和技术条件

康养产业不仅对自然资源的依赖性强，也需要农业、制造业和相关技术的支持。康养产业所需的技术和设备按照其类型不同，对制造业有不同的要求。较简单的康养设备包括中医药诊疗设备、理疗设备，复杂的康养设备则包括专业的医疗设备和一些先进的理疗仪器。此外，康养产品制造业需要制造业的加入。就我国目前的科技发展阶段而言，康养产业所需的设备制造技术实现难度并不大，大多康养设备和技术都能够得到科技手段的有效支持。

但是海南省目前的经济基础较为薄弱，经济结构和产业结构较为单一，尤其是工业发展落后，将会对康养产业发展带来一定限制。为改变这一局面，海南省提出在"十三五"时期重点发展12个产业，其中就包括健康产业、低碳制造业和医药产业。这三个产业的重点发展有望促进海南省康养制造业的完善，从而对康养产业提供技术和设备支持。

（三）政策条件

"十三五"开局之年，海南省出台的多部政策文件都针对健康产业、康养旅游做出了加快发展的政策指示。例如在2016年，海南省委就在推进供给侧改革的实施意见中提出要促进医疗健康产业发展，在全省推广医疗旅游;[1] 同年，省政府为促进入境旅游，专门发布了针对促进入境游市场发展的实施方案，其中就包含以中医药为重点，推出中医药理疗产品以吸引国际游客的实施意见;[2] 海南省政府还精心打造"康养旅游"，提出要加大康养旅游产品供给，以促进旅游产业供给侧改革的意见。[3]

在省级政策方面，除了以上有关康养产业的促进政策，海南省旅游委还针对省内的特色康养产业给出了具体的开发指导。例如，在温泉康养产业方面，省政府提出要以温泉旅游为核心，开发具有疗养、娱乐和休闲等功能的综合性温泉度假区，做大温泉康养产业规模，形成完整的温泉康养产品体

---

[1] 中共海南省委员会：《中共海南省委关于以创新为引领推进供给侧结构性改革的实施意见》，2016年7月6日。

[2] 海南省人民政府：《海南省提高旅游国际化水平和促进入境旅游发展实施方案》，2016年1月20日。

[3] 海南省人民政府：《海南省人民政府关于提升旅游产业发展质量与水平的若干意见》，2016年3月20日。

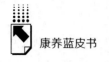
系，打造温泉康养的国内外知名品牌。

在滨海旅游业的转型上，省旅游委提出要在海南省滨海旅游业发展较为成熟的基础上，加快推动滨海旅游由传统观光旅游向休闲度假旅游的转型升级。同时，省旅游委积极引导滨海旅游与康养产业的融合发展，打造具有一定知名度的滨海康养品牌。

发展康养产业和旅游产业都需要资金支持，因此省旅游委也在资金方面加大了对这两个产业的投资力度，例如给医疗旅游业划拨专项资金，以鼓励开展条件较为成熟的医疗旅游项目。除了融资，省旅游委在招商引资和营销推广上都将给予一定支持：在招商引资方面，策划包装相关康养旅游项目，扩大招商引资吸引力，实现精准招商；在营销推广方面，省旅游委计划加大对外宣传和促销力度，积极推介医疗旅游产品，充分利用多种营销手段，从而实现全省康养旅游市场营销体系的构建。

总体来看，省级政策对发展康养旅游持支持态度，还给出了较为详细的实施指导意见。可以预计，海南省的康养产业将在良好的政策环境下，结合省内已具备一定规模的旅游业基础，迎来巨大的发展机遇。

二 康养相关产业发展现状分析

（一）养老产业发展现状

海南省有着数量庞大的"候鸟老人"群体，这类人群在目的地的停留时间比其他游客长得多，而且有较强的消费能力。"候鸟老人"群体还有望带动其亲友群体进行养老消费，从而为海南省养老产业提供了一批潜在客户群体。

海南省的"候鸟老人"就是到海南省进行旅居养老的老年人群，是一种异地养老模式，而且具有长期性特色。进行旅居养老要求老年人既需要有支持异地旅行的身体条件，还需要有较好的经济条件，因为旅居养老的消费比居家养老和机构养老都要高。

"候鸟老人"群体的出现是海南省旅居养老模式的一种体现，此外还有来海南省进行度假养老、康复疗养和寄宿在乡村的老年人群，这四种人群对应的是四种不同的旅居养老模式。① 海南省外来老年人群的主要养老方式就是旅居养老，对于海南省当地的老年人群，则是以居家养老和机构养老为主。

海南省发展旅居养老无疑具有多方面的优势，例如在地理位置上北望日韩、毗邻台湾和港澳，靠近新加坡和马来西亚；还具有适宜老年人进行阳光康养的气候和自然条件。另一方面，海南省养老产业发展却并没有走在我国前列，产业规模还较小，产业体系不完善，供给主体中，养老机构服务质量参差不齐，从业人员数量少且素质不高，养老地产的开发远离经济中心，基础设施不完备，实际成效远低于预期。②

养老产业的发展对海南具有重要意义，不仅能减轻我国巨大的养老负担，还可以与海南省旅游业结合，树立海南省作为养老旅游胜地的旅游目的地形象，与旅游业相互促进，对海南省的经济发展大有助益。因此，海南省政府计划"十三五"期间，积极推进养老产业发展，加快招商引资以增加社会资本的投入，新建一大批养老产业项目，全面提升海南作为"健康岛"的养老目的地形象。

（二）医疗健康产业发展现状

自 2015 年海南省政府确定将医疗健康产业作为省重点经济发展产业之一，并从多个方面对医疗健康产业进行扶持之后，海南省的医疗健康产业发展已经取得了一定成效。2015 年，海南省的健康服务业为全省 GDP 贡献率达到 5.7%，在服务业生产总值中占比超过一成。海南省的医疗健康产业发展成效主要表现在两方面，一是海南省各级医院通过与国内其他多家知名医

---

① 康蕊：《关于旅居养老产业发展的思考——以海南省为例》，《社会福利（理论版）》2016年第 4 期，第 25 ~ 28 页。
② 孙冬燕：《旅游业产业发展视阈下海南"候鸟"养老产业现象解读》，《商业经济研究》2017 年第 13 期，第 171 ~ 172 页。

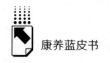

院进行合作，提高了海南省的总体医疗服务水平，市场经济条件下，医疗健康市场的需求被不断挖掘，大批各具特色的医疗康复机构不断涌现；二是医疗健康产业与旅游业结合发展，海南省医疗旅游产业发展处于全国领先地位，在全国的医疗旅游产业发展中充当了探路者角色，例如，从2013年开始规划建设的国内首个国际医疗旅游先行区——博鳌乐城国际医疗旅游先行区已吸引了三十多家国内一流的医疗企业在此聚集，将开展高端医疗科学研究和技术研发，为提高我国医疗水平做出贡献，也在发展医疗旅游方面做出积极探索。

总体而言，海南省的医疗健康产业发展速度很快，具有发展成全省经济支柱产业的势头。而海南省在"十三五"发展规划中，提出要进一步促进健康服务业发展，使医疗健康产业对全省经济贡献率达到15%，从而使其真正成为全省的经济支柱产业。

（三）康养旅游业发展现状

海南省的旅游基础设施良好、自然环境优良，地理区位优势明显。经过长时间的发展，旅游配套接待也已经形成一定体系，在各项国家层面的入境旅游优惠政策的推动下，海南省坚持国际化发展，并出台关于提高海南省国际化水平和促进入境旅游发展实施方案，方案的实施有效促进了海南省的入境旅游规模，仅2017年前三季度的入境游客人数就超过了2016年全年的数量，进步显著。

在全域旅游大背景下，海南省旅游产业也在逐步实现旅游产品从观光到休闲度假的转变，游客客源中，低端客源正逐渐被高端客源所取代，全省旅游业已经步入提质提速的发展阶段，并逐步显现出国际化、品牌化、度假化的特点。

康养旅游是与休闲度假式旅游最为类似的一种旅游形式，不同于传统的观光旅游，发展康养旅游将有助于促进旅游业向休闲度假式旅游转型。近年来，康养旅游在海南省得到快速发展。省政府增加了在康养旅游项目的投资、招商引资和宣传促销方面的支持，并取得了较高成就。

2016 年，省旅游委在招商引资工作中对省内温泉旅游项目的招商引资投入了较大心血，多个温泉领域项目成为招商引资重点项目，得到了多家投资商的支持，例如文昌关新温泉项目、屯昌青奥温泉项目、昌江霸王岭温泉项目等。在（厦门）国际投资贸易洽谈会上，仅旅游与医疗健康产业的签约投资协议总额就占全省协议投资总额的一半，体现出旅游与医疗健康产业在海南省经济发展中的支柱作用。滨海旅游也具有康养功能，是康养旅游的一种形式。针对滨海旅游，省旅游委依托独特的自然资源和现有的旅游资源，将海南的滨海旅游与康养结合起来，主导打造了一批滨海康养旅游产品。2016 年省旅游委还打出"请到海南省深呼吸"的宣传口号，以此奠定了海南省作为康养旅游目的地的形象，并面向国内外客源，在多个场合、从多个渠道大力推介康养旅游产品系列。例如，面向香港游客，将"温泉养生"作为十大旅游套餐之一重点推介，经济成效显著。

（四）康养体育业发展现状

海南省体育产业的最初发展主要依靠其气候优势，即冬季温暖，适宜进行各种室外活动，例如海南省的高尔夫行业在冬季迎来旺季。凭借其气候优势和体育产业、旅游业所聚集起来的客源，海南省的各类体育产业不断被开发建设。目前，高尔夫、品牌赛事和冬训已经成为海南省体育产业的主要组成部分，其发展具备一定规模，成为拉动整个省内体育产业发展的重要动力。

体育产业已具备一定规模，一批又一批运动基地建设起来，例如琼海博鳌的足球训练基地、位于海口的帆板帆船训练基地和三亚的跳水基地。这些运动基地每年都接纳来自国内多个省区市的相关运动项目的数千名运动员进行冬训，已经成为国内知名的冬训目的地。

各种体育产业中，对省内经济发展贡献最大的是高尔夫体育产业。高尔夫旅游为全省旅游业带来超过三成的经济收入，而且一大批知名体育赛事在海南省的成功举办也逐步奠定了海南省在国内外的旅游形象，提高了海南省的国际知名度。

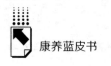
三 特色康养项目分析

（一）森林康养基地建设项目

在我国，森林康养在"十三五"林业发展规划中占据了重要位置，国家林业局对森林康养的发展前景具有高度信心，其预计，到 2025 年中国森林康养产业形成的产业集群将贡献超万亿元的产值，产业前景广阔。海南省在国家林业局号召下，也把森林康养作为"十三五"时期重点发展的产业之一。

发展森林康养，符合"健康中国"发展目标的要求，海南省既有独一无二的资源，又有旅游发展打下的市场基础及广阔的潜在市场，更有政府健康产业政策支持，森林康养可成为推动海南省林业供给侧改革的重要途径。海南省将依托现有的 8 个国家级森林公园和 17 个省级森林公园，大力发展森林康养，打造国内外知名的森林康养旅游品牌。

目前，在现有的一百多家全国森林康养基地试点中，海南省有 4 家森林康养基地位列其中，海南省的森林康养将以这 4 个基地为核心，逐步开发其他地区的森林康养。该数据显示海南的森林康养基地建设在全国属于中间水平，并不具有明显优势，意味着海南省的森林康养刚刚起步，虽然有良好的森林资源作为开发基础，但是森林康养的规划开发工作没有及时跟上。

（1）吉森北纬 18 度温泉山庄森林康养基地

吉森北纬 18 度温泉山庄位于兴隆旅游开发区兴梅大道西侧，距离石梅湾海滩仅 4 公里，紧邻兴隆国家森林保护区、兴隆热带花园，拥有超高的负氧离子含量，是养生度假的首选。

（2）亚龙湾热带森林旅游区森林康养基地

亚龙湾热带森林旅游区是海南省著名热带森林休闲度假、生态观光旅游区，距离三亚市仅 25 公里，在地理位置上具有优势，有望依托三亚市的旅游客源获取客源，逐步打开市场。目前公司正积极寻找发展机会，已与上海市一家高端疗养俱乐部达成合作，计划在旅游区内开展高端康养产品的研发工作，从而提高旅游区的康养产品质量和服务水平。

（3）霸王岭国家森林公园森林康养基地

霸王岭国家森林公园位于海南省西部，开业将近10年，其服务形式以度假旅游、观光旅游和生态旅游为主，建设有度假山庄，结合其独特的黎族文化，已经成为海南省知名旅游目的地中的黎族文化胜地和热带雨林休闲胜地。

（二）中医药康养特色项目

中国中医药理疗闻名中外，到三亚旅游的境外游客中进行中医理疗产品消费的比例达80%，而且由于入境游客消费较高，为海南省旅游业带来了不少收入。海南省利用得天独厚的自然环境及中医药、民族医药传统，不仅积极推动初具规模的三亚中医药旅游向专业化、精细化、品质化发展，还积极创建中医药康养旅游示范基地和项目，以推动海南成为国内中医药康养产业发展示范省份。计划在省内现有的中医药机构设施和人力资源的基础上，与国内知名中医药机构展开多方面合作，首先发展具备中医药产业优势的地区，之后再以中心辐射边缘的模式，带动周边地区发展。融中医、中药、休闲于一体，打造海南省中医药康养服务国际化品牌。

除了在省内推进建设中医药项目，海南省还积极寻求与其他地区的合作机会，以加快中医药产业的发展步伐。例如，2016年，海南省与四川省签署了中医药战略合作协议，以实现两省在中医药发展方面的优势互补，以推动两省的中医药事业健康发展。

（三）特色小镇建设项目

2017年6月，海南省提出要在三年内建设完成100个特色产业小镇。①这批特色产业小镇的建设与全省将在"十三五"时期重点建设的12个产业

---

① 海南省人民政府：《海南省特色产业小镇建设三年行动计划》，2017年6月15日。

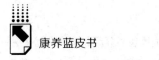

高度相关，旅游、健康养生、休闲体育这三个产业均包括在内。特色小镇的建设初衷在于通过重点产业的集聚，促进县域的经济转型升级，从而推动当地经济发展，并且对这12个重点产业起到一定培育作用，从而促进全省的产业结构优化和经济结构转型升级。

特色小镇虽然围绕12个不同产业进行建设，但是都要求具有完善的基础设施和齐全的旅游要素，也就是说这100个特色小镇都将兼具旅游功能和社区功能，而康养产业特色小镇除了这两个功能，还兼具康养功能。康养产业特色小镇的建设预计将会对海南省的康养产业产生一定推动作用。

B.16
攀枝花市康养产业发展案例

何家伟　王灿娜*

摘　要： 攀枝花市康养产业已经形成一定规模，项目投资多元化，设施建设基本完善，政府推动成效明显。在阳光资源、果蔬资源、气候资源、旅游资源、人文资源和政策支持方面都具备优势。攀枝花市依靠"康养＋"的发展战略，以农业、医疗、养老、旅游和体育五大领域为切入点，有机融合各领域的资本与技术，重点推出多产业融合发展的康养项目，形成了与康养产业相关的多产业融合发展体系。报告并对攀枝花市的特色康养项目进行了分析研究。

关键词： 攀枝花市　康养产业　康养项目

一　攀枝花康养产业发展现状分析

（一）发展现状

康养产业的品牌已经打响。"百里钢城"曾经是攀枝花市的名片。2005年攀枝花市将阳光作为独特的旅游吸引物进行宣传推广，随后提出"阳光花城"的战略定位，并加大对旅游相关产业的财政投入。目前，攀枝花市的康养产业已经形成一定规模，每年到攀枝花市来度假的老人超过三万人

---

* 何家伟，中山大学旅游学院助理研究员；王灿娜，中山大学旅游学院硕士研究生。

次。"阳光花城"的康养品牌也具有全国知名度。

康养项目投资多元化。围绕"中国康养试验区"的最新定位,攀枝花市依托各类康养资源,策划了七大类共计224个投资项目,计划总投资额超过1700亿元。其中又以养老、医疗、养生、旅游和体育为五大核心领域,加大这些领域的招商引资力度。

康养设施建设基本完善。目前攀枝花市已经建成日间照料中心70多个,养老床位近6000张,三甲医院5个,另建有沿河景观步道、森林公园、户外健身营地等基础设施,以及中医养生健康产业发展基地和国家体育竞训基地等。

政府系列推动成效明显。为推广康养资源,把康养产业做大做强,进一步增强攀枝花市康养知名度,攀枝花市政府策划了系列论坛和节庆,如2014年召开的"首届中国康养产业发展论坛""攀枝花欢乐阳光节"等。

(二)资源条件

1. 得天独厚的阳光资源

攀枝花市位于川滇交界部,属高海拔、低纬度、高原型内陆地区,拥有丰富的光热资源,年日照时数超过2000小时,且紫外线指数不高,冬天艳阳高照、温暖干爽,全年阳光明媚。

2. 绿色原生态的果蔬资源

因光照充足,攀枝花市的蔬菜水果甜美、四季不断,且比外地上市要早,其中较为出名的有中坝草莓、黄草樱桃、大田石榴等。同时还有特色美食,如盐边菜、雅江鱼以及各类山珍野味。

3. 良好的气候资源

攀枝花市年均气温在20℃左右,全年无霜期300天以上。全市的森林覆盖率为60.03%,是全国平均水平的三倍,城区绿地率和绿化率分别为35.61%和38.7%。空气中富含有利于人体健康的负氧离子,2016年攀枝花的空气优良率更是达到了100%。

4.丰富的旅游资源

在旅游资源方面，因独特的地质特征，攀枝花市的河谷和峻岭相互交错，拥有可与东非大裂谷相媲美的攀西大峡谷；自然生态良好，有二滩国家森林公园、二滩水电站；拥有天坑地漏、高山草甸和溶洞等多彩自然景观；还有辽阔的杜鹃花海、氡气矿温泉红格温泉等多方位旅游资源。

5.厚重的人文资源

攀枝花市所处攀西裂谷一带是人类最早活动区域之一，在中华民族的历史上以其古旧的文化、杰出的历史人物、厚重的人文积淀而具有重要地位；共有43个民族，是全国少数民族数量最多的城市之一，各具特色的民族文化在此汇合；是古乌拉国所在地，美丽的乌拉公主传说诞生于此，同时是诸葛亮五月渡泸、七擒孟获的通道，还是古时巴蜀联通南诏的要道。

（三）政策措施

在政策与规划方面，攀枝花市相继编制了《攀枝花市创建（中国）阳光康养产业试验区发展规划》和《中国阳光康养旅游城市发展规划》，并出台了《关于加快阳光康养产业发展的政策意见》等配套政策。要求形成政府引导、多方参与的发展格局，加强对康养产业发展的统筹与扶持，加大财政投入，保障项目实施，加强康养人才队伍建设。为了进一步促进康养产业发展，攀枝花市重点推进康养机构建设的标准化和产业融资渠道多元化，并加强财税金融支持，为康养项目提供用地保障，不断激发市场参与的热情。

依照既定战略，攀枝花市形成了较为完善的阳光康养项目集群，康养产业与健康养生、养老服务、医疗服务、旅游休闲、体育运动五大产业深度融合，同时完成了以阳光康养综合服务为核心，以阳光康养发展为轴线，以阳光花城、温泉康养、山水康养、阳光乡村、阳光康体为五大板块的"一核一轴五板块"产业发展布局①。

---

① 《攀枝花打造中国阳光康养产业发展试验区》。

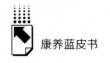
二 康养产业体系分析

依靠"康养+"的发展战略,以农业、医疗、养老、旅游和体育五大领域为切入点,有机融合各领域的资本与技术,重点推出多产业融合发展的康养项目,攀枝花市形成了与康养产业相关的多产业融合发展体系。

(一)"康养+农业",培育新业态

农业为攀枝花市康养产业发展提供了各类水果、特产等饮食要素,也通过与康养旅游的结合衍生出新型观光农业的发展模式。通过改造提升多个特色农产品基地发展观光农业,打造新型农业主题公园发展体验农业,包装当地特色农产品开发精致农业,在攀枝花市形成了集农业、旅游、购物、休闲于一体的新业态。

(二)"康养+医疗",创建新模式

攀枝花市拥有三百多个休闲度假机构、几十家养老服务机构以及多家不同等级的大中小型医院,医疗水平较高,医疗服务体系较为完善。为形成全覆盖纵向医联体,攀枝花市建立了覆盖各个层级的立体健康圈,促进医疗机构与养老、旅游等机构的融合发展,通过各业态功能整合,打造一体化的康养服务平台。

(三)"康养+养老",促进新融合

攀枝花市已成功探索出多种养老服务模式,拥有先进的服务理念和较高的服务水平。通过建立智能化老年活动中心与融医疗、保健、照护等多项功能为一体的养老公寓,攀枝花市正在不断完善养老服务体系。根据攀枝花市新出台的医养融合发展规划,将协调各机构合作开展医养融合服务,进一步完善攀枝花市的医养服务模式。鼓励医院与养老机构建立战略合作关系,支

持现有的医院建立老年康养中心，协助社区提供长辈照护服务，将养老服务推广到更多休闲服务项目。

（四）"康养＋旅游"，构建新格局

攀枝花市大力发展康养旅游。在战略规划上以康养为侧重点，构建科学的发展模式、空间布局和产业体系，统筹分配各种产业资源；在项目上合理布局，建立有效的推进机制，加大对康养旅游项目建设的支持力度；在要素上围绕健康、养生等主题强化旅游产品供给，不断完善旅游基础设施建设，推进休闲运动产业与旅游的深度融合，扶持重大康养旅游项目的建设与运营。通过积极探索创新，攀枝花市在国内率先打造出"阳光康养旅游城市"的概念，"阳光花城·康养胜地"的城市品牌形象逐步建立。

（五）"康养＋体育"，引领新时尚

攀枝花市充分利用冬季阳光等康养资源优势，吸引多个国家级冬季竞训基地在此落户，举办各类康养运动赛事并积极宣传推广，推进"康养＋体育"融合发展。如米易国家级皮划艇激流回旋竞训基地、仁和国家级射击射箭竞训基地等四大冬季竞训基地，平均每年吸引20余支国家、省、市和外籍运动队来竞赛训练。此外，重点开展了"元旦越野赛""全民健身日"等大型全民健身活动，以及米易县龙舟赛、山地自行车、登山等特色体育活动。

三　特色康养项目分析

（一）台湾日间照护中心——医养融合

台湾日间照护中心是由台湾敏盛和阳城金海联合创办的老人照护中心，环境清幽、服务专业，共设有六十张床位，且专门为六十岁以上轻度失能、失智老人提供高端的日间照护服务。该中心在2015年与攀枝花市医院签订了战略合作协议，医院为养老中心提供各类医疗资源，企业保证提供充足的资金和养护专业服务，双方将进行优势互补，共筑一体化的医养融合平台。

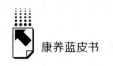

攀枝花市政府为推进康养产业全面发展，出台了多项优惠政策。在政府的扶持下，该中心又增设了百余张专门用于医疗养老的床位，并通过构建医疗和养老结合的服务系统，强化一系列针对老年人慢性病防治的机制，形成了集医、养、护、乐等多功能于一体的医养融合服务体系。

（二）红格镇——中国首批特色小镇

红格镇是过冬避寒的好去处，被称为"四川的三亚"。为打造"康养健身旅游小镇"，红格镇坚持以康养旅游产业为核心，统筹城乡一体化发展。通过优化行政管理部门职能，改进管理方式，以企业运作为主、政府服务为辅的模式，投入近百亿元资金，全面打造小镇的康养产业体系。目前建成了红山国际、冬训基地、红格温泉等一批大型康养旅游项目，年接待游客量已达百万人次目标，其中一大部分游客为具有康养需求的人群。

1. 红格训练基地——运动为主

红格训练基地面积达 200 多亩，可开展多达 18 个体育项目的训练，是目前川渝地区规模最大的综合性冬训基地。独特的亚高原气候，有助于培养运动员适应各种比赛环境的能力。同时具备亚高原地形、年均 2700 小时以上日照时间和 20℃ 以上气温三个条件的红格训练基地具有独特优势。

2. 红格温泉假日酒店——养生为主

红格温泉假日酒店坐落于红格温泉度假开发区，是四川省著名的度假型温泉酒店，拥有优越的自然条件、别具匠心的设计风格以及贴心的酒店服务。酒店独特的设计风格凸显了攀枝花市优越的阳光和空气条件，住客在酒店里就能享受到阳光与自然的美好。酒店温泉享有"川西名泉"美誉，罕见的氡气矿泉拥有特殊保健效果。

3. 红山国际社区——休闲为主

红山国际社区是一个以休闲运动为主题的高端社区，由 18 洞高尔夫球场、SPA 中心、休闲度假村、高端住宅等多功能建筑设施组成。整个项目占地 3400 多亩，其中建筑面积约 700 亩，高尔夫球场约 1200 亩，此外还有 70 多亩的休闲商业配套设施，1800 多亩的超级绿地公园。

B.17
秦皇岛市康养产业发展案例

方磊　曹淑玲*

摘　要： 报告对秦皇岛市康养产业的发展历程和发展成果进行了梳理
总结，发现秦皇岛市康养产业的发展已实现国内多个第一，
并且带动了其他健康产业的发展。同时，由于康养市场需求
巨大，秦皇岛市康养产业的发展也面临着很大压力。总的来
说，秦皇岛康养产业发展日趋成熟，秦皇岛市对未来康养产
业的发展作出了明确的规划。

关键词： 秦皇岛市　康养产业　康养资源

一　秦皇岛康养产业发展概述

秦皇岛，简称"秦"，位于环渤海地区，地理优势显著，海域面积广
阔，其海岸线长162.7公里，是国内重要的港口城市。同时，秦皇岛作为京
津冀经济区辐射东北三省的重要节点，还是早期的沿海开放城市，素有国民
经济"晴雨表"之称。目前秦皇岛的管辖范围包括4个市辖区、2个县、1
个青龙满族自治县，管辖面积达4037.73平方公里，常住人口数量超过300
万人。就秦皇岛的经济现状而言，秦皇岛内包含多个科技园和工业园，第一
产业、第二产业、第三产业几乎齐头并进，各有优势。

---

* 方磊，南开大学商学院教授，博士生导师，主要研究方向为企业管理、物流与供应管理、电
子商务；曹淑玲，江苏师范大学人文地理学专业硕士研究生。

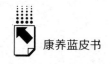
秦皇岛市文化底蕴深厚，历史渊源可追溯到秦始皇时期，"秦皇岛"名就是由秦始皇东巡求仙而来。除此之外，秦皇岛市拥有十分优越的自然和生态环境。在气候方面，秦皇岛位于环渤海地区，气候与温带季风气候相似。但是由于秦皇岛位于出海口的位置，受海陆热力性质影响较大，形成了中国独特的暖温带半湿润大陆性季风气候。加之显著的季风气候，因此秦皇岛雨量充沛，年均降水量达到700~770毫米，年平均相对湿度较大，最高可以达到60%左右。总的来说，秦皇岛市四季分明，气候温和，温湿咸宜。水资源方面，由于秦皇岛的地形主要为丘陵和山前平原，地形变化复杂；另外，秦皇岛位于中国暖温带的半湿润地区，优越的地理区位、复杂的地形地貌和降雨充沛的气候条件为秦皇岛带来了丰富的水资源，超过50条大大小小的河流流经秦皇岛境内。湿地资源方面，秦皇岛沿海地区的湿地生态资源包括海岸湿地、河流湿地和沼泽，总面积约3.9万平方公里。秦皇岛市内山水景观众多，环境优美，早在2003年就被评为"省级环保模范城"。充足的水资源和优渥的土壤条件不仅保障了该市的植被覆盖率，还丰富了该市的植被类型，其中又以针叶林、落叶阔叶林、灌木为主。

秦皇岛康养产业的发展以北戴河新区康养产业的发展为中心。北戴河新区是连接中国华北地区和东北三省的重要枢纽，超过1/3的土地都是连绵的林带。除了壮观的河流流域，北戴河新区还拥有有别于其他地域自然景观的特色风光。南部沿海的翡翠岛就是由"沙漠"和"绿洲"构成的半岛，其独特的地理区位和气候类型造就了罕见的海洋沙漠景观。另外，中国最大的潟湖七里海就在翡翠岛西面。受中国独特的气候类型的影响，这里不仅有旷世罕见的景观，更有"夏无极酷、冬无严寒"的休闲、宜居、养生的气候条件。三面临水的地理区位大大增加了该区域的负氧离子含量，视野开阔、气候宜人，正是宜室宜居、休闲养老胜地。

二 康养产业发展路径与策略分析

基于秦皇岛优越的地理区位、舒适的气候条件和健康稳定的生态环境，为促进康养产业的发展，秦皇岛通过出台一系列的政策措施，使其康养产业发展得风生水起，并处于全国领先地位。政策方面，秦皇岛推出了多项针对康养产业发展的实际优惠政策。首先，鼓励私人投资，激发市场活力，不特加区分本地及外地资本，充分发挥政府作用，营造良好的社会经济环境，减弱企业的投资融资阻力；其次，完善信息服务，第一时间将与规划布局调整等有关的信息传达给公众，信息方面更加透明化；第三，简化行政审批手续，对康复护理、老年病、婴幼儿等紧缺型医疗机构的立项、开办、执业资格等的行政审批开通"绿色通道"；第四，支持非公立营利性医院的发展，对非公立医疗机构也给予一些鼓励发展政策，全面降低监管限制；第五，加大政策扶持力度，在资源分配上优先考虑康养产业的发展需求，优化资源配置，注重人才培养，全面统筹分配相关资金，大力推行学科建设和创新型朝阳产业的发展等，鼓励吸收优质项目创意并推动健康产业的发展创新。

在具体措施方面，秦皇岛严把康养产品产业质检关，力求康养行业实现健康、高质发展。第一，2017年1月5日，为了保障北戴河国际健康城项目的质量，秦皇岛为该项目提供了高品质的检验检测服务，一方面推动了北戴河生命健康产业创新示范区的建设；另一方面，向社会公众展现了我国在健康产业方面的突破与创新和在国内检验检测技术方面的发展成果。第二，秦皇岛先后建设落成国家康复辅具研究中心分属研究院，以及国家康复辅具质检中心分属研究中心，这是史无前例的举措。其中，全国康复机器人特色检测方面的"领头羊"——国家康复辅具质检中心分支机构的"空降成功"，高度符合秦皇岛将康养旅游品牌化、专业化的发展目标。第三，秦皇岛市展现出建设生态旅游、全面支持康养旅游产业发展的决心，北部山区在几乎掐断主要经济支柱产业的情况下，重塑整体生态环境，着力于河道整治工作，并取得了显著成效。经过坚持不懈的努力，秦皇岛市康养产业呈现生机勃发的活力。

目前全市康养产业已初具规模并且吸引到大量的外部融资，康养项目的数量日益增长，康养服务日益健全。2016年9月，总规划面积520平方公里的北戴河生命健康产业创新示范区项目取得国务院的支持，北戴河新区内

40 平方公里的规划面积将被设计成核心区。2016 年 9 月，第二届中国康养产业发展论坛在秦皇岛举行。相关专家和行业精英就本次论坛主题——"绿色秦皇岛生命健康城"发表意见，深刻讨论了康养产业的未来发展走向，并就秦皇岛达成《2016 秦皇岛共识》。同时，秦皇岛市政府也没有放过这个促进该市康养产业发展的机会。论坛期间，政府签下秦皇岛生命健康产业的 36 个重点项目并获得了高达 475 亿元的投资金额，顺利完成生命健康产业的全面招商计划。2017 年 9 月 15 日，"秦皇岛国际康养产业论坛"在北戴河新区举行，此次论坛将分析、探讨目前国际康养产业发展现状和已经取得的成果，对秦皇岛的康养产业发展有重要的指导和借鉴意义。该论坛汇聚来自新西兰、荷兰等多个国家及地区的 20 余名专家及近 100 名国内外业界人士，论坛为养老领域最新的研究成果和发展现状提供了展示的舞台，同时为国内外养老领域的专家牵线搭桥，为业界精英交流、分享经验提供平台。2017 年 9 月 17 日，河北省旅游发展大会在秦皇岛市召开，为秦皇岛优质的康养旅游资源和现有的康养旅游产品创造了不可多得的展现机会。推进康养旅游这类旅游新业态的发展，为秦皇岛开创了塑造旅游业新气象，打破传统旅游模式的限制，打开全域、全季旅游模式的新纪元。

目前，北戴河生命健康产业创新示范区内已投入 422 亿元，总共有 86 个重点项目正在紧张建设中。经过统筹规划和资源整合，海洋资源丰富的北戴河新区将被打造为渔岛温泉度假区；产业优势显著的经济开发区将结合区域特点与会展业融合，侧重于康养旅游博览会的筹办工作；森林康养小镇项目则落地于森林覆盖面积广阔、自然风光优美的海港区；昌黎县则借势"葡萄之乡"打造特色葡萄小镇，与酒庄融合打造品牌红酒疗养酒庄。

三　康养产业成就与影响分析

秦皇岛市康养产业的发展现已实现国内多项突破，目前已拥有国内首家实现国际化康复理念与中国特色对接的康复中心，即携手美国 GRS 康复服务集团打造了泰盛健瑞仕国际康复中心，这将成为秦皇岛康养产业迈向国际市场的重要一步；有中国第一家将智能化信息技术应用于居家养老和社区服务工作的高科技企业——秦皇岛光彩服务产业集团；国内领先的医养康结合示范基地——北戴河国际医院项目也将正式启动，这个由北京大学第三医院"操刀"的项目将根据"小综合大专科"的办院模式，规划整体资源配置和功能分区，其中规划床位为 800～1000 张，项目预计引入来自世界范围内的20 个国家临床重点专科。

在秦皇岛市政府重点扶持和市场活力增强的条件下，秦皇岛市康养产业的行业秩序趋于稳定，产业发展也取得一定成果，对其他产业的带动效应也逐渐显现，康养产业的经济效益得以实现。在优厚的政策扶持和康养产业联动下，有近 30 家全国范围内的生命健康相关企业在秦皇岛落户，从生物工程、远程医疗到健康管理、养生保健、健康旅游，这些企业来自众多不同的行业及领域，为秦皇岛市创造了近 50 亿元产值。另外这些企业的入驻，带来了大量专家、专业人才以及医疗方面的专利，助力该市康养产业的瓶颈攻克和发展方向的确定。如在健康制造业企业方面，惠斯安普医学系统有限公司、康泰医学等医疗健康器械及技术创新方面的"标杆"型企业都位于秦皇岛市；在健康农业方面，"芦笋生物炼制实验室"开创性地将农业与医药结合，开发出可以调节睡眠的速溶芦笋粉，该产品的有效率达 93.3%，有望替代安眠药并得到推广；在互联网企业方面，"亿之鲜"食品溯源电子商务平台，借助移动电子设备，实现了端上餐桌食品的可追溯和可检测，有效保障了消费者的饮食健康。

四 康养产业发展问题与对策分析

秦皇岛市康养产业的发展虽然取得了一定成绩，但仍面临很大的压力。国家卫计委王海东就人口老龄化与康养产业发展的问题指出，养老康复产业一个很尖锐的矛盾就是老龄人口快速增加，我国人口老龄化问题严峻，到2050 年中国将有 1/3 的人口步入老年阶段，届时养老、老人病、各种慢性病康复需求极大；但目前的问题是国内的康复护理机构数量不足，专业护理

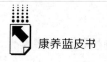
人员匮乏，因此，消费者难以体验到专业养老康复机构的产品和服务。由此可见，秦皇岛市想要使其康养产业保持长期持续发展，必然要加大力度解决康养产业发展过程中不可避免的供求矛盾。

　　总的来说，秦皇岛市康养产业正在持续稳定发展，日趋成熟，秦皇岛市对于未来康养产业的发展有着十分明确的规划和十足的信心。在已有的发展基础上，秦皇岛的各项医疗项目将会持续启动。预计到2020年，启动并投入使用的医疗项目将达到50个，创造200亿元的健康服务业产值。届时，秦皇岛的健康服务业以成为中国康养产业综合性窗口和名片为目标，将始终朝着国际化、现代化、创新化的方向发展，通过整合资源、产业结构升级优化等加快健康服务业发展成熟。

B.18
通化市大健康产业发展现状及趋势分析

摘　要： 通化市作为东北东部重要的区域中心城市，借助资源优势、地理优势，在医药产业的带动下，把大健康产业打造成为本市支柱产业。通化市地处长白山脉，药业资源、绿色食品资源、生态旅游资源十分丰富。在吉林省及通化市大健康产业政策的支持及推动下，通化市凭借资源优势，大健康产业快速起步，并呈现稳步发展态势。未来通化市将通过树立大健康产业理念、探索发展重点领域、筛选发展模式、选择发展路径、制定发展措施，依托长白山资源优势，以医药、食品、旅游产业为支撑，构建具有通化特色的大健康产业体系，把通化市建设成为国际医药健康名城、中国北方健康旅游目的地、中国北方养生养老目的地、长白山区绿色食品（保健品）生产集散地。

关键词： 通化市　大健康产业　医药　绿色食品

大健康产业是对为人的生命健康提供相关产品及服务的产业的统称，三次产业中均包含大健康产业。通化市地处长白山地区，是吉林省东南部中心城市，是东北东部重要的区域中心城市，是吉林省大健康产业重要发展地区。

* 张磊，吉林省社会科学院农村发展研究所所长、研究员，通化分院绿色转型基地负责人，主要研究方向为"三农问题"、区域经济；经希军，吉林省社会科学院通化分院院长，通化市委宣传部部长，主要研究方向为经济社会发展问题；李冬艳，吉林省社会科学院农村发展研究所副研究员，通化分院绿色转型基地成员，主要研究方向为农业经济、区域经济。

通化市大健康产业主要包括医药健康产业、绿色食品产业和旅游产业，"十二五"以来，大健康产业成为通化市支柱产业，带动着通化经济快速发展。

一　通化大健康产业发展现状

21世纪，大健康产业已经成为全球热点，在中国经济新常态、产业转型升级新阶段，大健康产业成为一个地区支柱产业或主导产业十分必要。通化市地处长白山区腹地，药业资源、食品资源、旅游资源十分丰富。在吉林省及通化市大健康产业政策的支持及推动下，通化市凭借资源优势，大健康产业快速起步，并呈现稳步发展态势。

（一）发展环境良好

良好的发展环境是通化市大健康产业发展的支撑条件。通化市大健康产业要素禀赋丰富，为当前和今后大健康产业发展奠定了资源基础；国家、吉林省和通化市有关支持大健康产业政策，奠定了通化市大健康产业的发展基础；通化市药业在全国及吉林省的地位奠定了通化市大健康产业发展的空间基础。

1. 通化市发展大健康产业交通地理优势明显

通化市位于中国东北东部，吉林省东南部，地处长白山地区，是吉林省东南部中心城市，是东北东部重要的区域中心城市。全市面积15698平方千米，占吉林省总面积的8.1%。通化市2/3以上的面积为山区，属长白山系。

2016年通化市交通基础设施建设再上新台阶。通沈、通丹、通梅高速公路建成通车，形成了以通化至长春、通化至沈阳、通化至丹东、梅河口至草市、营城子至松江河（辉南段）五条高速公路为骨架的多元化公路网络，通化被列入国家公路运输枢纽建设规划。通丹铁路建成通车。2014年6月，通化机场正式通航，当年开通通化至北京、通化至上海、通化至广州、通化至深圳4条航线。目前，正在运营的有通化至北京、通化至大连至上海、通化至天津至广州3条航线，2015年旅客吞吐量为8.5万人次。

2. 通化市发展大健康产业资源优势雄厚

通化市是长白山脉生态涵养的核心区。自然资源包括：（1）水资源。有大型水库 1 座，中型水库 10 座，小型水库 295 座，池塘 9006 个，水资源总量 49.37 亿立方米，丰富的水资源促进了大健康产业的发展。（2）生物资源。野生经济植物共 13 科，1000 余种，绿色食品资源 190 余种，野生经济动物有 100 多种。（3）旅游资源。通化市地处长白山腹地，旅游资源得天独厚，有健康养生、冬季冰雪、历史古迹、民俗文化、红色体验、边境风情等六大资源。特别是优良的生态是最大、最好的品牌，可以说，到处是景点、处处有景观。自然风光方面，有全国最大的火山口湖群——龙湾火山口湖群，有 5 处国家森林公园、9 处 4A 级景区，有很多沟域可进行旅游开发；历史古迹方面，有中国第 30 个、吉林省唯一的世界文化遗产——高句丽王城、王陵及贵族墓葬；红色旅游方面，我军第一所航空学校和第一所工兵学校都建在通化，靖宇陵园、高志航故居是全国著名的爱国主义教育基地；在滑雪方面，通化有特殊优势，冬季降雪多，雪期长，雪质优，风速小，温度适合，山体坡度适中，金厂滑雪场是中国第一个高山滑雪场。

3. 通化市发展大健康产业政策支撑有力

（1）中国大健康产业发展面临良好的政策环境。中国持续推进医疗体制改革，为大健康产业发展提供了良好的政策环境。2007 年 1 月，新医改方案发布；2012 年 3 月，国务院关于印发"十二五"期间深化医药卫生体制改革规划暨实施方案的通知提出了"健康中国 2020"发展战略；党的十八大报告指出，坚持为人民健康服务的方向，坚持预防为主，重点推进医疗保障、医疗服务、公共卫生、药品供应、监管体制综合改革。2013 年国务院提出，到 2020 年，基本建立覆盖全生命周期的健康服务业体系，健康服务业（包括医疗护理、康复保健、健身养生等众多领域）总规模达到 8 万亿元以上。近年来，国家陆续出台了《关于加快发展养老服务业的若干意见》《关于促进健康服务业发展的若干意见》，提出到 2020 年健康服务业全面发展，成为推动经济社会持续发展的重要力量。2015 年，吉林省出台了《关于加快推进医药健康支柱产业的实施意见》，要求到 2017 年把医药健康

产业打造成为吉林省新的支柱产业。2017年吉林省政府报告把医药健康产业定义为吉林省战略性支柱产业，指出医药健康产业要搞好重点品种技术升级与二次开发，支持通化国家医药高新区及骨干企业发展壮大。此外，国家和吉林省还在支持老工业基地振兴、推进绿色转型发展、促进旅游投资和消费、发展养老和保健食品产业方面出台了一系列的政策措施。应该说，通化发展大健康产业面临难得的政策机遇。

（2）"东北东部经济带"构想初见轮廓。在国家发改委东北振兴办等有关部门的大力推动下，经过10余年的酝酿，"东北东部经济带"正在上升为国家战略。其中"长白山旅游经济圈""白通丹产业经济带""将吉林省东南部地区建设成吉林省第二大经济增长极"等判断，具有前瞻性和可操作性。由国家发改委振兴司支持的《东北东部经济带发展规划》已于2015年11月开始编制。明确东北东部地区包括辽宁省丹东市、本溪市，吉林省通化市、白山市、延边朝鲜族自治州，黑龙江省牡丹江市、鸡西市、七台河市、双鸭山市、佳木斯市、鹤岗市、伊春市等12市（州），面积达26.7万平方公里，占东北三省总面积的30%；人口2193万人，占东北三省人口总数的16.6%。

（3）通化市倾力打造大健康产业。"十二五"以来，全市出台实施了加快推进医药健康产业、服务业、旅游产业、养老服务业、人参产业、稻米产业、林蛙产业等发展的政策措施，同时从支持企业发展和经济健康发展角度，出台了扶持"巨人"企业、支持医药企业发展、鼓励投资、推进企业"挂牌"和上市、质量强市战略等系列意见措施，对加快产业发展起到了重要的推动作用。通化市"十三五"规划强调，加快推进借港出海大通道建设，着力打造开放通化。《通化市人民政府关于支持医药企业发展的若干意见》鼓励药品技术转让，鼓励企业进行新版GMP改造、兼并重组，优化服务环境，提出了有关"药品技术转让、新版GMP改造、企业兼并重组项目的申报和认定"程序和优惠政策。《通化市大健康产业五年行动计划（2016~2020年）》要求"十三五"期间，全市重点打造"健康+医药、健康+医疗、健康+食品、健康+养生、健康+旅游、健康+康体"的"健康+N"产业模式，构建独具特色、三次产业紧密联系、"药、医、食、养、游、动"六位一体的大健康产业格局。"健康＋医药"重点推进医药工业、医药商贸、医药科教、药材种植、医药物流、医疗康复、医药文化融合发展的健康医药产业链;"健康＋医疗"重点优化医疗服务资源配置,形成多元化的办医格局,推进药品流通"两票制"改革;"健康＋食品"重点发展以绿色食品、功能性食品和保健品开发为主体的健康食品产业链;"健康＋养生"重点发展以候鸟度假养生、养生养老、医养护服务为主体的健康养生产业链;"健康＋旅游"重点打造鸭绿江边境旅游合作区、高句丽文化旅游观光区、酒文化休闲旅游体验区和中医药健康旅游示范区,构建"全域旅游"发展格局;"健康＋康体"重点开展全民健身运动,加强基层体育健身设施建设,大力发展冰雪运动。

(二)发展基础扎实

通化市发展大健康产业具有良好的产业发展基础。目前,全市形成了包括医药健康产业、绿色食品产业、全域旅游产业等的大健康产业体系,其产值、利税占据全市半壁江山。截至2016年,通化市大健康产业已经形成3大类、18个细分行业(具体情况见表1)。通化市大健康产业体系中的医药健康、绿色食品、全域旅游三个产业具有良好的发展基础。

表1　通化市大健康产业分类

产业分类	行业细分	发展重点
第一产业 包括健康种养殖业	绿色农业	绿优米、畜禽、水产等
	山区特产业	人参、林蛙、葡萄、菌类、山菜、坚果、蜂蜜、中草药材种植、食药用动物养殖等
第二产业 包括健康制造业	健康食品制造业	食用酒精、畜禽加工食品、人参食品、林蛙保健食品、果酒系列、白酒、啤酒、矿泉水、"长白山"茶系列等
	药品制造业	中药现代化、生物制药
	医疗器械制造业	医疗器械
	药品包装材料制造业	药剂包装材料、印刷包装材料等
	保健设备制造业	电子理疗仪器、中药保健设备等
	化妆品制造业	人参化妆品、林蛙肽化妆品等

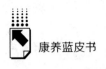
产业分类	行业细分	发展重点
第三产业 包括健康服务业	医疗卫生服务业	三甲医院建设、专科医院建设、基层医疗卫生服务、养老服务机构医疗保健服务
	健康管理与促进服务业	个性化健康检测评估、健康咨询服务、心理咨询服务、专业康复理疗、信息服务等
	养老服务业	社会化养老服务
	整形美容业	整形美容
	保健康复业	中医保健康复、休闲按摩等
	养生文化教育业	养生文化和养生教育
	健康旅游业	生态旅游、休闲度假游、农家乐以及星级宾馆、酒店建设
	文化演艺业	高句丽、满族、朝鲜族、长白山等传统、民俗、地域特色文化演出
	体育休闲业	登山、徒步、滑雪、山地自行车
	健康饮食服务业	通化"健康城"绿色美食、民族特色饮食

注：表中资料来源于通化市政府部门，经作者整理形成。

1. 医药健康产业长足发展

通化市自20世纪末实施"医药城"建设发展战略以来，医药产业实现长足发展，到2016年末，全市规模以上医药工业完成产值1222亿元，同比增长10%，完成增加值365亿元，同比增长9.0%，实现利润97亿元，同比增长23.4%，工业总产值占全省医药工业总产值的57.4%。

（1）制药企业数量全国第一，形成了医药产业集群。2016年全市规模以上医药企业109户，其中年产值超亿元的企业80户、超10亿元的13户、超百亿元的1户。

（2）上市制药企业数量全国第一，形成了明显的品牌优势。东宝、金马等6户企业独立上市或协同上市，有7户医药企业在新三板和上海股交中心挂牌。万通、东宝、斯达舒、新开河等成为中国驰名商标，其中"新开河"商标是中国人参行业唯一的中国驰名商标。重组人胰岛素制剂等50多个单品销售收入超亿元。

（3）国家级医药技术中心数量全国第一，形成了较强的产业创新能力。

国家级医药高新技术企业达到 24 户，有 3 户医药企业被认定为国家重点高新技术企业，占全省 14 户的 21.4%。有 19 户企业被认定为省级医药类创新型科技企业，占全省 47 户的 40%；有国家和省级技术中心 17 个，东宝被认定为国家技术创新示范企业。可生产 46 个剂型 4206 个品种，品种数量占全省的 1/3。

（4）制药企业销售人员数量全国第一，形成了稳固的市场营销网络。通化市有医药营销人员近 10 万人，销售网点遍布全国地级以上的大中城市和 80% 以上的县级城市。

2. 绿色食品产业逐步壮大

通化市通过实施农业生产标准化来发展壮大绿色食品产业。通过推进标准化生产，切实提高农产品质量安全水平，增强农产品市场竞争力，保障农产品质量安全，促进全市绿色有机食品产业持续健康较快发展。2016 年全市绿色、有机、无公害水稻基地化生产达到 73.5 万亩，有国家级园艺作物标准园 6 个，其中棚膜蔬菜标准园 4 个、食用菌标准园 2 个。现有全国绿色食品原料基地 7 个，占吉林省的 1/3，居全省首位。全市绿色有机与无公害食品认证品种达到 133 个，基地面积 8.3 万公顷，产量 30 万吨，产值 33 亿元。

（1）具有通化特色的农产品有效供给结构已经形成。三大主要粮食作物种植面积所占比例分别为玉米 60%、水稻 32%、大豆 5%，总体超过 95%。主导产业不断壮大，产业发展格局已经形成。人参产业全面振兴，全市人参留存面积 1715.9 万平方米，产量 6047.5 吨；林下参占地面积 2.3 万公顷，产量 86.8 吨。保健品建设规划开始实施，全市中药材总面积 3 万公顷。"菜篮子"建设不断深化，全市蔬菜生产面积 2.3 万公顷，产量 62.3 万吨；全市水果生产面积 1 万公顷，产量 11.6 万吨，其中酿造葡萄面积 3004 公顷，产量 4.5 万吨；全市经济作物面积 8614 公顷，产量 10.4 万吨，其中烟叶面积 2929 公顷，产量 5917.5 吨；全市瓜类生产面积 3018.6 公顷，产量 8 万吨；全市食用菌面积 500 万平方米，产量 3.3 万吨。全市经济动物生产产值 2.5 亿元。

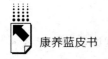
（2）园艺特产业逐渐做大做强。通化市依托山区特色资源优势，强化特产业建设，通过重点项目带动，龙头企业拉动，推动特产业快速发展，全面打造出人参、中药材、山葡萄、山核桃、五味子、林蛙、鹿、蜂、菌、果、菜等绿优特色优势产业，使通化市特色产业逐步走向规模化、集约化、资源配置合理、区域特色鲜明、辐射带动能力强的农特产业集群。全市特产业产品达 130 多种，单品销售额过亿元的 8 个，获省以上名牌 13 个。2016年，全市建设特产示范基地 17 个，各地围绕自身特点开展基地建设，示范效果明显。全市园艺特产业生产总面积 110 万亩，实现总产值 190 亿元，带动加工及市场流通产值 130 亿元。园艺特产业产值占农业农村经济比重不断提升。中药材生产面积 45 万亩，产值 20 亿元。

（3）农产品加工业全面提升。近年来，通化市农产品加工业快速发展，成为产业关联度高、行业覆盖面广、中小微企业多、带动作用强，引领农村一、二、三产业融合发展的重要支柱产业。到 2016 年，全市农产品加工企业总数 910 户，规模以上企业 270 户，市级以上农业产业化龙头企业 242户，其中，国家级 9 户，省级 49 户，市级 184 户；全市农产品加工实现销售收入 500 亿元以上，全市农产品加工量 222 万吨，农产品加工业经营收入占农民人均纯收入的 56% 以上。全市各级农业产业化龙头企业累计创"新开河""修正""东宝""紫鑫""大泉源"等中国驰名商标 18 件，获地理标志商标 8 件，吉林省著名商标 132 件，分别列全省第二位、第一位和第三位。通化市经过有机农产品认证的企业共 4 户，产品 7 个，基地面积 2900亩，产量 1050 吨，产品以大米为主。

3. 全域旅游产业蓬勃发展

通化市地处长白山腹地，旅游资源得天独厚，有健康养生、冬季冰雪、历史古迹、民俗文化、红色体验、边境风情等六大资源。2016 年，全市接待旅游总人数 882.80 万人次，同比增长 16.71%，是 2010 年的 2.44 倍；旅游总收入达到 122.82 亿元人民币，同比增长 26.09%，是 2010 年的 3.26倍，旅游总收入占服务业的 24.6%，相当于地区生产总值的 11.60%；入境旅游者人数 19.90 万人次，同比增长 18%，是 2010 年的 2.67 倍；旅游外汇收入 4356.47 万美元，同比增长 23%，是 2010 年的 3.05 倍。通化市旅游总收入、入境旅游总人次、创汇金额等指标均位居吉林省前列。

（1）旅游产业发展环境不断优化。通化市高度重视旅游产业发展，2013 年，先后出台了关于加快旅游产业、促进旅游业改革、促进旅游投资和消费等 3 个政策性文件；2015 年，市委、市政府制定下发了《关于加快旅游支柱产业发展的实施意见》，明确提出了旅游产业发展思路、总体目标和重点任务以及设立旅游产业发展引导资金、旅游招徕奖励办法等战略性、突破性的政策；2016 年，成立了旅游产业发展委员会，创新体制机制，推动旅游产业进入全新的发展阶段。

（2）旅游产业发展层次大幅提升。截至 2016 年，全市 A 级旅游景区发展到 24 家，比"十一五"增加 11 家、增长 266.6%；星级饭店 29 家，比"十一五"增加 21 家、增长 262.5%；旅行社 32 家，比"十一五"增加 18 家、增长 177%。旅游商品研发及销售企业 200 余家，生产、经营旅游商品、纪念品达到 300 多种。

（3）旅游产业投资力度逐年加大。截至 2016 年，全市开工建设 1000 万元以上旅游大项目 21 个。项目投资年均增长 27.13%，振国养生谷壹号庄园、云霞洞、鸭绿江花海、金江花海等一批重点旅游项目陆续建成投放市场。

（4）旅游基础设施建设进一步完善。截至 2016 年，通化机场通航运营，通沈、通丹、通梅高速公路和通灌铁路全线通车，通靖、通集、辉白高速公路加快推进，通化被列入国家公路运输枢纽建设规划，"进关出海、连接腹地、通达国际"的区域性交通枢纽基本形成。一批交通沿线的旅游咨询服务中心、景区生态停车场、旅游厕所、交通公路等相继投入使用，提高了景区的可进入性和品质性。

（5）旅游目的地形象大幅度提升。先后以"心养天地间"和"药济天下、酒香万家、山川秀美、史耀中华"等为旅游形象定位；高句丽文物古迹景区、龙湾火山口湖群景区被评为省级生态旅游示范区，集安市被评为全国休闲农业和乡村旅游示范县，太王镇、金川镇评为全国旅游特色名镇；举

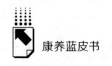

办鸭绿江国际枫叶旅游节、龙湾野生杜鹃花卉旅游节等各类节庆活动，东北亚国际重要旅游目的地形象明显提升。

（6）休闲旅游农业后发赶超。依托本地自然、文化和产业特点，促进休闲农业快速发展。2016 年全市休闲农庄 65 个、农家乐 175 个、民俗村 5 个，从业人员达 5700 人，年接待人次 160 万人次以上，营业收入 3.1 亿元。全市共有 10 户企业荣获全省休闲旅游农业星级示范企业称号。全市出现了 5 种发展模式：一是围绕著名旅游景区发展休闲农业——自然景区带动型；二是围绕长白山地域特色发展休闲农业——生态观光游览型；三是围绕农业产业化龙头企业发展休闲农业——产业依托协同型；四是围绕农牧渔业特色产业发展休闲农业——餐饮采摘乐趣型；五是围绕人文历史发展休闲农业——历史民俗体验型。

二 通化大健康产业发展存在的问题

从 20 世纪医药产业快速发展至今，通化市大健康产业取得了令人瞩目的业绩，无论是规模、品牌还是产业的市场竞争力，在全国有影响、有地位，在吉林省独树一帜。但是，通化市大健康产业在发展过程中还存在很多问题，有些问题是发展中的问题，有些是体制机制问题，这些问题制约通化市大健康产业长足发展，影响通化市经济结构的优化升级，必须高度重视，全力解决，以确保大健康产业健康发展，满足人民对健康产品日益增长的需求。

1.大健康产业结构不尽合理，产业结构层次有待提升

通化市由于大健康产业战略构想明确时间较短，大健康产业结构、产品结构的建设也刚刚起步，大健康产业结构如何构建也不是很明确，因此，不清晰的大健康产品产业、产品范畴，导致通化市大健康产业结构不尽如人意，缺乏合理性。产业结构单一，以新型工业和农特产加工业为主，医药一家独大，养老、保健品等其他产业总量比较小；三产发展较慢，2016 年全市三次产业比例为 9∶53∶38，与 2005 年三产比重基本持平，大规模接待外

地养生休闲游客的能力不足，比如全市近年来升级新建了7处4星级宾馆、发展了多处商务宾馆和时尚宾馆，但旅游旺季还是一房难求。大企业主要集中在医药行业。医药企业起步早，全市75%的大企业都是医药企业。由于市场波动较大，风险高，企业赢利机会不确定，绿色食品产业中大企业较少，并且普遍缺乏竞争力，带动力不强。从事全域旅游的企业起步较晚，大企业更是凤毛麟角；同时从事养生保健的多是个体商户，且数量比较少，经营不规范。特色农业产业规模小。由于缺少大型龙头项目带动，农业特色资源转化利用及品牌影响力、知名度不高，特色农业产业总体规模小，产品附加值低，加快建设以生态循环经济为主体的特色农业任务艰巨。农业现代化过程中，加快产业转型、优化产业结构、延伸产业链条、推动精深加工还有大量工作需要推进。产业发展层次不高。通化市的大健康产业发展总体仍处于初级发展阶段，中药材资源优势尚未很好地转为经济优势，医药产业主要集中在低附加值制造领域，产业结构层次不高，基因药物、生物制药等技术含量高的产业所占份额偏少。健康食品的产业组织化、市场化程度不足，人参等文化内涵丰富的特色资源产品相当一部分尚处于售卖原料阶段。全球市场数字显示，发达国家药品和医疗器械消费的比重是1∶1，而中国的这一比重在5∶1左右，通化市药品和医疗器械消费比则超过100∶1，通化市医疗器械的发展空间巨大。即使发展较快的医药产业，也存在"医"的短板，市区至今没有三甲医院，缺乏名医名师，养生养老产业发展还处于萌芽阶段，优质的白雪和新中国第一家高山滑雪没有变成真金白银，会展经济才初露端倪。

2.科技创新能力不足，产品持续竞争力有待提升

科技创新平台是大健康产业赖以生存、发展、强大的基础，打造一批科技含量高、成长性好的高新产业项目，是企业持续推动科技创新、转型发展的不竭动力。政府投入不足、企业短期行为等原因导致全市大健康产业科技创新能力不足，大健康产品的市场竞争力提升缓慢。通化国家医药高新区整体承载能力有待提升。由于通化国家级高新区起步较晚，享受的国家高新区建设的优惠政策较少，体制机制发展存在制约，创新引领和产业集聚的能力严重不足。突破制约瓶颈，推动相关平台建设，建设知识产权保护等专业服

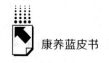
务体系，开辟药品和保健食品审批绿色通道，科学谋划大健康产业发展布局，是需要通化市重点解决的问题。企业重大产业化项目资金投入不足。目前医药企业大量资金重点投入新版 GMP 认证，资金缺口较大，重大产业化项目实施进度放缓。医药健康产业综合创新能力亟待提高。企业研发实力整体偏弱，专业创新平台和公共服务中心数量较少，特别是为中小企业提供创新服务的共享工作机制还没有真正建立起来。缺少大健康产业统一发展指标体系，各项指标的统计口径、统计范围和统计方法不明确。产品研发有待加强。全市从事大健康产业的大型企业中，具有自主研发能力，并且不断推出科技新产品的企业仅有东宝实业集团一家。

3. 顶层设计不充分，大健康产业链条连接程度不高

由于通化市大健康产业战略构想刚刚起步，很多规划、布局还不够完善，虽然出台了多项产业扶持政策，特别是出台医药健康产业发展实施意见，成立了推进机构，但都是针对大健康产业的分支产业，缺乏整体推进的顶层设计，没有形成合力。整个大健康产业中不同产业之间产业链条的链接远没有完成，严重影响大健康产业的健康发展。一直以来通化市公共服务建设滞后于医药产业发展，公共创新服务平台严重不足，特别是为中小企业提供创新服务的共享工作机制还没有真正建立起来，造成产业持续发展的后劲不足，产业升级进展缓慢。企业之间不清楚不同产业链条如何连接，不同产业或者不在同一县（市）的产业链条链接困难很大、障碍很多。

4. 缺乏打造大健康产业的整体思维，对发展大健康产业认知程度不到位

调查显示，目前，通化市涉及大健康产业的有关部门、各县（市、区）政府及有关部门，对大健康产业的认识不到位，绿色食品、旅游产业还没有纳入大健康产业统一考虑。大健康产业还没有得到各个层面足够的重视。此外，还存在城乡环境需要进一步改善提高、城市基础设施发展滞后、服务功能不健全等问题。

5. 大健康产业组织主体不明确，全市没有形成产业体系

调查显示，尽管通化市 2015 年六届五次全会正式提出发展大健康产业战略构想，但是到目前，大健康产业组织主体仍然不明确。大健康产业发展的组织领导职能发挥不到位，市委市政府发展大健康产业的思想没有得到有效的贯彻执行。各县（市、区）没有设立组织机构协调大健康产业发展。与此同时，大健康产业没有形成产业体系。市级层面、各县（市、区）都停留在"各自为战"的层面，没有形成合力。

三　通化市发展大健康产业的对策建议

21世纪是人类追求健康的世纪，人们由发展经济到关心健康，健康产业将成为新世纪最具有发展潜力的产业。通化市大健康产业应适应时代的需求，紧紧抓住国家推进东北老工业基地全面振兴的有利时机，结合国家"一带一路"倡议，逐渐克服发展中的问题和困难，明确组织主体，做好顶层设计，优化产业结构，强化科技创新，确立战略导向，依托长白山资源优势，以医药、食品、旅游产业为支撑，构建具有通化特色的大健康产业体系，把通化市建设成为国际医药健康名城、中国北方健康旅游目的地、中国北方养生养老目的地、长白山区绿色食品（保健品）生产集散地。

1. 全方位树立大健康产业理念

（1）宣传大健康及大健康产业理念。动用所有媒体全方位、立体式宣传大健康及大健康产业的地位及作用。一是建立起健康的价值观、健康的经济观、健康的社会观。二是通过加强政府引导，转变国民健康观念；普及生命科学、树立健康文明观念，从事生命健康行业的企业在健康教育中也要承担相应的社会责任。

（2）进一步明确大健康产业在通化市经济结构中的地位。要立军令状，要向每一位政府管理、部门管理及企业管理的人员明确，大健康产业是通化市支柱产业，其地位不可动摇。全市经济发展要用大健康产业链条串起来，一切经济活动都以大健康产业为主线，让大健康产业成为通化市经济发展之魂。

2. 探索通化市大健康产业发展重点领域

立足资源优势、产业优势、发展基础，做大做强做优通化市大健康产

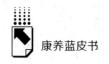
业；补齐补全全市有资源、有基础的大健康短板产业。

（1）医药产业发展重点领域。依靠长白山林下资源和通化国家医药高新技术产业开发区及长春国家生物产业基地，做大生物健康材料与保健食品、医疗器械、制药检测仪器与设备、医药商业与流通、医疗健康与服务产业；做强现代中药、化学药、生物药产业。

（2）绿色食品产业。以人参为代表的林下植被，以吉林大米为代表的种植业，以集安市山葡萄为代表的水果产业等。

（3）旅游产业。常年旅游，主要以长白山区为主，利用抗联路、高句丽、温泉资源、林海雪原等冰雪资源发展全域旅游产业。

3. 筛选通化市大健康产业发展模式

遵循可复制的原则筛选通化市大健康产业发展模式，主要有以下几种。

（1）依靠特色资源发展模式，例如长白山区域大健康产业发展模式。依托长白山资源禀赋优势，发展具有长白山特色的大健康产业。

（2）依靠园区发展模式，例如通化市医药健康产业集群发展模式。充分利用国家和省、市给予的扶持政策，通过集成要素资源，优先支持通化医药高新区发展，推进项目建设，打造产业集群，优化营商环境，提升服务水平；强化"产学研"联合，推进技术资源市场化，设立院士工作站，加强孵化基地建设，营造"大众创业、万众创新"氛围；积极对接"互联网＋"行动，创新产品营销模式；优化资源配置，强化金融支撑。

（3）依靠重点企业发展模式，例如通化东宝健康产业发展模式。通化东宝实业集团的主要做法是，通过企业家的引领意识，重视人才队伍建设与培养，夯实科技创新平台，打造一批科技含量高、成长性好的高新产业项目，用创新平台吸引人才，长期推进科技创新，用科技创新转型发展保障东宝企业长盛不衰。

（4）依靠产品品牌发展模式，例如塑造新型葡萄产业发展模式。2016年，全市优质山葡萄生产面积稳定在 4.5 万亩。坚持差异化发展的道路，依托中国葡萄酒之乡的品牌优势，大力推广以"北冰红"为主导品种的山葡萄种植基地建设。建设以集安鸭绿江河谷为中心的"中国山葡萄冰酒顶级产区"，柳河通梅一级公路沿线的"山葡萄酒产业带"，建成旅游、文化及葡萄酒生产等多项功能融合发展的全新葡萄产业。

4. 选择通化市大健康产业发展路径

通化市要明确本地区大健康产业类型及产业群体，根据自身优势和特点，有选择性地制订短板补齐规划，强化弱项，在巩固和扩大"药"的基础上，补上"医"的短板，健全大健康产业集群。

（1）依托本地发展优势，挖掘各县（市、区）发展重点及分工协作。东昌区建立医药、食品行业联动机制。二道江区加快医药健康产业园区建设。通化县发展医药养生、保健养生、生态养生三个产业，切实打造集健康科技、教育文化、康复保健、综合医疗于一体的科技健康新业态。辉南县顺应产业发展新态势，结合自身优势基础，拉长延伸产业链条，积极构建大健康产业体系。集安市全力建设全国健康产业示范区，树立"健康＋旅游"理念，打造健康养生福地及差异化品牌的生态旅游（省委出台《关于支持集安市加快开放发展的若干意见》，下放247项经济社会管理权限）。柳河县推动健康产业与健康城市深度融合发展。

（2）融合各县（市、区）大健康产业，构建通化市大健康产业体系。通化市目前大健康产业体系主要包括绿色农业、山区特产业、健康食品制造业、药品制造业、医疗器械制造业、药品包装材料制造业、保健设备制造业、化妆品制造业、医疗卫生服务业、健康管理与促进服务业、养老服务业、整形美容业、保健康复业、养生文化教育业、健康旅游业、文化演艺业、体育休闲业和健康饮食服务业。

（3）融合各县（市、区）大健康产品，进行通化市大健康产品系统分类。通化市目前大健康产品主要有绿优米、畜禽、水产，人参、林蛙、葡萄、菌类、山菜、坚果、蜂蜜、中草药材种植、食药用动物养殖，食用酒精、畜禽加工食品、人参食品、林蛙保健食品、果酒系列、白酒、啤酒、矿泉水、"长白山"茶系列，生物制药，医疗器械，药剂包装材料、印刷包装材料，电子理疗仪器、中药保健设备，人参化妆品、林蛙肽化妆品，三甲医院建设、专科医院建设、基层医疗卫生服务、养老服务机构医疗保健服务，

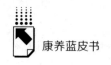

个性化健康检测评估、健康咨询服务、心理咨询服务、专业康复理疗，社会化养老服务，整形美容，中医保健康复、休闲按摩，养生文化和养生教育，生态旅游、休闲度假游、农家乐以及星级宾馆、酒店建设，高句丽、满族、朝鲜族、长白山等传统、民俗、地域特色文化演出，登山、徒步、滑雪、山地自行车，通化"健康城"绿色美食、民族特色饮食。

（4）筛选已有政策和先进经验，选择新的发展道路。确立"突破传统格局，引领健康需求，形成示范效应，确定领先地位"的战略导向，依托长白山资源优势，以医药、食品、旅游产业为支撑，以现代农业为基础，建立通化市医药工业发展新格局。利用互联网、大数据和云计算等现代科技手段，实现"健康＋医疗服务""健康＋养生养老""健康＋旅游""健康＋绿色食品"的产业发展新路径。

5.制定通化市大健康产业发展措施

总的指导思想是，依靠现有优势，找准发展重点，克服产业发展不足，补齐发展短板，实现大健康产业跨越式发展。发展目标是把通化市建设成中国尤其是吉林省大健康产业的排头兵，引领大健康产业成为吉林省第四大支柱产业。通过制订发展规划，确定发展产业，成立领导机构，考核发展目标，明确实现具体发展目标的支持和奖励政策。具体措施如下。

（1）确立大健康产业发展机制。从市场准入、财政支持、土地供给、税收优惠、队伍建设、技术创新、投融资多方面加大政策支持力度。

（2）强化科技创新支撑。大健康产业是高科技产业，需要高新科技支撑，要建设好科技支撑体系。

（3）优化产业发展环境。大健康领域向国内外各类资本全面开放，重点打造廉洁高效的政务环境、功能完善的设施环境、互利互赢的开放环境、温馨包容的社会环境。

（4）推进产业平台建设。包括大健康产业特色园区、公共服务平台、业务支撑平台建设。

（5）加强体系衔接。实施多规合一发展，做好大健康产业发展的顶层设计。

（6）各县（市、区）强化组织保障。成立大健康产业领导小组，下设办公室（为常设机构）；健全大健康产业发展联席会议制度，明确分工和责任。

（7）建议国家在支持东北振兴过程中，单列支持大健康产业发展政策清单，包括项目、金融、税收、产业园区建设等。

参考文献

王忠先、尹福森：《通化市：建设引领全省医药健康产业发展的示范区》，《吉林日报》2015 年 8 月 31 日。

裴虹荐：《向国际医药健康名城迈进》，《吉林日报》2017 年 4 月 6 日。

本报评论员：《全力推进绿色转型实现发展振兴》，《通化日报》2015 年 12 月 31 日。

金育辉：《奋力开创通化绿色转型发展新局面》，《吉林日报》2016 年 2 月 5 日。

徐慧、李桂莲：《通化市医药健康产业转型升级对策研究》，《通化师范学院学报》2017 年第 1 期。

苗葳：《实施创新驱动战略推动通化医药健康产业发展》，《延边党校学报》2016 年第 4 期。

《大健康产业》，《互联网文档资源》（http：//wenku. baidu. c），2016。

借 鉴 篇

Reference Report

B.19
德国的康养旅游资源体系建设分析

沈山 韩秋*

摘 要： 德国的康养旅游资源体系包括以国家公园、生物圈保护区、
自然公园为主的国家自然景观康养旅游体系，以北海弗里西
亚群岛、波罗的海群岛、内陆河流或湖泊中岛屿为主的特色
岛屿康养旅游资源体系。报告介绍了德国的健康与养生特色
方法与项目资源：气候运动康养疗法和气候治疗胜地、洞穴
氡疗康养法和健康矿山区、综合康养法和温泉运动综合度假
区、水疗康养法和矿泉温泉度假区、泥疗康养法和泥浆沼泽
温泉度假区、海水浴康养法和海滨康养胜地。最后介绍了德
国的康养旅游运动线路建设，包括单车骑行康养运动线路和
徒步漫游康养运动线路。

* 沈山，博士，教授，江苏师范大学地理测绘与城乡规划学院副院长，主要研究方向为城乡规划
学、文化战略学和区域公共服务；韩秋，江苏师范大学硕士研究生，主要研究方向为康养产业。

关键词： 康养旅游　资源体系　健康养生法　单车骑行　徒步漫游

德国是世界上发展康养产业最早的国家。19世纪40年代，德国就在巴特·威利斯赫恩镇创建了世界上第一个森林浴基地，目前德国357021km²的国土面积（其中陆地面积349223km²，水域面积7798km²）中共有约350处获得批准，形成了以国家自然景观为核心的康养旅游体系。

德国也是世界上高度重视"健康"的国家。其市场调查机构Trend Bureau和TNS市场研究公司联合推出的"价值指数2016"调查报告显示，当今德国人把"健康"视为人生价值首位，其后依次为自由、成功、自然、群体和家庭。德国人认为"健康"与"自然"能产生紧密联系，德国康养产业的重心其中有一项就是自然体验。79%的德国度假者认为"体验自然"是他们选择旅游目的地的重要原因，21%的人认为能够待在户外是他们参与体育运动的一大出发点。近年来，越来越多"温和"的户外运动得到规模化发展，如北欧徒步、徒步旅行和自行车运动，反映出德国人"健康"意识的提升。

德国把康养旅游作为基本国策。公民到"国家自然景观公园"的开销均可列入国家公费医疗的范围，同时硬性要求公务员进行康养旅游。德国在大规模地推行"康养旅游"项目后，医疗、养老、养生、旅游等要素不断融合，国家健康水平不断提升，国家医疗费用总支付锐减30%。

一　国家自然景观康养旅游资源体系

德国的国际自然景观（Nationale Natur landschaften）中包括国家公园（16个）、生物圈保护区（17个）、自然公园（104个）三个重要组成部分，体现出自然保护与休闲娱乐一体化的进程，构建起"体验—享受—放松"的康养休闲模式。并且把不同类型的国际自然景观定位成不同的康养功能，以满足不同人群的康养需求。

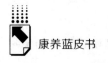

（一）德国的国家公园

德国的国家公园，旨在呈现原生态之美，强调对大尺度自然过程的保护，遵守"还自然以自然"（Natur Sein Lassen）的保护理念，让生态系统自由发展，防止人类过多干预。

1970年德国建立第一个国家公园——巴伐利亚森林国家公园。至今，德国共有16个国家公园，总面积10479km²，占陆地面积的2.94%。国家公园面积各不相同，其中最小的是吕根岛上的雅斯蒙德（约30km²），那里有著名的白垩岩；最大的约4500km²（石勒苏益格—荷尔斯泰因州瓦登海），平均面积约700km²。国家公园主要分布在德国的国境线和东西德交界旧址处，这些区域往往人烟稀少，对自然的影响程度相对较小。在资源类型上，国家公园涵盖了德国多样的生态系统，如高山流石滩、高山草甸、山地森林、河流沼泽、海岸浅滩和海洋等。如今，德国大部分国家公园仍处于开发阶段。

表1　德国的国家公园

	名称	简介
1	汉堡北海浅滩国家公园 Nationalpark Hamburgisches Wattenmeer	位于库克斯港（Cuxhaven）对面，12000公顷的浅滩景观，包括诺伊韦尔克（Neuwerk）岛、沙尔赫恩（Scharhörn）沙丘岛和尼格赫恩（Nigehörn）岛。
2	萨克森小瑞士国家公园 Nationalpark Sächsische Schweiz	位于德累斯顿的东南面。上亿年的自然遗迹，如岩层、平顶山、极窄的峡谷和深谷构成迷人画面，天然的岩壁还适合攀岩。
3	凯勒瓦尔德-埃德湖国家公园 Nationalpark Kellerwald-Edersee	位于黑森州北部，南部是埃德湖（Edersee），尤其适合水上运动。湿润的峡谷、火山岩和山榆树，开满兰花的草地和五旬节的康乃馨走廊是其特色。
4	石荷州北海浅滩国家公园 Nationalpark Schleswig-Holsteinisches Wattenmeer	中欧地区面积最大的国家公园，世界上最大的成片浅滩区。拥有沙丘、海滩和盐碱草地，以及3200多种动植物。
5	雅斯蒙德国家公园 Nationalpark Jasmund	独特的白垩岩、众多的沼泽和广阔的草原。著名景点是由白垩岩崖（Kreidefelsen）环绕的国王宝座（Königsstuhl），公园主题是徒步漫游和单车骑游。
6	莫利茨国家公园 Nationalpark Müritz	位于梅克伦堡多湖平原上最大的湖——莫里茨湖东面。幽静、闲适、放松是莫利茨国家公园为游客奠定的旅游基调。冰河纪形成的自然保护区，珍稀动物的乐园。

续表

	名称	简介
7	下萨克森北海浅滩国家公园 Nationalpark Niedersächsisches Wattenmeer	位于德国北部下萨克森州北海海滨,保护着埃姆斯河与易北河之间的近海浅滩,包括隔海相望的东弗里西亚群岛。盐碱草地、沿海岸高燥地峭壁以及泽厄施泰特附近"漂浮的沼泽地"是其特色。
8	下奥得河河谷国家公园 Nationalpark UnteresOdertal	位于奥得河河岸的河谷低地国家公园,拥有庞大的动物王国、奥得河斜坡和鲜花遍野的干草地、施托尔佩的中世纪城堡塔楼、弗里德里希塔尔附近的烟草仓库等。
9	洪斯吕克乔木林国家公园 Nationalpark Hunsrück-Hochwald	位于莱茵兰－普法尔茨州和萨尔州的交界处,有日耳曼宝石之路、Otzenhausen 的山顶堡垒以及不同体量的乔木。
10	埃弗尔国家公园 Nationalpark Eifel	位于北莱茵－威斯特法伦州,是多种野生动植物的栖息地,原始的自然风光,高大的橡树和翻腾的溪流点缀着壮丽的山毛榉森林。
11	贝希特斯加登国家公园 Nationalpark Berchtesgaden	德国境内阿尔卑斯地区唯一的一个国家公园,阿尔卑斯山的魔幻美景:如茵的草场,清澈的高山湖泊,徒步路线和自由狩猎。
12	巴伐利亚森林国家公园 Nationalpark BayerischerWald	位于德国东南部,拥有大片的云杉森林、野生林间小溪和开阔的泥泽地带。园区有 300 多公里行人小路,近 200 公里自行车道和 80 公里越野滑雪道。
13	哈尔茨山国家公园 Nationalpark Harz	坐落在德国北部山脉之中,沿着歌德小路或哈尔茨山女巫小路探索那些传说中的森林、远望神秘步道旁的沼泽。
14	海尼希国家公园 Nationalpark Hainich	坐落在图林根的 Eichsfeld-Hainich-Werra 河流域,欧洲最大的落叶混交林区,嵌入德国中部的原始森林,是世界文化遗产瓦尔特堡地区的一部分。在树冠之路上行走是公园游览的最大特色。
15	前波莫瑞浅海湾国家公园 Nationalpark Vorpommersche Boddenlandschaft	坐落于梅克伦堡－前波莫瑞州的前波莫瑞浅海湾国家公园是波罗的海沿岸最大的风景保护区,海滩和森林在这里相交。它以悬崖、沙丘和潟湖景观而闻名,是欧洲最大的鹤群栖息地。
16	黑森林国家公园 Nationalpark Schwarzwald	巴登－符腾堡州境内第一个国家公园。没有受到人类干预,呈现原始之美,既有主题徒步也有体验之旅,如北部黑森林全景骑行、猞猁潜行、橡皮艇划行等。

(二)德国的生物圈保护区

德国 17 个生物圈保护区总面积为 19942km²,不包括北海和波罗的海的

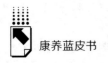

沿岸、泥滩地区（6660km²），占德国陆地面积的5.71%。联合国教科文组织认定了17个德国生物圈保护区中的15个。德国联邦自然保护法案对生物圈保护区的定义是"以一致的方式保护和发展的地区"。主要内容包括：（1）某些大型的和典型的景观类型代表；（2）满足其领土重要部分的自然保护区的要求，以及在其领土其余大部分地区对景观保护区域的要求；（3）服务的主要目的是保存、发展或恢复由传统的、多样的使用形式所塑造的景观，以及随着时间的推移，它们的种类和生物的多样性，包括野生形式和以前培育的商业用途或可用的动物和植物物种的形式；（4）说明经济活动的发展和测试方式，特别要节约自然资源。

根据联合国教科文组织的法定框架，生物圈保护区应履行以下职能：（1）保护——有助于保护景观、生态系统、物种和遗传变异；（2）发展——促进经济和人类发展，这是社会文化和生态可持续的保障；（3）后勤支助——支持示范项目，环境教育和培训，以及地方、区域、国家乃至全球保护和可持续发展问题相关的研究与监测。

为满足其不同的目标和功能，生物圈保护区分为三个区：核心区域、缓冲区和过渡区。

表2　德国的生物圈保护区

	名称	简介
1	吕根岛东南生物圈保护区 Südost-Rügen（South-eastern Rügenisland）	文化景观结构丰富，包括大型牧场、海湾景观、古老的落叶林地，也是白尾鹰、鱼鹰、里海燕鸥和蟾蜍等生物的家园。
2	石勒苏益格－荷尔斯泰因州滩涂生物圈保护区 Schleswig-Holsteinisches Wattenmeer und Halligen	1990年成立，面积4431km²，从丹麦边界延伸到易北河口，核心区域1570km²，缓冲区2840km²，2004年增加21km²的开发区。
3	汉堡瓦登海滩涂生物圈保护区 Hamburgisches　Wattenmeer（Hamburg WaddenSea）	德国最小的生物圈保护区，1992年加入联合国教科文组织"人与生物圈计划"（MAB），保护生物多样性和历史文化景观，促进可持续发展。
4	下萨克森州滩涂生物圈保护区 Niedersächsisches　Wattenmeer（Lower Saxony WaddenSea）	1993年加入"人与生物圈"计划；自然风景受到人文景观的干扰较少，有无数的沼泽地、欧石南草原以及广阔的混交林区。

	名称	简介
5	沙尔湖生物圈保护区 Schaalsee	冰川形成的文化景观:深石灰质湖泊和石灰质沼泽,冲积林地,包括卡尔群落树林、泥炭地、干旱草原、农业草原;白尾鹰、欧洲火腹蟾蜍和白鱼。
6	绍尔夫海德生物圈保护区 Schorfheide-Chorin	由山毛榉和松林、泥炭地、富氧湖泊形成景观;是小斑点鹰、鹤和欧洲池塘龟的家园。
7	易北河生物圈保护区 FlusslandschaftElbe (Elberiverlandscape)	河流沿岸有冲积林地和卡尔林地;沙质河堤,内陆沙丘与沙质草原,河流形态丰富;海狸和白鹳的栖息地。
8	施普雷森林生物圈保护区 Spreewald(Spree Forest)	河谷低地景色;黑鹳、水獭、雨蛙和多种类型的蜻蜓的栖息地。
9	哈尔茨喀斯特景观生物圈保护区 Karstlandschaft Südharz (Southern Harz Gypsum Karst Region)	喀斯特天坑(漏斗)、落石、喀斯特温泉和洞穴;山毛榉和落叶混交林,大面积干旱草地和稀疏果园;满天星、燕尾蝶、齿兰花等植物的栖息地。
10	上劳齐茨石南池塘景观生物保护圈 Ober lausitzer Heide-und Teichlands chaft	池塘景观;松林、泥炭地和内陆沙丘中的荒原景观;德国水獭的繁殖中心、夜莺的栖息地。
11	图林根森林生物圈保护区 Thüringer Wald (Thuringian Forest)	广袤的森林、混合山地林、银杉;是黑松鸡、巴伯阿斯特尔蝙蝠(Barbas Tellebat)和北方白脸蜻蜓(Leucorrhinia Rubicunda)等物种的家园。
12	勒恩生物圈保护区 Rhön	微微起伏的高原、山峦和河谷;勒恩的高沼地、草地和山毛榉林是黑琴鸡和其他受威胁的动物种类的庇护地。
13	布利斯高生物圈保护区 Bliesgau	特有的干草原景观,丰富的草甸地,广阔的山毛榉林和洪水景观;众多的兰花品种,大量的蝴蝶和小猫头鹰。
14	普法尔茨森林生物圈保护区 Pfälzerwald(Palatinate Forest-North Vosges)	落叶林地区有众多的草甸山谷、卡尔林地、沼泽、泉水和河流;游隼、野猫和猞猁。
15	施瓦本阿尔比生物圈保护区 Schwäbische Alb	传统山地文化景观:陡峭的悬崖、山谷沟壑和天然河道;还有红鸢、兰花和龙胆等植物。
16	黑森林生物圈保护区 Schwarzwald(BlackForest)	冷杉树、山毛榉林、沼泽、岩石;深山湖泊、幽谷水坝、高架渡桥等景观。
17	贝希特斯加登生物圈保护区 Berchtesgadener Land (Berchtesgaden country)	动植物的种类多种多样:80种鸟类,2000种蘑菇,1000种蕨类和开花植物,包括龙胆草和薄雪草,同时是岩羚羊、土拨鼠和阿尔卑斯山羊的栖息地。

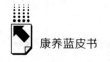

（三）德国的自然公园

自然公园是被指定为保护和保存不同栖息地和物种的文化景观，这一目标主要是通过景观保护区域和自然保护区来实现。形成了娱乐、自然、环境完美融合的旅游模式，是德国康养旅游的重要组成部分。

德国目前有 104 个自然公园，总面积达 9.90 万 km²，占德国陆地面积的 27.35%。多彩的湖泊和河流，众多的岛屿与沼泽，以及丰富多样的林区和中高山脉，带来各具特色的景观体验。根据德国联邦自然保护法案，自然公园（Naturparke）是"以一致的方式开发和管理的地区"：规模大；主要由景观保护区或自然保育区组成；本身的景观资产，以及向区域可持续旅游领域发展的方向，特别适合娱乐目的；通过保护、开发或恢复景观和生物的多样性，开展多用途的景观服务。

二 德国特色岛屿康养旅游资源体系

德国的岛屿系统主要包括北海弗里西亚群岛、波罗的海群岛和内陆岛屿。

（一）德国的北海弗里西亚群岛

德国北海弗里西亚群岛（Nordfriesischen Inseln）拥有一望无际的沙滩和独一无二的自然风光。群岛地处世界遗产北海浅滩（Wattenmeer）之中，得天独厚的气候条件和绝妙的远近风光，是休闲度假、放松身心和养生保健的胜地。再加上梦幻客房、顶级美食、大型体育赛事等，无不代表着最高水准。其中以康养旅游为特色的有佩尔沃姆岛、博尔库姆岛、叙尔特岛、哈利根群岛、尤伊斯特岛、巴尔特鲁姆岛、弗尔岛、施皮克奥格岛、旺格奥格岛、朗格奥格、诺德尼岛、阿姆鲁姆岛、黑尔戈兰岛等。

（二）德国的波罗的海群岛

波罗的海群岛，拥有规模庞大的海滨浴场、豪华水疗中心和僻静的海湾，为康养旅游者提供全方位的服务。美妙无比的海滨浴场和独有风情的自然风光正是浪漫主义者和休闲度假者的心之所向。波罗的海群岛中比较著名的康养旅游地有乌姆曼茨岛、乌瑟多姆岛、吕根岛、希登塞岛、珀尔岛、费马恩岛等。

（三）德国的内陆河流或湖泊中岛屿

德国的内陆河流或湖泊中岛屿，被称为"文化爱好者向往的地方"。比较著名的如基姆湖中的女人岛：是风景如画的人间仙境，其中建于8世纪的弗劳恩沃特修道院依然存在；基姆湖中的男人岛：巴伐利亚传奇国王之岛，国王路德维希二世曾模仿凡尔赛宫建设的新宫殿；博登湖中的赖兴瑙岛：被列入联合国教科文组织《世界遗产名录》，有三座罗马式教堂和赖兴瑙博物馆（Museum Reichenau），见证了这座中世纪大型本笃会修道院在宗教和文化方面的重要地位。博登湖中还有被称为"花岛"的迈瑙岛、德国所有内陆岛屿中最为城市化的岛屿林道岛，以及威悉河中的哈里桑特岛。

表3　德国的岛屿康养旅游特色

类型	岛屿名称	康养特色项目
北海弗里西亚群岛（Nordfriesischen Inseln）	佩尔沃姆岛（Pellworm）	北海浅滩中的田园风光:浅滩漫游、单车骑行、北欧健走。
	博尔库姆岛（Borkum）	东弗里斯兰净土:潮汐体验浴场、海水浴疗养。
	叙尔特岛（Sylt）	北海皇后,享乐主义者和水上运动爱好者的度假胜地;风帆世界杯举办地;帆船、帆板、冲浪、高尔夫和美食叙尔特料理。
	哈利根群岛（Halligen）	浅滩中的孤独与宁静,孤独者的天堂;海底漫步。
	尤伊斯特岛（Juist）	北海浅滩中的仙境、气候友好型旅游目的地、可持续发展的代言大使。浅滩漫游、单车骑行、海水浴疗养和养生保健。尤伊斯特音乐节和推理小说节。
	巴尔特鲁姆岛（Baltrum）	北海睡美人、北海温泉疗养胜地。环岛步行、海滩漫步、日光浴天堂、冲浪和帆板运动、海水浴疗养和泥疗（矿物淤泥和泥浆敷体）。
	弗尔岛（Föhr）	物种丰富的植物王国、水上运动爱好者的天堂。养生保健、海水浴、高尔夫、网球等。弗里斯兰博物馆（Friesenmuseum）和火节（Biikebrennen）。

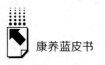

续表

类型	岛屿名称	康养特色项目
北海弗里西亚群岛（Nordfriesischen Inseln）	施皮克奥格岛（Spiekeroog）	绿色的梦幻岛。紫丁香花海和沙丘中的野玫瑰,橡树和黑松的参天树干。热石疗法、海水浴疗法、海上之旅。
	旺格奥格岛（Wangerooge）	北海矿泉浴场和水疗胜地。沙滩排球、风帆冲浪、高尔夫、慢跑、单车骑游。
	朗格奥格（Langeoog）	天然海滩。步行、骑车或骑马游玩。建沙堡、冲浪、游泳或是进行海疗行走。
	诺德尼岛（Norderney）	德国最古老的北海矿泉浴场。单车道和漫游路,海水浴疗养和海水理疗。白沙节（White Sands Festival）。
	阿姆鲁姆岛（Amrum）	飞鸟抓拍和浅滩漫游。海滩沙堤（Kniepsand）,水上运动爱好者和浴场疗养者的自由空间。
	黑尔戈兰岛（Helgoland）	休闲放松的远海岛屿。海鸠山崖（Lummenfelsen）、螯虾棚屋（Hummerbuden）,多功能会议中心、黑尔戈兰博物馆等。
波罗的海群岛	乌姆曼茨岛（Ummanz）	田园诗般的渔村和原生态的自然景观,由牧场、草地和农田构成。单车环岛行、骑马、钓鱼、驾驶脚踏船等。
	乌瑟多姆岛（Usedom）	沙滩、自然和光影。200公里长的自行车路线和400公里的徒步路线。阿尔贝克（Ahlbeck）、赫尔灵霍夫（Heringsdorf）和班兴（Bansin）等历史悠久的海滨酒店。文化节庆:海滨古典音乐节、文学节、戏剧音乐节和美食节。
	吕根岛（Rügen）	德国最大的岛屿,海滨浴场和举世闻名的自然风光。精致豪华酒店,有怀旧魅力的海滨浴场、施图本卡默（Stubbenkammer）白垩岩、如梦如幻的渔村、高贵奢华的庄园等。卡普阿尔科尔纳海角（Kap Arkona）、格拉尼茨狩猎行宫（Jagdschloss Granitz）、施特特贝克节日庆典（Störtebeker Festspiele）。
	希登塞岛（Hiddensee）	波罗的海中的可人儿、"艺术家之岛"。原生态自然景观与绝对的宁静氛围奇特融合。沙滩、盐沼、岩壁、松树林等,海岛环游。
	珀尔岛（Poel）	风景三角带中的岛屿,德国第一个鸟类保护区。位于汉莎同盟城市罗斯托克（Rostock）、维斯马（Wismar）和吕贝克（Lübeck）风景三角带中心位置。盐沼景观,粗糙的悬崖与平坦倾斜的沙滩。
	费马恩岛（Fehmarn）	德国的太阳岛,北部最具生态价值的区域之一。风景如画的湖泊和原生态峭壁。冲浪、骑马、高尔夫、帆船、潜水、钓鱼等,海水、休闲泳池和各种桑拿浴室康养设施。

类型	岛屿名称	康养特色项目
内陆湖泊或河中岛屿	女人岛（Fraueninsel）	位于基姆湖（Chiemsee），充满艺术和自然气息的田园世界。拥有建于8世纪的弗劳恩沃特修道院（Kloster Frauenwörth）、有400年历史的陶器作坊和浪漫渔村中的美丽花园。
	男人岛	位于基姆湖中。巴伐利亚国王路德维希二世（LudwigⅡ.）1873年购买修建模仿凡尔赛宫的新宫殿（Neues Schloss）。
	哈里桑特岛（Harriersand）	位于港口城市布拉克（Brake）对面威悉河。长11km、面积6km^2，是欧洲最长的河中岛。沿威悉河滩骑自行车旅行或在岛上的步行道上漫步是其特色。
	林道岛（Lindau）	位于博登湖中，通过跨湖桥和铁路专线与陆地相连，可以瞭望阿尔卑斯山脉，老城建筑群集聚。
	赖兴瑙岛（Reichenau）	世界遗产。位于博登湖（Bodensee）的西部，其人文景观见证了这座中世纪大型本笃会修道院在宗教和文化方面的重要地位。有三座罗马式教堂和赖兴瑙博物馆（Museum Reichenau）。
	迈瑙岛（Mainau）	博登湖（Bodensee）中，花卉种类繁多、热带棕榈树和柑橘树，以及巴洛克式宫殿建筑群和教堂、蝴蝶博物馆。

三　德国的健康与养生特色项目资源

德国的康养旅游资源丰富，怡人的矿泉和温泉、舒适的泥疗、海水浴疗以及疗养山洞构成了良好的"治愈系环境"，并且也拥有"克奈普疗法"、"费尔克疗法"和"施罗特疗法"等一系列康养方法。种类繁多的自然治疗手段，让德国成为世界康养之都：超过350处获得各项殊荣的矿泉浴场和疗养胜地，将传统疗法和现代医学相结合。有超过1000家通过各项认证的养生和美容酒店，利用自然的治疗手段经营各类健康项目。在这些全面的健康项目中，还可以根据个人需求量身定制检查治疗方案。而在优美的风景中亲近自然，更不失为一种行之有效的康复手段。

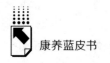
（一）气候运动康养疗法和气候治疗胜地

气候运动康养疗法：医生通过计算个人的适应能力，提供结果给气候治疗师，再遴选合适的行走路线，通过行走在有标记的小径和高海拔的温泉小径上进行治疗。

气候治疗胜地（Heilklimatische Kurorte）：被称为慰藉身体和灵魂的香料，深呼吸和获取能量是气候治疗胜地的口号。这里空气纯净，气候适宜，有助健康，每次居住后都能增强活力，恢复机体功能。

德国先后指定了 15 个高等级的气候治疗胜地。其中的健康中心包括普通的医疗和水疗护理（spa），同时还有运动医学、旅游医学、臭氧治疗、磁场治疗等其他服务。度假村则会提供许多休闲设施，包括 Lagunen-Erlebnisbad 游泳池、攀岩中心、野生动物园和迷你高尔夫球场，在这里还可以享有步行、骑自行车、夏季滑雪和冬季运动的机会。

主要的气候疗养胜地有巴特欣德朗（Bad Hindelang）和贝希特斯加登市（Berchtesgaden）。

其中巴特欣德朗（Bad Hindelang）位于阿尔卑斯山（Allgau）的南部，拥有德国最高海拔的硫黄泉，海拔 850～1200 米。具有清澈的水、纯净的空气和不同的气候区，并且由六个村庄组成一个气候治疗区。这六个村庄处于不同的海拔，可以让游客有不同体验。

贝希特斯加登市（Berchtesgaden）是顶级气候健康度假胜地。由五个社区组成：Berchtesgaden、Bischofswiesen、Marktschellenberg、Ramsau 和 Schonauam Konigssee。拥有养生酒店、Well Vital 酒店、美容院、水疗中心和健康疗养中心。其中独有的盐矿盐水治疗廊，可以帮助缓解呼吸系统疾病和过敏性皮疹。

其他的著名气候治疗胜地还有：高等级的气候健康胜地加米施－帕滕基兴市（Garmisch-Partenkirchen）；德国最南端阿尔卑斯山脉海拔 815 米的最好的高山温泉度假村奥伯斯特多夫（Oberstdorf）；拥有黑森林的魅力和治疗性的气候，是度假胜地和健康水疗中心完美结合的圣布拉辛（St. Blasien）；

位于摩泽尔河—洪斯吕克山（Saar-Hunsrück）自然保护区中心地带，著名的身心休养地威斯基尔兴（Weiskirchen）；萨勒兰地区最高山脉下的维林格（Willingen）和为数不多专门从事冬季运动的气候健康度假胜地冬季山岭（Winterberg）North Rhine-Westphalia 等。

（二）洞穴氡疗康养法和健康矿山区

洞穴氡疗康养法（Heilstollen-und Radontherapien）或"洞穴疗法"（Speleotherapy）：利用地底深处放射性的氡气，开辟疗养区疗法。在"康复洞穴"中，温度维持在9℃，湿度几乎达到100%。洞内空气得到不断补充，从而使灰尘、花粉和病原体的水平极低，对患有呼吸系统疾病的人具有极大的促进作用。即使是患有慢性肺病或百日咳的患者也可以从治愈洞穴中获益，洞穴疗养区也是缓解哮喘疾病的理想场所。

知名的健康矿山或洞穴康养地有：巴伐利亚山脉（Swabian Alb）中的阿伦（Aalen）健康矿山疗养区度假胜地，拥有 Tiefer Stollen 治疗地质洞穴和以罗马为主题的健康绿洲。洞穴水温一般维持在 36.4℃，并含有氟化物、钙、钠和硫酸盐等物质。藻厄兰（Sauerland）地区则以康复洞穴居多著称，Schmallenberg 由 83 个城镇和村庄组成，里面提供了各种各样的医疗设施。

（三）综合康养法和温泉运动综合度假区

德国的综合康养法主要包括传统的克奈普疗法（Kneipp）、费尔克疗法（Felke）和施罗特疗法（Schroth）等。

Kneipp 疗法，由塞巴斯蒂安·克奈普（Sebastian Kneipp）发明，通过含有氟化物和碘的山地空气和泉水来进行疗养，其治疗方案是建立在同等重要性的五个支柱上——水疗法、草药、运动、营养和精神生活。施罗特疗法（Schroth）是以有治疗效果的水域为基础的自然疗法，能够有效地排毒，驱除身体的杂质，并刺激身体自身的治疗能力。由 Emanuel Felke 发明的费尔克疗法（Felke）则用治疗性壤土，是一种积极、综合的治疗关节疼痛、肥胖和高血压的方法，基于空气、光、水和土壤（"愈合土"）的四种费尔克

元素，结合体育锻炼和营养丰富的全食饮食或治疗性禁食，创造出有效的治疗方法。

哈兹山脉（Harz Mountains）的劳特堡（Bad Lauterberg）镇是德国北部最古老的温泉水疗中心，配备齐全的医疗设施，并设有心血管和循环系统专业诊所，还包括运动医学和物理治疗，专门治疗糖尿病和代谢紊乱以及骨科疾病和风湿病等。

瑞士撒克逊的 Bad Schandau 温泉度假胜地，其中酒店始建于 1903 年，温泉花园的原始树木则可以追溯到 1873 年。Toskana Therme 是能够提供多种养生和水疗护理的温泉综合体，盐水池浸泡和液体声音的体验是其独有的特色。

知名的温泉运动综合度假区还有：位于 Düben Heath 自然保护区的中心 Bad Schmiedeberg 酒店，是由国家批准的泥浆、矿物和水疗温泉度假村，拥有德国三个重要的自然愈合资源：泥浆、泉水和氡气；始于 1878 年的城市黑色泥浆温泉，可以治疗骨科疾病、风湿病和妇科疾病。

莱茵河和摩泽尔河之间的费尔克温泉度假村 Bad Sobernheim，是德国唯一的费尔克疗法（Felke）温泉度假村。以治疗性壤土为原料，通过土壤包裹、壤土浴和 Rasul 浴的形式，为身体排毒，净化身体和恢复身体平衡。

还有阿尔卑斯山区（Allgäu）最具传统的 Kneipp 温泉度假村 Bad Wörishofen、位于鲁根岛的海滨和水疗度假村 Göhren、Balticseasideresort，既是国家批准的海滨度假胜地（自 1878 年以来），也是 Kneipp 的官方水疗保健度假村/水疗疗养中心（自 2007 年起）。位于阿尔卑斯地区新天鹅堡（Neuschwanstein Castle）和康士坦斯湖（Lake Constance）之间边境三角地带的施罗特疗法（Schroth）健康度假胜地 Oberstaufen，能够治疗多种疾病，包括心脏病和循环疾病，II 型糖尿病，倦怠综合征和代谢紊乱。这种疗法主要利用营养疗养和减少热量摄入，比如动物蛋白、脂肪或盐，通过交替的休息和锻炼进行身体康养。

（四）水疗康养法和矿泉温泉度假区

德国的水疗康养基于当地丰富的矿泉浴场资源发展起来。天然矿泉、恰当的湿度能够帮助身体自我治疗，主要针对肌肉骨骼疾病、风湿性疾病、心血管疾病、脊椎和关节退化性疾病等患者，同时对外科手术后以及营养性疲劳的患者的健康康复均有作用。

代表性水疗康养基地如 Bad Bevensen 度假村，位于德国北部吕恩堡希思（Lüneburg Heath）的心脏地带，主要用含铁和碘的矿泉盐水进行水疗。其中 Bad Driburg 度假区则以硫黄泥和碳酸矿泉治疗闻名。由于泥浆中富含矿物质，有益的硫化物，酸和激素，有助于缓解关节和脊柱疾病以及风湿性疾病。客人可以使用三种治疗温泉：Caspar Heinrich 温泉（泥土矿泉水）、Marcus 温泉（含硫苦水）和 Rabe 温泉（含硫矿泉水）。

黑森林 Bad Dürrheim 小镇，拥有作为盐水温泉和气候疗养胜地的双重身份，23℃ 的死海盐石窟，其中湿度永远不会超过 50%。盐水治疗通过舒缓的盐水浴能够减轻关节和肌肉的压力，加强心脏和血液循环，清理呼吸道并促进皮肤再生。Vogtland 地区的 Bad Elster 度假胜地，疗养中心主要是 Moritzquelle 和 Marienquelle 温泉。而建于 1888~1890 年的皇家库尔豪斯酒店和阿尔伯特王牌水疗中心，则主要提供矿泉浴、喷射浴和饮用疗法。

其他的知名矿泉温泉度假区有：位于 Lahn 河上的 BadEms 温泉小镇；巴伐利亚中心的传奇温泉度假胜地 Bad Füssing；坐落在 Passau 西南部 Rottal 山谷的 Bad Griesbach；被称为永恒的健康温泉 Bad Harzburg；传统典雅的温泉小镇 Bad Homburgvorder Höhe；巴伐利亚的 Rhön 自然保护区东南部传统的矿物和泥浆保健温泉 Bad Kissingen；温泉和度假胜地 BadKreuznach；温泉度假村 Bad Krozingen；位于 Liebliches Taubertal 度假区的 Bad Mergentheim 温泉度假村；富含微量元素的 Bad Nauheim 医学中心；Bad Neuenahr-Ahrweile 温泉疗养中心；阿尔卑斯山的健康中心 Bad Reichenhall；位于 Teutoburg 森林山脉脚下的 Bad Salzuflen 国家水疗中心；坐落在 Werra 山谷内的富含天然盐水泉 Bad Salzungen；位于 Westphalia 中心的盐水和泥浆温泉中心 Bad Sassendorf；巴伐利亚州阿尔卑斯山脉边缘的完美的健康养生目的地 Bad Wiessee；享有欧洲"夏季之都"美誉的德国南部的 spa 度假村 Baden-Baden；位于德国西南部的 Markgräflerland 地区阳光温泉度假村 Badenweiler；拥有盐水

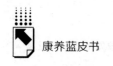

泉、Spreewald 温泉浴场和康复中心，位于柏林和 Dresden 之间的 Burg 健康温泉度假胜地；位于勃兰登堡南部的生物圈保护区 Hochwald 林地边缘 Spree Forest MediClin 康复中心；拥有 26 个温泉的疗养胜地 Wiesbaden 等。

（五）泥疗康养法和泥浆沼泽温泉度假区

德国的自然沼泽、矿泥、淤泥和泥浆都属于治疗矿泥，适于泡浴和湿敷，因此泥疗康养在德国发展较好。天然的泥浆疗法能有效缓解肌肉、脊椎和关节问题，减轻强直性脊柱炎和慢性背痛。病人还可以进入泥浆运动池，将他们的整个身体浸入泥浆中，在泥浆中畅游。

泥浆沼泽温泉度假区是泥疗康养法运用的集中区域，主要包括以下一些地方。

巴特布拉姆斯泰德（Bad Bramstedt）：坐落在石勒苏益格－荷尔斯泰因州奥兰德乡村的森林和沼泽地之间，以德国北部最大的风湿病诊所而闻名。

Bad Meinberg：北莱茵－威斯特伐利亚的 Teutoburg 森林自然保护区的国家水疗中心和健康绿洲。使用自然疗法，如硫黄泥、泉水和二氧化碳，对患有风湿病、痛风、妇科疾病和神经紊乱、心血管疾病、慢性呼吸道炎症和代谢紊乱的人都有帮助。

Bad Zwischenahn：在 Ammerland 地区中心地带的 Lower Saxony，1964 年成为国家批准的泥浆水疗中心，基于泥浆治疗的风湿病诊所已经发展成为专门从事骨科疾病治疗的湖滨康复中心。

Sellin Spa Resort on the Baltic Coast：位于波罗的海沿岸的 Sellin 温泉度假村，使用 Rügen 药粉作为一种身体面膜、药浴或去角质磨砂膏，对这里常用的泥炭水疗和泥浆治疗提供有效的治疗补充。

Bad Pyrmont：拥有超过 500 年治疗经验的国家水疗中心，和谐、运动、放松的 Pyrmont 泥浆浴有助于关节活动，帮助肌肉放松和刺激血液循环。

Bad Tölz：在阿尔卑斯山麓，位于 TölzerLand 地区中心的泥浆温泉度假胜地。Tölz 药用泥浆的治疗，可以缓解慢性和急性肌肉骨骼疾病以及一些妇科疾病。

Bad Waldsee：位于 Upper Swabia 的中心地带，拥有质量认证的泥浆水疗中心，提供泥炭浴、泥浆包和游泳池锻炼。

Bad Nenndorf：位于汉诺威郊外的国家水疗中心，具有悠久的康复传统，使用硫黄、泥浆和盐水进行自然疗法。

Bad Saarow：布鲁登堡 Scharmützel 湖畔的传统温泉度假村。

（六）海水浴康养法和海滨康养胜地

德国位于北海和波罗的海（Nord-und Ostsee）之畔，北部地区有丰富的海水资源。海水疗法有助于改善血液循环，呼吸和代谢功能的激活。海水浴中的水分含有藻类和海盐，具有排毒功能，也有助于排除身体多余的水分。对于皮肤和肌肉紧张的游客来说，使用波罗的海藻类、海盐或小石子进行按摩，会起到放松的疗效。在原始海水浴中心，游客完全可以体验海洋的全面治愈力量。

经过国家许可的海滨疗养胜地主要有 Boltenhagen、Baltic Spa Resort；传统多元的温泉度假村 Damp；获得德国环境教育协会奖的 Graal-Müritz、Baltic Spa Resort；德国最古老的有超过 200 年历史的海滨度假胜地 Heiligendamm；2008 年获得"高级海水"欧洲奖，乌泽多姆岛（Usedom）上最古老最大的海滨度假胜地 Heringsdorf、Seaside Health Resort；皇家海滨度假胜地 Norderney；2015 年度欧洲健康水疗奖最佳公共浴场、欧洲 Spa 水疗中心 Haus；施勒斯威格 - 荷尔斯泰因海洋国家公园（Schleswig-Holstein Wadden Sea National Park）的圣彼德 - 奥丁（St. Peter-ording）海滨度假区；2002 年国家认可的海滨疗养胜地 Zingst、Baltic Spa Resort。

四 德国的康养旅游运动路线建设

（一）单车骑行康养运动线路

德国建设有 200 多条、70000 多公里的长途自行车道。从波罗的海到阿

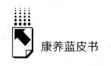

尔卑斯山，从多瑙河到易北河砂岩山脉，自行车道路连通了大都会的旅游胜地和自然景区，提供给单车骑行康养运动者不同类型的选择：喜欢高强度的可以骑自行车攀登阿尔卑斯山，而喜欢轻松游的则可以选择山坡葡萄园。如果是家庭度假，那么可以沿着河流边的道路，享受农庄或宫廷酒店式的住宿服务。

在线调查显示德国最受欢迎的十大自行车道，排在前 2 位的是易北河自行车路线和威瑟河自行车路线。

1. 易北河自行车路线——从德累斯顿到沿海滩涂线

易北河是德国长度居第二位的河流，沿河道路连续 15 年被德国骑自行车者联合会成员评选为该国最受欢迎的路线，是自行车旅游爱好者的首选。路线贯穿易北河谷，享有壮观的岩层景观、德累斯顿的 Semper 歌剧院和圣母教堂以及 Torgau、Wittenberg 和 Dessau 等迷人的城镇。主要风景有撒克逊瑞士国家公园的砂岩、葡萄园、易北河联合国教科文组织生物圈保护区、河畔的林地、沙地、沼泽和北海海岸。

2. 威瑟河自行车路线——沿着 Weser 河骑行线

从威悉山到北海穿过六个区域，城堡、宫殿和历史悠久的城镇沿着威悉山循环经过。主要风景有：拥有农舍、风车的北部德国平原开放式乡村，不来梅市的市政厅，罗兰雕像和历史悠久的老城区。

其他比较受欢迎的单车骑行康养运动线路是鲁尔流域自行车路线——鲁尔工业区的煤文化、多瑙河循环路线、波罗的海沿岸循环路线、莱茵河自行车路线、摩泽尔河自行车路线、美因河自行车路线——1 级自行车路线、康斯坦茨湖自行车路线、埃姆斯河（Ems）自行车路线等。

（二）徒步漫游康养运动线路

德国人喜爱徒步旅行由来已久。他们的徒步远足活动，既有历史又有组织，更具规模，称得上是一种全民体育。早在 1864 年，德国就建立了第一个徒步协会。1883 年，全德各地的 15 个徒步协会合并，在福尔达（Fulda）组成一个总会，当时就有 11000 名成员。从此开始一年一度的大规模群众性活动，并延续至今。这个有着 130 多年历史的传统活动，叫做德国徒步日（Deutsche Wandertage）。所谓徒步日，并非是一天的活动，而是在每年选中的地区，举办 5~7 天的徒步远足活动。在 130 多年间，除了因战争和其他因素而中断，到 2017 年为止，德国徒步日已经举办了 117 届。

德国的自然景区风光各异，跑步爱好者、寻宝者、健身爱好者和浪漫主义者都能在这里找到自己的乐园。无论是地理参观、健走运动、雪地漫步，还是纯粹散步的运动路线数不胜数。德国大约有 20 万公里标识清晰的道路网，即使没有 GPS 设备也一样能找到方向。从平缓的平原到峻峭的峡谷，横穿国家公园等都是徒步者的最爱。

德国徒步日的组织者是德国徒步协会（Deutscher Wanderverband），全名为德国登山徒步旅行协会（Verband Deutscher Gebirgs-und Wandervereine e. V.）。这个会员总数超过 60 万的庞大组织，下属 57 个地区分会和 3000 多个地方徒步组织。在德国境内长达 20 万公里的徒步远足路线上，德国徒步协会的义工们绘制并护理路标和指示牌，组织针对各种群体的徒步活动，并充当导游。德国徒步协会向徒步旅游者发放徒步路线图，资助各个地方徒步机构，出版徒步杂志和书籍，举办德国徒步日等各项有关活动。

2010 年，德国联邦经济技术部（Bundesministerium für Wirtschaft und Technologie）发布"休闲度假市场徒步旅行的基础研究"（Grundlagenuntersuchung Freizeit-und Urlaubsmarkt Wandern）报告，系统地提供了有关德国人徒步旅行的各方面数据：16 岁以上的德国人中，有 56% 是"活跃的徒步旅行者"，这个数字相当于 3980 万人；徒步旅行者的平均年龄为 47 岁，65~74 岁的老年人以 28% 的比例成为最大的活跃徒步人群；徒步旅行组平均人数为 2~5 人；徒步旅行者每次徒步时间平均为 2 小时 45 分钟；徒步旅行者每次徒步线路的平均长度为 9.3 公里，活跃的徒步旅行者平均每年走 90 公里；德国每年有 3.78 亿次徒步旅行活动；德国境内有 86 条高质量的徒步旅行路线；徒步旅行是一种全民体育项目，其爱好者遍及各个社会阶层；徒步旅行是全年度的体育活动，每五个徒步旅行者中的一个，也在冬季徒步旅行；参加徒步旅行最重要的几个动机依次为：感受大自然、保

持健康、追求宁静以及自我恢复；徒步旅行者注重旅行的质量，对途中的文化活动富有极大兴趣；徒步旅游业中的工作人员达 14.4 万人；徒步旅行者每年在装备和旅馆住宿餐饮上的总费用超过 112 亿美元（前者为 37 亿美元，后者为 75 亿美元）。

1. 家庭徒步运动特色路线

（1）波罗的海沿岸徒步旅行（E9）——滨海路线

波罗的海沿岸徒步旅行（E9）是德国最美丽的海岸路线。始于吕贝克的海滨度假胜地特拉梅德，全程 400 公里，是 E9 欧洲长途旅行的一部分。这条路线穿过松林，沿线还有黄色的油菜花田，混合着滨海的生活方式，是非常独特的徒步旅行体验。

（2）加米施 Eibsee 古道

加米施 Eibsee 古道徒步路线全程大约 7 公里，是一个非常轻量级的徒步线路，楚格峰下是梦幻湖景，十分适合家庭徒步。同时，加米施镇是国际疗养地和冬季运动中心，建有奥林匹克冰场和滑雪学校，每年有大批游客来此中心滑雪区旅游。作为南部民族手工艺中心，更是以传统的铁器、艺术木器、雕刻和酿酒闻名欧洲。

2. 休闲徒步运动特色路线

徒步旅行者最大的快乐是远足后在餐厅品尝当地特色美食。一杯新鲜的啤酒，一杯鲜榨的苹果汁或一杯葡萄酒，伴随一道当地美食，就能让人心满意足。

（1）阿尔伯斯特格小径

在斯瓦比亚（Swabian Jura）的阿尔伯特劳夫（Albtrauf）悬崖上的小径阿尔伯斯特格（Albsteig）步道，是斯瓦比安侏罗省最古老的徒步路线。既可以看到泽勒角山的霍亨索伦城堡，又可以欣赏斯图加特周围的丘陵地带，还可以眺望 Bad Urach 郊区的 Urach 瀑布等。

（2）从威斯巴登到波恩的莱茵小径

从威斯巴登（Wiesbaden）到波恩（Bonn）的莱茵小径 Rheinsteig，全长 320 公里，沿途可以观赏到无数古堡、悬崖和葡萄酒庄。沿途最著名的景点是罗蕾莱巨岩（Loreley）。

3. 文化爱好者徒步路线

德国有多样的文化景观，很多文化爱好者会根据城堡、教堂、博物馆、教堂或历史悠久的古镇来选择徒步路线，是在路上进行的文化洗礼和灵魂对话。

（1）罗塔尔施泰克（Rothaarsteig）：山脉的心灵之旅

这段绵延于原始的罗塔尔施泰克山脊的心灵之旅，起于布里隆（Brilon），止于迪伦堡（Dillenburg），总长 154 公里，途经布鲁希豪斯（Bruchhaus）石头、鲁尔河的源头、埃德尔（Eder）、西格（Sieg）、兰（Lahn）和迪尔河（Dill）。这段路程最著名的景点就是鲍尔贝尔格教堂墓地（Borbergskirchhof），是中世纪早期的宗教祭祀中心。坐落在鲍尔贝尔格（Borberg）山突出的部分，包括中世纪早期的瓦尔堡（Wallburg）遗址和坐落在北部的华轮拉根（Wallring）遗址，至今依然是人们朝圣参观的地方。

（2）柏林附近的 66 条湖边小径

柏林附近的 66 条湖边小径，构成一条勃兰登堡城市中大型的环形徒步路线。66 条湖边小径与德国首都有很好的交通联系，可以在 45～60 分钟内回到柏林市中心。同时可以观赏到德国的湖泊、沼泽、溪流和河流，以及波茨坦的无忧宫、西林霍夫宫和迷你版本的勃兰登堡门等。

4. 运动爱好者徒步路线

运动爱好者的徒步路线具有冒险性和高难度，比如攀登长阶梯或通过陡峭的山坡。

（1）赫尔曼高地

赫尔曼高地（Hermannshöhen）之路，被称为"生命之路"（The Pathway of Life），是德国境内最美丽的高空路之一。蜿蜒于托伊托堡森林之上，由赫尔曼大道和艾格大道组成。全长 226 公里，起于赖内（Rheine），终于马尔斯贝格（Marsberg）。

这条线路沿途有很多激动人心的自然景观，如多棱特尔（Dörenther）悬崖，一个四公里长的砂石岩层，末端还有霍恩－巴特迈恩伯格的外部砂石

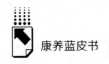

岩悬崖。赫尔曼高地（Hermannshöhen）还具有深厚的历史文化背景，Cherusker 部落联盟的首领赫尔曼（Hermann）于 2000 年前在所谓的瓦鲁斯战役（Varusschlacht）中将罗马人击溃。中世纪山城泰克伦堡（Tecklenburg）在这里展示着它独特的木框架建筑，还有保存完好的巴特伊堡宫殿和拉芬斯堡（Ravensberg）城堡。

其中艾格大道是欧洲 E1 远程徒步漫游之路的一部分，它从北海一直延伸至地中海，沿途分布着无与伦比的美丽景致、纯净的溪流和独一无二的历史遗迹。在 2004 年被德国徒步漫游协会确认为"优质的德国徒步之路"。这条大道从托尔拓堡森林（Teutoburg Wald）一直延伸至藻厄兰山区，过去曾经是重要的军队及商贸专用道，充满神秘色彩的外围石墙以及具有防御功能的城堡废墟令人印象深刻。今天这条徒步漫游大道还穿过一片接近原始的森林地带，以其变幻莫测、令人难忘的自然景观吸引着众多徒步者前来。

（2）维斯特尔森林小径

维斯特尔森林小径（Westerwaldsteig）成"Z"字形连接着拉恩和莱茵河，沿途有浪漫的峡谷、田园风光的河谷、多彩的木屋村和高山探险。起点为赫伯恩，终点为 Bad Hönningen，全长 235 公里。维斯特尔森林小径让游客能在科隆和法兰克福之间的维斯特尔森林中漫步。小径自东向西穿越 8 个变化多端的自然区。既有田园风光也有浪漫景色，既能参观林中古教堂也能找到名人足迹，既能攀登山峰也能缓步而行。

其中维斯特尔森林最高的高地是弗赫斯考特山（Fuchskaute），高 657 米，从这里可以欣赏到维斯特尔森林壮观的景色。壮观的维特山谷（Wiedtal）位于莱茵维斯特尔森林（Rhein-Westerwald）自然公园。克罗帕赫施崴茨（Kroppacher Schweiz）的风景则以精致并具有田园风光的小径和浪漫的景色闻名。在霍尔德施泰因（Hölderstein）附近，中部莱茵地区板岩山的山脊建有约 300 米长的路段，在这里人们必须翻越克拉盆（Krampen）、施泰格布格尔（Steigbügel）、施蒂夫特（Stifte）三处高地和一座高差大约 80 米的大桥。山地和丘陵的景观形成了维斯特尔森林的独特魅力，值得注意的是，这条攀岩路有一定的危险性，所以必须使用攀援装备。

B.20
参考文献

［1］ 刘华山：《心理健康概念与标准的再认识》，《心理科学》2001 年第 4 期，第 481 页。

［2］ 唐宏贵：《中国传统养生思想的理论来源探究》，《武汉体育学院学报》2000 年第 4 期，第 60 页。

［3］ 何彬生、贺维、张炜等：《依托国家森林公园发展森林康养产业的探讨——以四川空山国家森林公园为例》，《四川林业科技》2016 年第 37 期，第 81 ~ 87 页。

［4］ 王延中主编《中国社会保障发展报告（2014）》，社会科学文献出版社，2014。

［5］ Hartwell H，"Wellness tourism：A destination perspective," *Tourism Management* 42（2014）：305 – 306.

［6］ 任宣羽：《康养旅游：内涵解析与发展路径》，《旅游学刊》2016 年第 31 期，第 1 ~ 3 页。

［7］ 赵鹏、刘捷：《休闲与人类健康发展的关系》，《旅游学刊》2006 年第 21 期，第 7 ~ 8 页。

［8］ 胡洪曙、鲁元平：《收入不平等、健康与老年人主观幸福感——来自中国老龄化背景下的经验证据》，《中国软科学》2012 年第 11 期，第 41 ~ 56 页。

［9］ 杨风雷、陈甸：《社会参与、老年健康与老年人力资源开发》，《劳动保障世界（理论版）》2012 年第 2 期，第 36 ~ 39 页。

［10］ 于洋、王尔大、王忠福：《我国老年旅游市场的现状研究》，《经济问题探索》2008 年第 5 期，第 135 ~ 137 页。

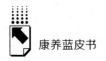
［11］ 黄璜：《国外养老旅游研究进展与我国借鉴》，《旅游科学》2013 年第 27 期，第 13 ~ 24 页。

［12］ Laing J, Weiler B, "Mind body and spirit: health and wellness tourism in Asia," *Asian Tourism Growth & Change* (2008): 379 – 389.

［13］ B. Lee, Y. Chen, L. Hewitt, "Age differences in constraints encountered by seniors in their use of computers and the internet," *Computers in Human Behavior* 27 (2011): 1231 – 1237.

［14］ 刘满成：《老年人采纳为老服务网站影响因素研究》，经济科学出版社，2013。

［15］ 许肇然、胡安安、黄丽华：《中国为老服务网站发展现状与对策研究》，《电子政务》2015 年第 2 期，第 91 ~ 100 页。

［16］ U. Pfeil., "Online social support for older people," *AcmSigaccess Accessibility & Computing* 88 (2007): 3 – 8.

［17］ 张笛：《从老年群体消费特点探析老年网站创新》，《湖南大众传媒职业技术学院学报》2013 年第 3 期，第 68 ~ 71 页。

［18］ 皋琴、丹尼尔、饶培伦、陈翠玲：《老年人在线社交平台开发的调查研究》，《中国老年学杂志》2011 年第 31 期，第 303 ~ 307 页。

［19］ 郑志刚、陆杰华：《基于技术接受模型的老年人门户设计与实现》，《计算机应用研究》2013 年第 30 期，第 2718 ~ 2721 页。

［20］ B. Xie: "Using the Internet for offline relationship formation," *Social Science Computer Review* 25 (2007): 396 – 404.

［21］ 王国强主编《中国居民营养与慢性病状况报告 (2015)》，社会科学文献出版社，2015。

［22］ 肖云儒：《发展文化产业的几点思考》，《西安交通大学学报》（社会科学版）2013 年第 33 期，第 1 ~ 8 页。

［23］ 张长虹：《湖南森林旅游发展与管理研究》，国防科学技术大学硕士学位论文，2006。

［24］ 李娜：《议案办理增进民生福祉》，《新疆人大》2012 年第 3 期，第 34 ~

35 页。

[25] 俞晖：《21 世纪中国森林旅游业发展战略研究》，《旅游学刊》2001 年第 16 期，第 67~69 页。

[26] 许晶：《2013 年全国森林公园建设经营情况》，《中国林业产业》2014 年第 4 期，第 16~17 页。

[27] 郑群明、刘嘉、朱岩等：《森林保健旅游对游客亚健康改善的感知研究》，《资源科学》2017 年第 39 期，第 1171~1181 页。

[28] Erfurt-Cooper P, Cooper M："Health and wellness tourism: Spas and hot springs," *Channel View Publications*, 2009.

[29] 曾志兰：《试论福建海洋旅游产品的培育与创新》，《亚太经济》2013 年第 6 期，第 121~124 页。

[30] 袁志强：《滨海地区旅游发展研究——以潍坊北部湾为例》，西北师范大学硕士学位论文，2012。

[31] 胡洪铭：《海南猪业"蛋糕"谁来分享?》，《中国畜牧业》2004 年第 20 期，第 79 页。

[32] 侯和君：《可穿戴设备作为广告传播媒介的前景初探》，《科技与企业》2014 年第 16 期，第 310 页。

[33] 张文建：《市场变化格局下的旅游业态转型与创新》，《社会科学》2011 年第 10 期，第 30~38 页。

[34] 仇向洋、曹小磊：《南京市旅游产业发展战略规划研究》，《中国名城》2011 年第 5 期，第 22~28 页。

[35] 贾彦：《商业地产的白银时代》，《经济展望》2012 年第 3 期，第 198 页。

[36] 卞吉安：《宁海城乡一体养老服务体系建设实践及推进》，《宁波经济·三江论坛》2013 年第 8 期，第 8~12 页。

[37] 王炎：《金融支持产业健康发展》，《装备制造》2011 年第 1 期，第 58~60 页。

[38] 王红英：《养老地产发展探讨》，《江苏商论》2013 年第 34 期，第 275

页。

［39］ 周波、方微：《国内养生旅游研究述评》，《旅游论坛》2012 年第 5 期，第 40 ~ 45 页。

［40］ 周刚：《养老旅游及其开发的可行性研究》，《商讯商业经济文荟》2006 年第 3 期，第 63 ~ 66 页。

［41］ 丛丽、张玉钧：《对森林康养旅游科学性研究的思考》，《旅游学刊》2016 年第 31 期，第 6 ~ 8 页。

［42］ 陈亚云、谢冬明：《江西森林康养旅游发展刍议》，《南方林业科学》2016 年第 5 期，第 58 ~ 60 页。

［43］ 张胜军：《国外森林康养业发展及启示》，《中国社会科学》2016 年第 5 期，第 16 页。

［44］ 何彬生、贺维等：《依托国家森林公园发展森林康养产业的探讨——以四川空山国家森林公园为例》，《四川林业科技》2016 年第 1 期，第 81 ~ 87 页。

［45］ 吴玉韶、党俊武主编《中国老龄产业发展报告（2014）》，社会科学文献出版社，2014。

［46］ 康蕊：《关于旅居养老产业发展的思考——以海南省为例》，《社会福利（理论版）》2016 年第 4 期，第 25 ~ 28 页。

［47］ 景政彬：《大数据让度假区插上智慧的翅膀》，《旅游学刊》2017 年第 32 期，第 3 ~ 4 页。

［48］ 孙冬燕：《旅游业产业发展视阈下海南"候鸟"养老产业现象解读》，《商业时代》2017 年第 13 期，第 171 ~ 172 页。

［49］ 王忠先、尹福森：《通化市：建设引领全省医药健康产业发展的示范区》，《吉林日报》2015 年 8 月 31 日。

［50］ 朱跃东：《温泉养生休闲度假旅游》，《中国旅游报》2003 年第 8 期，第 22 页。

［51］ 裴虹荐：《向国际医药健康名城迈进》，《吉林日报》2017 年 4 月 6 日。

［52］金育辉：《奋力开创通化绿色转型发展新局面》，《吉林日报》2016 年 2 月 5 日。

［53］徐慧、李桂莲：《通化市医药健康产业转型升级对策研究》，《通化师范学院学报》2017 年第 1 期，第 10 页。

［54］苗葳：《实施创新驱动战略推动通化医药健康产业发展》，《延边党校学报》2016 年第 4 期，第 5 页。

B.21
后 记

从 2016 年 5 月博士服务团"挂友"们决定共同编写康养蓝皮书以来，可谓夙兴夜寐，唯恐无法按时出版，辜负了博士团挂友及各界友人的厚望。实际上，一年多来，从确定框架结构、组建编委、考察调研、整理编写到反复修改，历经多次论证又推倒重来。所以，当这本康养蓝皮书《中国康养产业发展报告（2017）》终于面世时，所有编委如释重负，却又怅然若失，或许这是高度紧张工作之后的自然反应。

回想编写过程，充满艰辛。虽然编委会主要成员大多由中组部第十六批博士服务团挂友构成，有考察调研和收集素材的便利，但要在完成行政工作之余静下心来伏案写作，却更加不易；另外，编辑团队整理素材、参与编写和校对工作强度大、任务繁重。康养蓝皮书团队成员时常笑言："我们在为健康事业做奉献，却要以牺牲自己的健康为代价。"因此，当康养蓝皮书顺利出版之际，编委会在为团队的辛勤付出终有回报而欣喜时，心中更是充满感激。

首先要感谢康养蓝皮书编委会成员的大力支持，尤其感谢全国老龄办信息中心主任李伟先生，与他的交流给了我诸多启发；同时感谢全国中老年网副总编、主编杜洁女士，不仅负责蓝皮书 B2、B5 部分的撰写，而且收集提供了许多国内最新的养老政策、理念及做法；感谢江苏师范大学地理测绘与城乡规划学院副院长、教授沈山博士，他的团队承担了 B13、B14、B19 部分的撰写工作，在每次研讨中发言精妙、想法新颖、建议实用；感谢农业部规划设计研究院高级经济师崔永伟博士，负责 B10 部分的撰写，作为康养产业发展一线观察员，为大家提供了诸多案例和地方政府发展康养产业的思路与做法；感谢中国中医科学院中国医史文献研究所民族医学研究室主任甄艳博士，负责 B8 部分的编写，从中医药养生等专业视角启示康养产业外延；感谢南开大学商学院教授方磊博士，他的团队负责 B11、B17 部分的撰写；感谢复旦大学胡安安博士与许肇然博士，负责 B3 部分的撰写；感谢北京第二外国语学院商学院副院长、教授王成慧博士，参与了康养蓝皮书的出版讨论，并提供了许多建议。

同时，要感谢社会科学文献出版社区域与发展出版中心主任任文武先生，他对蓝皮书严格把关，多次参与会议讨论并给予中肯的编辑修改意见。感谢我的科研助理何家伟，组织安排了多次编委研讨会议和学术交流会议，并参与了部分章节的编辑和修改。感谢兴文县提供了研究场地并参与学术会议研讨，兴文县发展康养产业的做法与尝试值得肯定。

此外，要感谢康养蓝皮书编排助理团队负责人何瀚林，在他的统筹下，首本康养蓝皮书的校稿与修改工作进展顺利；感谢中山大学旅游学院的陈惠怡、李靖雯、黄凯伦、尹日、王灿娜、许小瑶、吴思涵、陈卓敏等同学，参与了部分章节素材的查证与繁琐的文字校对工作；感谢社会科学文献出版社编辑们的辛苦工作。最后，要感谢关注、支持康养蓝皮书的朋友们。

因时间仓促，首本康养蓝皮书在数据收集、素材组织和趋势预测上难以达到完美，相关概念仍待厘清，报告的参考咨询价值有待进一步提升。为提高第二本康养蓝皮书《中国康养产业发展报告（2018）》的整体质量，编委会现已启动 2018 年的编撰工作。康养蓝皮书团队是一个开放性的研究团队，怀着相互交流、共同探讨的心态，虚心接受来自各方的批评指正。恳请有识之士参与康养产业学术研究，加盟康养蓝皮书团队。

何　莽

2017 年 11 月

Abstract

This book consists of seven chapters, including the general report, special-topic, demand, supply, region analysis, case study and international reference. The first chapter of the book gives an analysis on the development of health and wellness industry in China, and then the following six chapters respectively analyze the exploration and mode selection, the development of service website for the old, the classification of customers, resources and market, the development situation of various regions of domestic health and wellness industry and the introduction of exemplary cases at home and abroad.

The first part is the general report, firstly, relevant concepts and industrial organization of health and wellness industry are systematically sorted out; and then this part analyzes the development situation from the aspect of policy, market and business types and research situation from the aspect of content and tendency; lastly, the industry structure, behavior and performance and development tendency are analyzed as well as relevant problems and countermeasures are put forward.

The second part focuses on the development of health and wellness city and community as well as the service website for the old. This part compares the development experience of the foreign countries with that of China, and then puts forward several development modes in China as well as gives a brief introduction to the existing modes in China. In terms of the service website for the old, this part gives an analysis on the development situation and then puts forward some countermeasure from the aspect of supply, design, modes as well as the content and forms.

The third part analyzes the market demand basing on the classification of different kinds of customers, and then selectively analyzes the market of the elderly people and sub-healthy people in the health and wellness industry of China. Based on the life cycle, enrichment and degree of freedom, customers are divided into different types, meanwhile, different kinds of products are classified according to different types of customers. This part also selectively analyzes the development situation and trend of the market of the elderly and sub-healthy groups.

The fourth part focuses on the supply side, health and wellness products are classified into forest, hot-spring, sea and sunshine (or climate) basing on different resources, meanwhile, manufacturing industry and service industry are also classified accordingly; and then the development situation and the trend of relevant industries related to Chinese medicine, forest and tourism are selectively analyzed.

The fifth part analyzes the development situation of health and wellness industry of the three provinces in northeast China, eastern China, central and western China by focusing on the development characteristics, resources and related advantages as well as its development achievements.

The sixth part is about the cases, the industrial system, resource system and product system of the health and wellness industry in Germany, Hainan province, Panzhihua (city), Qinhuangdao (city) and Tonghua (city) are analyzed. And targeted analysis of the provinces and cities health and wellness industry development problems and coping strategies.

The seventh chapter is for reference, the main selection of the international health and wellness industry development more mature Germany as a reference case, and the German characteristics of natural resources and the combination of health and wellness tourism model, the status quo, various types of health-preserving characteristics of the project were combed and analyzed for the development of domestic health and wellness industry to provide demonstrations.

Keywords: Health and Wellness Industry; Industrial Integration; Elderly Population

Contents

I   General Report

Abstract: With gradual improvement of industrial policy system and rapid development of the integration with science and technology, internet and other industries, China's health and wellness industry has already built its own leading format with various types of participating enterprises and shown its great development momentum and potential over the past decades. However, in the process of development, the industry also exposed many problems, such as the relevant laws and regulations' update cannot keep pace with the industry development, infrastructure shortages, lack of human resources and so on. In general, health and wellness industry will get great development in the near future with following trends: more advanced health and wellness consumption, better industrial chain, continuously innovative products, increasing impact of social capital, and smart industry leading the market.

Keywords: Health and Wellness; Health and Wellness Industry; Industrial Integration

II Thematic Reports

B. 2 The Practice and Pattern of China's Health Cities and Communities   *Du Jie, Han Qiu* / 029

Abstract: The development of the theory of health and wellness city in China has experienced the transformation from "sanitary city" to "healthy city" to "health and wellness city". According to those theories, the community also transfers its former development purpose from preventing disease to leisure, health care, nutrition, health and other purposes, which reflect that the idea of health and wellness is becoming more and more accepted by people. At present, the development practice of China's health and wellness city is mainly concentrated in the Midwest region, from the state-level health and wellness industry test area, the national health and wellness tourism demonstration base to the health and wellness city. It conducted a positive exploration and practice. Generally the development practice of the City health and wellness community mainly concentrates on "Internet + Healthy Endowment" and "Entertainment Endowment Community". Typical models include endowment regimen + health management, continuous health retirement community, membership system health and wellness community nursing-type health and wellness community, college-type culture and culture community.

Keywords: Health and Wellness City; Health and Wellness Industry Zone; Retirement Community

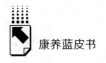
B. 3   The Analysis and Suggestions of the Website for the Old

Xu Zhaoran, Hu Anan / 046

Abstract: With the acceleration of aging and the development of information technology, the size of Chinese elderly netizens has been increasing, there are more and more special websites for the elderly to provide services. But these websites' development is not balanced, these websites can't rich old people's spiritual life. This research from the basic situation of the website, the website service content, the website interaction way and so on aspect system to analysis the present situation of China's old service website development, discusses the influence of various details to the website browsing quantity. Research findings provide communication and communication services, combined with online services and offline activities, provide mobile support can promote the elderly use the old-age web site more actively, it also gives suggestions on the service content supply, web accessibility design, business model development, service content and form improvement.

Keywords: Internet; Service for the Old; Aging

III   Demand Reports

B. 4   The Analysis of the Need of Market Based on Groups

He Hanlin, Huang Kailun / 068

Abstract: The key to grasping the demand of health and wellness market is to distinguish the difference of demand between different market in order to segment the market from the characteristic difference of the demand side. In this chapter, from the demand side of health and wellness, we find that there are significant differences in health and wellness consumer's health status, age stage and "physical&mental". Therefore, based on consumer's health situation, we split health and wellness group into sub-health, patients and healthy people; based on the age stage, split into the pregnant and infant, youth, middle-aged and young, and quinquagenarian group; based on the "physical&mental", split into attention to health needs of the body, attention to the health of life needs and focus on mental health needs of the spirit. By analyzing the characteristics of different culture groups, we hope to explore different types of culture and culture needs, and then form a better understanding about the corresponding industrial content.

Keywords: Health and Wellness Consumer; Heatlh and Wellness Demand; Health Service

B. 5   The Needs of the Elderly Health and wellness Market

Du Jie / 085

Abstract: This chapter analyzes the needs of the elderly health and wellness market, and forecasts the overall scale and total market capital investment of the elderly health and wellness market in China. From the elderly health and wellness industry market technology innovation and product intelligence development, new mode of cultivation in health and wellness service market and business model innovation, health and wellness service platform construction and small micro-enterprise incubation, the elderly rehabilitation equipment industry market and industrial cluster cultivation and other aspects of the 2017 −2018 Chinese elderly health and wellness industry development trends. It also puts forward the overall development trend of the market of the old-age nursing hospitals and health and wellness institutions, the increasing popularity of the old-aged health and wellness service market, the Internet medical market becoming the new old-age Health and wellness service, and the financial and insurance institutions continuing to invest in the old health and wellness market.

Keywords: Health and Wellness Industry; Health and Wellness Market; Service for the Elderly

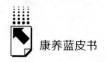
B. 6   The Development and Trend of China's Sub-health Group

Huang Kailun, *Li Jingwen* / 095

Abstract: This chapter summarizes the social background and the characteristics of sub-health issues, it also combs and analyzes the needs of health and culture of sub-health people and the development status of sub-health industry. This chapter also points out that the sub-health industry has a huge market demand and good policy environment, and it is driven by the promotion of capital and the growth of consumer demand, the number and scale of businesses are growing. And the supply of products and services has also been further improved. It predicts the future development trend of the health care market for sub-health people. It is believed that the future health care and culture service platform based on community health and wellness service will be increased and play a greater role in sub-health prevention and rehabilitation work. Besides sub-health management services are more systematic and diverse, and the integration of related industries will accelerate the deepening of sub-health management education system gradually mature.

Keywords: Sub-health; Health and Wellness Need; Health and Wellness Industry

Ⅳ   Supply Reports

B. 7   The Division of Products and the Analysis of the Supply

Li Jingwen, *He Hanlin* / 105

Abstract: As a resource-dependent industry, the dependency degree of health and wellness industry on resources is high, which also determines that it has a different degree of linkage effect to agriculture, manufacturing and service industries. Depending on the natural and industrial resources, in this chapter, the health and wellness industry is divided into three categories, which are based on natural resources, such as health and wellness industry, health and wellness manufacturing industry and health and wellness service industry. Further, the resource-dependent health and wellness products are divided into forest culture, spa and culture, marine culture and sinshine (climate). We will subdivide the health and wellness manufacturing industry into medical devices, food manufacturing industry, intelligent equipment manufacturing industry, will be a breakdown of the tourism industry, real estate industry and the health and culture industry. Finally analysis different industries and culture of the supply market, and form a comprehensive understanding of health and wellness products and the supply of health and wellness industry.

Keywords: Health and Wellness Products; Industrial System; Market Supply; Manufacturing Industry; Service Industry

B. 8   The Current Status of Health Industry of Traditional

Chinese Medicine and Analysis of Its Effects

Zhen Yan / 122

Abstract: Health is a necessary requirement to promote the all-round development of human beings and the basic condition of economic and social development. China has entered the rapid development stage of population aging, and how to provide for the aged is a social problem to be solved at the present. As an important part, the emergence and development of the health and wellness industry will greatly promote the construction of healthy China. "Chinese traditional medicine is great treasure", in the development of health and wellness industry, the unique advantages of traditional Chinese medicine should be fully exploited to combine with the health and wellness industry. The health and wellness industrial projects of Chinese traditional medicine should be vigorously developed for further promotion of the leading role of Chinese traditional medicine in the health and wellness industry to build an upgraded version of the health and wellness industry.

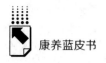

Keywords: Chinese Traditional Medicine; Health and Wellness Industry; Healthcare

B. 9   The Current Situation and Development Trend
Analysis of the Industry   *Yin Ri*, *He Jiawei* / 131

Abstract: China has the advantage of the developing health and wellness tourism industry and related industrial conditions, but the combination of health and wellness industry and tourism is not in-depth. Besides health and wellness tourism and other industries' linkage is not enough, all over the health and wellness tourism is basically in the initial stage which depends on the development of regional differences. With the further development of the integration of health and wellness and tourism, China's health and wellness tourism market will usher in a huge development space, mainly reflected in the combination of local resources and regional characteristics of health and wellness tourism. The individuation and brand trend of health and wellness tourism products is obvious. The regional characteristics of the regional culture and culture tourism will be enhanced gradually.

Keywords: Health and Wellness Tourism; Industry Integration; Health Care Service; Tour Service

B. 10   The Current Situation and Development Trend Analysis
of China's Forest Health and wellness Industry

Cui Yongwei / 147

Abstract: Forest health and wellness combine the elements of forest with the factors of health and rehabilitation, and the industrial linkage and resource transition of forest health and wellness industry highlight the necessity and inevitability of its development. Based on the experience of forest culture and culture industry in

Germany, Japan, Korea and the United States, the present report analyzes the current situation, opportunities, problems and trends of domestic forest health and wellness industry, and provides practical basis for the further development of forest health and wellness industry in China. The report points out that China's forest health and wellness industry has good resource advantages, but faced with the serious situation of imbalance between supply and demand. Thus it is urgent to carry out industrial upgrading adjustment and optimize service level. The future development trend of forest health and wellness industry will be the primary choice for people to improve their quality of life and the development path of low-carbon economy. Besides it's the important breakthrough of "innovation drive" and the inevitable choice of promoting forestry transformation and upgrading and realizing ecological poverty alleviation.

Keywords: Forest Health and Wellness; Health and Wellness Tourism; Health and Wellness Industry; Forest Resource

V Regional Reports

B. 11 The Development Current Situation Analysis of the Industry
in the Three Northeastern Provinces

Fang Lei, Ma Bin / 160

Abstract: The development of three northeastern provinces health and wellness industry mainly relies on its high quality natural resources and ecological environment. And the development of each region is still in the initial stage, besides all aspects is immature and needs to be further perfected. The advantages of the development of three northeastern provinces health and wellness industry are embodied in the social environment and ecological environment. In the future development, we should improve the development of health and wellness tourism, pay attention to the medical industry, increase health and culture model and so on to seek breakthroughs.

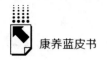
康养蓝皮书

Keywords: The Three Northeastern Provinces; Health and Wellness Industry; Natural Resource

B. 12　The Current Situation Analysis of the Industry
in Eastern Area　　　　　　　*Chen Huiyi*, *Li Jingwen* / 170

Abstract: As the most developed region of China's social economy, the eastern region has abundant and high-quality natural resources and various environmental conditions endowment, which provide a unique resource advantage and industry support for the development of health and wellness industry. This chapter firstly points out the advantages of natural conditions and economic conditions for the development of health and wellness industry in the eastern region, and then, sums up the development characteristics of the health and wellness industry in the region. Finally this chapter introduces the development status of the health and wellness industry in the eastern regions in detail.

Keywords: Eastern Region; Health and Wellness Industry; Health and Wellness Resource; Special Town

B. 13　The Current Situation Analysis of the Industry
in Central Area
Shen Shan, *Han Qiu*, *Cheng Dongdong and Wang Huanhuan* / 191

Abstract: The development of health and wellness industry in central region is in the initial stage. In this stage, the industrial location is not clear enough and the industrial content area division is relatively serious. Besides medical and health care standards are difficult to define, medical and culture integration development is difficult. The health and wellness industry chain is also not clear enough. And the industrial layout resource is significant. The industrial policy system is not sound enough and the related industries have not been developed. The chapter summarizes the overall situation of the development of health and wellness industry in the central region: health and wellness tourism has become the core of regional tourism cooperation strategy. Forest health and wellness has become the leader of the regional health and wellness industry system. Health and wellness industrial park and health and wellness small town construction become the development of local health and wellness industry. The development planning of health and wellness industry has become the guidance of the development. The policy of health and wellness industry has been continuously improved to ensure the development of health and wellness industry everywhere. The article expounds the development of health and wellness industry in six provinces of central China.

Keywords: Health and Wellness Tourism; Forest Health and Wellness; Health and Wellness Industry Park; Central Area

B. 14 The Current Situation Analysis of the Industry in Western Area

Shen Shan, Wang Huanhuan, Xu Siyang and Dai Ningwei / 218

Abstract: The western region has high quality rehabilitation tourism resources, but because of traffic constraints, most provinces expects Sichuan still do not fully develop resources. The construction and development of the industry is slow, and purely resource-oriented. The difference in the development of regional health and wellness industry is more obvious. The chapter sums up the general situation of the development of health and wellness industry in the western region: Sichuan leads forest health and wellness industry. Gansu is the center of Chinese traditional medicine and culture industry. Sichuan and Yunnan lead in the development of the spa and culture industry. As well as the strategy of health and wellness city to become the western region health and wellness development strategy features, global culture is the key to developing health and wellness tourism

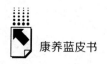
industry in the western China, which is a strategic guide for the elderly in both Ningxia and Yunnan provinces. The article expounds the development of health and wellness industry in 12 provinces of west China

Keywords: Forest Health and Wellness; Hot Spring Health and Wellness; Doman-wide Health and Wellness; CTM Health and Wellness; Western Area

VI Case Reports

B. 15 The Case of Health and Wellness Industry
in Hainan Province *Wang Canna, Chen Huiyi* / 237

Abstract: Hainan Province has a variety of raw resources for the development of the health and wellness industry. Its health and wellness industry started earlier, and has developed into a Hainan Province important industry. The level of development is also at the forefront of the country. Focusing on the development of Hainan Province industry, this chapter firstly summarizes the status of health and wellness industry in Hainan Province from three aspects of development status, resource conditions and policy conditions. Secondly this chapter makes specific research on related industries such as endowment industry, medical and health industry, health and wellness tourism, health and wellness sports industry, etc. Finally, the key analysis of Hainan Province's characteristic health and wellness project has been made.

Keywords: Hainan Province; Health and Wellness Industry; Health and Wellness Product; Health and Wellness Project

B. 16 The Case of Health and Wellness Industry Development
in Panzhihua *He Jiawei, Wang Canna* / 249

Abstract: Panzhihua's health and wellness industry has formed a certain scale. The project investment is diverse, and has basic facilities construction. The government promoting result is obvious. It has the advantage in the sunlight resources, the fruit and vegetable resources, the climatic resources, the tourist resources, the humanities resources and the policy support aspect. Panzhihua relies on "Health and wellness +" development strategy, taking the five major fields of agriculture, medical care, old-age, tourism and sports as the cut-in point. The organic integration of capital and technology is in various fields ans has formed a multi-industry integration development system related to health and wellness industry. The chapter analyzes the resource condition, policy environment and industrial system of Panzhihua's health and wellness industry, and analyzes and studies the characteristic wellness project of Panzhihua.

Keywords: Panzhihua City; Health and Wellness Industry; Health and Wellness Project

B. 17   The Case of Health and Wellness Industry Development in Qinhuangdao   *Fang Lei, Cao Shuling* / 255

Abstract: Qinhuangdao is one of the earliest cities in China to develop health and wellness industry, and it is one of the most mature cities in the development of health and wellness industry. The development of its health and wellness industry also led to the progress of many other relative industries. But under the influence of market and environment, the development of Qinhuangdao's health and wellness industry also faces great pressure and development problem. Based on this, Qinhuangdao made a clear plan for the future development of its health and wellness industry, Qinhuangdao's health and wellness industry will be increasingly mature.

Keywords: Qinhuangdao City; Health and Wellness Industry; Health and Wellness Resource

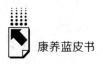

B. 18　The Case of Health and wellness Industry Development

in Tonghua　　　　*Zhang Lei, Jing Xijun and Li Dongyan* / 261

Abstract: Tonghua, as an important regional center city in northeast China, with the help of resource advantage and geographical advantage, and under the guidance of medicine industry, big health industry has become the pillar industry of this city. Tonghua is located in Changbai Mountain vein, the pharmaceutical resources, green food resources and eco-tourism resources are very rich. With Jilin Province and Tonghua health industry policy support and promotion, with the support and promotion of the big health industry policy in Jilin and Tonghua, Tonghua's big health industry gets a fast and stable development in the effective use of resources advantage. In the future, Tonghua will be established by the concept of big health industry, to explore the key areas of development, and select the development model. It will also choose the development path, formulate the development measures, rely on the resources advantage of Changbai Mountain. Besides taking medicine, food, tourism industry as the support, construct the big health industrial system with Tonghua characteristics. Then build the Tonghua as a famous international medical and health city, healthy tourism destinations, health care destination in northern China and green Food (health products) Production center in Changbai Mountains.

Keywords: Tonghua City; Big Health Industry; Medicine; Green Food

Ⅶ　Reference Report

B. 19　The Analysis On the Construction of Health and Wellness

Tourism Resources System in Germany

Shen Shan, Han Qiu / 278

Abstract: The health and wellness tourism resource system in Germany includes the national natural landscape culture and culture tourism system based on national parks, biosphere reserves and natural parks, and the island's health and wellness tourism resource system based on islands (the north sea Frisian islands, the Baltic Islands, inland rivers or lake-wave islands). This chapter introduces the characteristic methods and project resources of health and regimen in Germany: climate sports health and wellness and climate treatment resorts, cave radon health and wellness methods and healthy mining areas, comprehensive health and wellness and spa sports comprehensive resort, spa health and wellness and mineral spring and hot spring resort, mud health and wellness mud hot spring resort, sea water bath and seaside health and wellness resort. Finally, the article introduces the construction of the sports line of health and wellness tourism in Germany, including cycling line and hiking sports line.

Keywords: Health and Wellness Tourism; Resource System; Health Way; Cycling; Wandering

《康养蓝皮书·中国康养产业发展报告（2018）》约稿函

为了将本蓝皮书打造成促进康养产业发展的智库交流平台，康养蓝皮书编委会诚邀各界专家共同参与，面向各高校、研究机构、政府部门及与康养相关的企事业单位广泛征稿。

蓝皮书编委会初步计划《中国康养产业发展报告（2018）》仍沿用2017年的内容结构，基本结构为总报告、专题篇、需求篇、供给篇、区域篇、案例篇、借鉴篇等。编委会将根据收稿的情况对篇章结构进行适当调整。

征稿时间与评审流程：（1）投稿人应在2018年4月30日前提交拟投的稿件名称、主题内容、框架结构、调研方法，编委会将于2018年5月中旬召开蓝皮书选题研讨会，对拟投稿选题进行评审。（2）通过评审的选题需于2018年9月1日前提交专题研究报告的初稿，编委会将于9月份召开蓝皮书内容评审会，对来稿进行评审，审稿结果将于10月1日前通知各投稿人。对录用的稿件，编委会将根据国家相关标准和稿件质量给予稿酬。

稿件要求以电子版形式提供，每个主题章节的字数应控制在8000～15000字；要求作品严格遵守学术规范，内容无知识产权争议；引用的文献、观点、事实和数据应注明来源，网上资料的引用应注明出处以便核实。具体写作规范及体例参见《皮书手册——写作、编辑出版与评价指南（2015年）》（http：//www. pishu. cn/xzzq/psgf/）。

有意参加撰稿的专家学者等，请与编委会联系。

投稿邮箱：hehanlin@ 126. com；

联系电话：15626408822　　何老师

《康养蓝皮书》编委会

2017 年 11 月 28 日

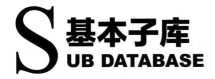

基本子库
SUB DATABASE

中国社会发展数据库（下设 12 个专题子库）

紧扣人口、政治、外交、法律、教育、医疗卫生、资源环境等 12 个社会发展领域的前沿和热点，全面整合专业著作、智库报告、学术资讯、调研数据等类型资源，帮助用户追踪中国社会发展动态、研究社会发展战略与政策、了解社会热点问题、分析社会发展趋势。

中国经济发展数据库（下设 12 专题子库）

内容涵盖宏观经济、产业经济、工业经济、农业经济、财政金融、房地产经济、城市经济、商业贸易等 12 个重点经济领域，为把握经济运行态势、洞察经济发展规律、研判经济发展趋势、进行经济调控决策提供参考和依据。

中国行业发展数据库（下设 17 个专题子库）

以中国国民经济行业分类为依据，覆盖金融业、旅游业、交通运输业、能源矿产业、制造业等 100 多个行业，跟踪分析国民经济相关行业市场运行状况和政策导向，汇集行业发展前沿资讯，为投资、从业及各种经济决策提供理论支撑和实践指导。

中国区域发展数据库（下设 4 个专题子库）

对中国特定区域内的经济、社会、文化等领域现状与发展情况进行深度分析和预测，涉及省级行政区、城市群、城市、农村等不同维度，研究层级至县及县以下行政区，为学者研究地方经济社会宏观态势、经验模式、发展案例提供支撑，为地方政府决策提供参考。

中国文化传媒数据库（下设 18 个专题子库）

内容覆盖文化产业、新闻传播、电影娱乐、文学艺术、群众文化、图书情报等 18 个重点研究领域，聚焦文化传媒领域发展前沿、热点话题、行业实践，服务用户的教学科研、文化投资、企业规划等需要。

世界经济与国际关系数据库（下设 6 个专题子库）

整合世界经济、国际政治、世界文化与科技、全球性问题、国际组织与国际法、区域研究 6 大领域研究成果，对世界经济形势、国际形势进行连续性深度分析，对年度热点问题进行专题解读，为研判全球发展趋势提供事实和数据支持。

法律声明

"皮书系列"（含蓝皮书、绿皮书、黄皮书）之品牌由社会科学文献出版社最早使用并持续至今，现已被中国图书行业所熟知。"皮书系列"的相关商标已在国家商标管理部门商标局注册，包括但不限于LOGO（▧）、皮书、Pishu、经济蓝皮书、社会蓝皮书等。"皮书系列"图书的注册商标专用权及封面设计、版式设计的著作权均为社会科学文献出版社所有。未经社会科学文献出版社书面授权许可，任何使用与"皮书系列"图书注册商标、封面设计、版式设计相同或者近似的文字、图形或其组合的行为均系侵权行为。

经作者授权，本书的专有出版权及信息网络传播权等为社会科学文献出版社享有。未经社会科学文献出版社书面授权许可，任何就本书内容的复制、发行或以数字形式进行网络传播的行为均系侵权行为。

社会科学文献出版社将通过法律途径追究上述侵权行为的法律责任，维护自身合法权益。

欢迎社会各界人士对侵犯社会科学文献出版社上述权利的侵权行为进行举报。电话：010-59367121，电子邮箱：fawubu@ssap.cn。

社会科学文献出版社